"十三五"江苏省高等学校重点教材
（编号：2020-2-254）

HOSPITAL
INFORMATION
SYSTEM

医院信息系统

主编·刘云

U0380103

东南大学出版社
SOUTHEAST UNIVERSITY PRESS
·南京·

图书在版编目(CIP)数据

医院信息系统 / 刘云主编. —南京：东南
大学出版社，2021.12 (2022.10 重印)
ISBN 978-7-5766-0018-6

Ⅰ.①医… Ⅱ.①刘… Ⅲ.①医院-管理信息系统
Ⅳ.①R197.324

中国版本图书馆 CIP 数据核字(2021)第 281508 号

医院信息系统 YIYUAN XINXI XITONG

主　　编	刘　云
责任编辑	褚　蔚
责任校对	子雪莲　　**封面设计**　王玥　　**责任印制**　周荣虎
出版发行	东南大学出版社
社　　址	南京市四牌楼 2 号　**邮编** 210096　**电话** 025-83793330
网　　址	http://www.seupress.com
电子邮箱	press@seupress.com
经　　销	全国各地新华书店
印　　刷	南京玉河印刷厂
开　　本	787mm×1092mm　1/16
印　　张	26.25
字　　数	497 千字
版　　次	2021 年 12 月第 1 版
印　　次	2022 年 10 月第 2 次印刷
书　　号	ISBN 978-7-5766-0018-6
定　　价	68.00 元

本社图书若有印装质量问题,请直接与营销部联系,电话:025-83791830。

本书编委会

主　编　刘　云

副主编　何　明　张琼瑶

编　委（按姓氏首字母排序）

陈金雄　陈　韧　陈　亚　戴作雷　郭永安　郭建军　韩　雄

何　明　胡　敏　胡　杰　居益君　景慎旗　寇建秋　李岳峰

刘　云　柳　明　陆维嘉　罗守华　阮　彤　缪姝姝　单红伟

单　涛　史亚香　王忠民　薛以锋　徐挺玉　杨荣伟　叶荔姗

叶明全　叶哲伟　张琼瑶　张晓祥　张　项　张　昕　赵　强

仲晓伟　朱月兰　张小亮

秘书组（按姓氏首字母排序）

蔡正杰　蔡雨蒙　曹凯迪　陈　捷　丁海龙　凡豪志　范霁月

黄忠秋　荆　芒　季　培　冷　锴　卢方舟　罗雨宁　孟晓宇

盛戎蓉　施识帆　索海燕　王　剑　王明昊　谢莹莹　熊　颖

伊向华　殷悦楚楚　谢　毅　徐　鹏　岳志霖　章　娣　朱　佳

朱一新　朱越石

　　组长：徐挺玉

本书参编单位

南京医科大学

江苏省人民医院（南京医科大学第一附属医院）

国家卫生健康委统计信息中心

常熟市卫生信息中心

中国人民解放军东部战区总医院

东南大学

东南大学附属中大医院

福建省立医院

福建省医疗大数据工程重点实验室

华东理工大学

华中科技大学同济医学院附属同济医院

华中科技大学同济医学院附属协和医院

江苏省中医院

连云港市第一人民医院

陆军工程大学

南京邮电大学

南通大学附属医院

南京医科大学第二附属医院

南京天印山医院

厦门市健康医疗大数据中心

苏北人民医院

皖南医学院

芜湖市医院管理中心

徐州医科大学

江苏亚寰软件股份有限公司

浙江大学附属第一医院

镇江市卫生信息中心

序 一

健康是促进人类全面发展的必然要求,是经济社会发展的基础条件。实现国民健康长寿,是国家富强、民族振兴的重要标志,也是全国各族人民的共同愿望。作为建设健康中国战略的重要战略支撑,近几年来,党中央、国务院进一步大力推动卫生健康信息化建设工作。习近平总书记特别强调,要高度重视新一代信息技术在医药卫生领域的应用,重塑医药卫生管理和服务模式,优化资源配置,提升服务效率。《"十四五"国家信息化规划》也明确提出"提供普惠数字医疗",建立优质高效医疗卫生服务体系。

随着以大数据、人工智能、区块链、量子计算等为核心的新一轮信息与科技革命的到来,卫生健康信息发展从信息化时代迈入了数字化、智能化时代,这些对于医药卫生领域加快推进网络化、智能化转型,对于医学与信息交叉融合和复合型人才培养而言,带来了新的机遇与挑战,也更加需要聚焦高层次复合型医学人才培养,促进医工、医理和医文学科的交叉融合;发挥信息技术的引领作用,培育行业发展新动能,全方位、全周期保障人民健康。

为了应对新一轮科技革命和产业变革所面临的新机遇、新挑战,智能医学作为一门新兴学科应运而生,其目标就是培养具有医学基础知识、计算机科学与技术、数据科学、大数据技术和物联网工程等交叉知识的高层次人才,体现新工科代表学科的培养特色。作为智能医学学科教育教学的关键要素,面对学生培养新要求,《医院信息系统》教材需要与时俱进,及时更新和吸收更多新知识、新方法,以满足新时代学生教育的需要,尤其要把握"新冠肺炎"疫情背景下,互联网医疗实现规模化增长,并与大数据、人工智能等新一代信息技术深度融合,呈现出"智能+"的新特征。

刘云教授作为南京医科大学智能医学专业方向的学科带头人,医疗信息行业的实践者、管理者和规划者,积累了丰富的专业理论知识和典型的教学案例,对我国智能医学专业教育和医院信息化建设有着长期的探索、深刻的认识和独到的见解。《医院信息系统》作为"十三五"江苏省高等学校重点教材,编写团队着重介绍临床应用、患者服务、医疗管理等方向的实际业务流程与系统设计实现过程,与医疗行业信息化发展相匹配,让学生接收最新的知识与理念,以适应时代发展。同时,通过运用医院信息系统建设案例引导教学,坚持理论与实践相结合,弥补当前医学信息工程类院系中医院信息系统应用方面教材的不足,契合医学信息学专业人才培养目标的需要。

《医院信息系统》教材的可读性、应用性强,具有极大的学习、参考价值。期盼本书能够为推动医院信息化建设发挥积极作用,为智能医学、医学信息学等领域人才培养提供重要的理论支撑。

中国工程院院士

南京医科大学教授

国家疾病预防控制局副局长

2021 年 10 月

序 二

　　近年来,随着"健康中国"战略的实施和医药卫生体制改革的推进,我国公共卫生和基层卫生工作得到加强,公立医院综合服务能力和质量不断提升,卫生健康事业持续向前发展。卫生健康信息化作为卫生健康事业发展的重要基础性工程,涉及大健康、大卫生的各个方面,既是建设健康中国的重要支撑,也是深化医药卫生体制改革的重要内容。医院信息化是卫生健康信息化的重要组成部分,近些年来已取得长足发展。随着信息技术与医疗业务的深度融合,医院信息化步入了数字化、智慧化转型轨道,建设致力于为患者、临床、科研、管理提供全方位智能化服务的智慧医院已成为医院的发展方向。《国务院办公厅关于推动公立医院高质量发展的意见》明确提出"强化信息化支撑作用","推进电子病历、智慧服务、智慧管理'三位一体'的智慧医院建设和医院信息标准化建设"。国家卫生健康委员会相继出台电子病历、智慧管理、智慧服务和互联互通测评等文件,对智慧医院建设提出了具体要求。但是,医院信息化是一个极具系统性的复杂工程,在建设方面还存在系统整合、资源统筹等诸多挑战。

　　本教材研究并梳理了医院信息化建设要点,以医院信息系统业务流程与应用案例为主线,把临床需求作为出发点和落脚点,通过业务流程图以及业务管理要求,明确开发思路,为读者理解系统业务功能奠定基础,不但保证基础知识占比,而且贴合国家在信息化发展上的指导方针以及各类信息化测评要求。通过本教材的学习,可以使学生掌握医院信息系统的基本概念,业务流程,技术基础,系统的设计、开发、应用和实施等方面的知识,有助于培养理论与实践相结合的专业人才。

刘云教授带领的编写团队成员由智能医学与医学信息学方向教学一线的教授和健康医疗信息行业各方向的优秀人才组成，具有较高理论、实践水平及编写经验，多年从事医疗信息化教学与建设工作，对医院信息系统理解较深、较全面，他们为本书的成功出版做出了很大的贡献。希望本教材的顺利出版可以为研究智能医学与医学信息学领域方向的学生以及业内同行们提供参考，激励业内同行相互启发，开启新的征程。

国家卫生健康委统计信息中心副主任
中国卫生信息与健康医疗大数据学会副会长

2021 年 10 月

主编的话

　　信息技术的快速发展推动医疗服务模式的转变,基于数据驱动的医院精准化管理及临床研究,已经成为新形势下医疗机构提高服务质量、保障医疗安全、孵化高水平科学研究的重要基础。随着"健康中国2030"战略的实施,三级公立医院绩效考核及医院高质量发展等一系列评价文件的出台,信息化已经成为医疗机构重要的基础设施建设,以智慧医疗、智慧服务、智慧管理为评价的"三位一体"智慧医院建设已经成为医院高质量发展的标志。同时,国家高度重视医院信息化标准与规范建设,实施全民健康保障信息化工程,积极推进人工智能与健康医疗大数据应用的发展,在新兴信息技术背景下的数据产业更是如雨后春笋。

　　面对后信息时代的到来及人民群众对更高水平健康的迫切需求,医学信息学人才的培养尤为紧迫。目前各大高校正积极开设医学信息学、智能医学工程等新兴交叉专业和学科,其中南京医科大学于2018年开设了医学信息学、2019年开设了智能医学工程专业。此类专业是生物医学与信息技术的交叉融合,强调如何应用信息技术解决临床问题,如利用临床大数据发掘疾病发生、转归的相关因素及其规律,建立一些预测模型,辅助临床诊疗。而临床数据是如何产生和使用的,医院信息系统是如何构建的,系统建设过程中有哪些重要注意事项,特别是医疗业务流程,很多年轻的学生对此并不清晰,同时在目前的专业课程体系建设与教学中这类教科书并不多,于是我们萌发一个念头:编写《医院信息系统》教材,期望这本书以临床业务功能作为主线,将信息系统建设涉及的理论与技术贯穿其中,让学生更好地理解临床信息系统的设计思路、实现的业务功能,包括在建设过程中的常见问题及注意事项等。本书既注重信息系统构建的理论知识教育,又紧密关联临床业务需求,同时辅以医院信息化建设典型案例,理论—业务—实践紧密结合,以满足智能医学工程专业学生的培养需求。

在"十三五"江苏省高等学校重点教材项目的资助下,我们组织编写了这本《医院信息系统》,本书的参编人员多是国内双一流高校、研究所和三甲医院教学一线的专家教师,及长年从事医院信息系统建设的主要企业的工程师。全书紧密围绕临床需求,瞄准学科前沿,立足"三位一体"的智慧医院建设,从智慧医疗、智慧服务、智慧管理、基础设施与安全防护、新兴技术和应用案例等方面进行系统介绍。第一章为《医院信息系统概述》,阐述了医院信息系统的概念、国内外发展历史和特点等。通过该章的学习,激发学生对医院信息系统课程的浓厚兴趣,同时让学生初步了解医院信息系统的基本概况。第二章为《医院信息系统设计与开发》,从系统共性整体层面向学生介绍医院信息系统建设的架构、管理要素及医院信息系统如何分析与设计。通过这章的学习,学生可以夯实基础理论知识,掌握软件生命周期的概念,掌握软件的设计、编程、实施、维护等基本技能,了解系统开发的全流程,激发学生的创新性和探索性。

第三、四、五章是该书的核心部分,围绕智慧医疗、智慧服务、智慧管理三个维度,详细介绍了医院常见信息系统。其中,《临床诊疗系统》包括门(急)诊诊疗管理、住院诊疗管理、实验室信息管理、检查信息管理、治疗信息管理、医疗支撑信息管理;《患者服务系统》包括诊前服务、诊中服务、诊后服务、全程服务;《医院管理系统》包括医疗管理、人力资源管理、财务管理、资产管理、后勤服务保障和科研管理等。通过这三章的学习,学生可以充分掌握医院常见信息系统的业务流程、管理规范和应用实践,并通过常见问题与思考模块,为他们日后到一线工作奠定实际操作基础。同时,通过这三部分内容的学习,学生们可以对智慧医院分级评价的顶层设计,评价内容及医疗服务的智慧化、个性化,医院管理的精细化等有充分的认识。

本书第六、七、八章内容覆盖医院信息化建设的重要基础保障部分。其中,第六章《医院信息平台与数据中心》介绍了信息平台及数据中心建设的标准规范及外部互联的功能,如科研数据库的建设、传染病上报、医保对接等,让学生了解平台的功能及系统建设特点、评价标准等。第七章《医院信息化基础建设》,包含硬件网络基础及常用软件基础,围绕网络、服务器、机房建设及安全防护等内容,结合信息安全等级保护,让学生对网络攻击、数据安全,特别是患者隐私保护等,有深刻的认知,提高信息安全的防控意识,同时了解信息安全的保护策略与应对措施,有助于提高他们在日后工作中解决问题的能力。

随着临床业务需求的井喷，信息化建设越来越快，医院信息系统数量高达上百个，对这些系统的运维是各医疗机构的重要工作内容，标准规范、科学高效的运维已经成为医院运行的重要保障。第八章《医疗信息系统运维服务》，介绍了医疗信息系统运维服务的基本情况及运维服务的设计与实现方式，尤其针对运维服务中遇到的常见问题给出了相应对策，让学生初步掌握一些运维的基本知识与实践能力。最后第九章是《展望与思考》，作为本书的收尾部分，主要描述新形势下医疗信息化建设的新特点和面临的新挑战，如数据权属、信息安全、人工智能伦理、区块链、量子计算等新概念和前沿技术，为学生未来的进一步学习和兴趣发展提供指引。

整个编写团队花了近两年时间完成了本书的撰写工作，在此过程中，也让我们有机会与不同机构、不同专业的专家学习交流，受益匪浅。大家都希望能与国内外同道一起，传播医疗信息化知识，积极推动医工交叉学科发展，为培养理、工、医、管相结合的复合型、创新型人才而努力。在此，感谢中国工程院院士、国家疾病预防控制局副局长、南京医科大学沈洪兵教授，国家卫生健康委统计信息中心副主任、中国卫生信息与健康医疗大数据学会副会长胡建平教授，为本书写序，这是对编写团队莫大的鼓励！同时感谢国内外专家的校验指正。感谢东南大学出版社在文字图标等编辑中的指导，也非常感谢参与撰写的各位专家的鼎力支持，大家为本书的编写、修改花费了大量的精力和时间，同时也感谢秘书组做出的辛苦服务。一点一滴，充满了全体参与人员对于健康医疗大数据时代的渴望和期待。愿本书能够使各位同学受益，也盼望得到更多其他行业人士的喜爱。

由于时间仓促，水平有限，编写过程中难免会有疏漏或偏差，敬请读者不吝赐教和批评指正。

2021 年 11 月

目录 // CONTENTS

第一章　医院信息系统概述

2009 年 4 月,中共中央、国务院发布了《关于深化医药卫生体制改革的意见》,提出建设城乡居民基本医疗卫生保健制度的四梁八柱构架,其中的一柱就是信息系统,这也是我国首次将医疗卫生信息系统确定为支撑医疗卫生体制改革的支柱之一,充分体现了医疗卫生信息系统在医疗卫生事业中的重要性。国家卫生健康委、国家中医药管理局 2021 年 9 月发布的《公立医院高质量发展促进行动(2021－2025 年)》中,要求将信息化作为医院基本建设的优先领域,建设电子病历、智慧服务、智慧管理"三位一体"的智慧医院信息系统,完善智慧医院分级评估顶层设计,鼓励有条件的公立医院加快应用智能可穿戴设备、人工智能辅助诊断和治疗系统等智慧服务软硬件,提高医疗服务的智慧化、个性化水平,推进医院信息化建设标准化、规范化水平,落实国家和行业信息化标准。医院信息系统作为医院信息化的关键支撑,其重要性不言而喻。本章阐述医院信息系统的基本概念、发展阶段和未来发展趋势,以便对医院信息系统有一个整体性的了解。

第一节　医院信息系统的基本概念

医院信息系统的概念随着信息技术的发展和人们认识过程的提高而变化。1988年,美国莫瑞斯·科伦教授将医院信息系统(Hospital Information System,HIS)定义为:具有利用电子计算机和通信设备为医院各部门提供患者诊疗信息和行政管理信息的收集、存储、处理、提取和数据交换的能力,并满足所有授权用户的功能需求的信息系统。2003 年,我国有学者将医院信息系统定义为:利用计算机及其网络通信设备和技术,对医院内外的相关信息进行自动收集、处理、存储、传输和利用,为临床、教学、科研和管理服务的应用信息系统,其主要由以患者为中心的临床信息系统(Clinical Information System,CIS)、以医院为中心的管理信息系统(Hospital Management Information System,HMIS)和以知识为中心的医学文献服务信息系统组成。我国国家卫生健康委员会(原卫生部)在《医院信息系统基本功能规范》中明确定义,医院信息系统是指利用计算机软硬件技术、网络通信技术等现代化手段,对医院及其所属各部门的人流、物流、财流进行综合管理,对在医疗活动各阶段中产生的数据进行采集、存储、处理、提取、传输、汇总、加工生成各种信息,从而为医院的整体运行提供全面的、自动的管理及各种服务的信息系统。

在我国,HIS的建设经历了启蒙阶段、发展起步阶段、发展应用阶段、临床信息区域医疗协同摸索阶段、基于电子病历的医院信息平台建设以及至今的智慧一体化发展等多个阶段。随着信息技术的日新月异,5G、人工智能、大数据、区块链、物联网等新兴技术日益成熟,"互联网＋医疗健康"快速发展,医院信息系统由业务数据化向数据业务化转型,其概念囊括的内涵和外延也随之扩展。现在的医院信息系统建设涉及医院信息化的方方面面,按业务领域主要归纳为如下几个方面:一是信息化基础设施建设,包括网络环境、软硬件、网络安全等;二是面向临床诊疗的信息系统,包括电子病历、医生工作站、护士工作站等;三是面向医技业务的信息系统,包括检查信息系统、检验信息系统、手术麻醉信息系统等;四是面向医院管理的信息系统,包括医疗管理、人力资源管理、财务管理、后勤管理、科研管理等;五是面向患者服务的信息系统,包括诊前、诊中、诊后全流程的线上线下服务;六是外部互联信息系统,包括医保结算系统、直报系统、区域医疗协同系统等。

第二节　医院信息系统发展史

一、国外医院信息系统的发展

(一)美国医院信息系统的发展

医疗信息化最早起源于美国。20世纪50年代中期以来,医院信息系统主要用于医院财务管理。20世纪60年代初,医院信息系统开始探索临床方面的应用,主要服务患者护理。著名的马萨诸塞州总医院开发的Costar系统就是在这个时候出现和发展起来的。从20世纪70年代中期到80年代中期,医院信息系统的发展进入了第一个高潮期。大型医院,特别是一些大学的附属医院和医疗中心,已经开始开发自己的医院信息系统。1985年的全美调查数据显示,美国拥有100张以上床位的医院中,80%以上的财务管理是通过计算机进行的,而70%的医院支持计算机注册和行政事务管理,25%的医院已经有了比较完善的医院信息管理系统。20世纪90年代,HIS极大地改进了其应用程序和硬件设备,专注于构建高速、高端、大规模和高清晰度的诊断和治疗相关系统。美国推出的基于信息技术的多媒体电子病历记录系统Viewscope,是第一个可以查到的、有比较完整医疗数据的医院信息系统,它集成了患者病历图像、视频、音频和文本之类的信息并能够实现对多源信息的访问,使医务人员能够通过计算机访问医院网络中接受过治疗的患者的所有信息。

进入21世纪以来,美国医院信息系统的发展方向主要是电子病历、计算机辅助决策、统一的医学语言系统、临床信息共享和智慧医院的应用。它们经历了小型化、智能化和集成化的过程。美国百分之二十的医院在21世纪初完成了电子病历系统的升级。医学影像系统、实验室信息系统和临床路径等系统随着新技术的广泛应用,已逐渐成为提高医疗服务质量的重要保证。21世纪的最初十年,移动医疗和远程医疗的相关应用也越来越多。这一时期,美国政府和医学研究所开始尝试通过收集、使用信息系统中的数据来指导决策、改进医疗质量以最终改善医疗保健。"有意义地使用电子健康档案(EHR)"成为一把双刃剑——激励电子健康档案的快速被采用;但同时,通过电子健康档案认证授权,信息系统变得高度复杂且受到一定的抵制。自21世纪初期至今,美国医院信息系统经过动态完善,临床决策支持系统取得长足发展,系统互操作性和可用性提高,随着人工智能等新技术的不断引入,信息系统将逐渐减轻医护人员的工作负担,将医护人员送回患者床边。

(二)欧洲医院信息系统的发展

欧洲医疗信息化的发展略晚于美国。从20世纪70年代中期,欧洲医学信息学联合会(EFMI)成立,致力于欧洲健康和健康科学领域的信息科学和技术理论与实践。至80年代初,大多数欧洲国家都建立了区域医疗信息系统。20世纪90年代以来,各大医疗器械制造商都参与了医疗信息化的研发,PACS等医疗信息系统软件开始进入市场并不断更新、升级,加快了医疗信息技术的发展。

在某些地区共享卫生信息的基础上,欧盟开始探索国家一级卫生信息共享的计划。自21世纪来,欧盟启动了一个战略卫生信息网络项目,旨在实现医院之间信息共享。来自意大利、德国、英国等国家的许多公司都参与了该项目,并在分布式数据库系统和开放网络项目方面做了大量工作。自从医疗信息向公众开放,不再由卫生专业人员独家控制以来,互联网引发了一场新的信息革命。信息和通信技术的发展和全球传播也带来了新的医学领域——与医学信息学相关的跨学科领域:远程信息处理、远程医疗、远程教育和网络医学。

英国国家卫生服务战略的目标是:为每个人建立终身电子健康档案,使国内临床医生能够从互联网上获得病历和最佳临床治疗的支持;建立国家健康电子图书馆,使医生、护士等临床技术人员获得最新的临床研究成果和实际应用技术。

德国医院信息系统建设水平高,硬件设备规模大,软件一般基于大公司的 HIS,集成了数十家制造商的不同子系统,共享资源,创建数据字典和软硬件接口,充分体现了德国人强烈的标准化意识。

(三)日本医院信息系统的发展

在日本,大多数医院在 20 世纪 70 年代开始实施医院信息系统,至 20 世纪 80 年代,多数建立了自己的 HIS 系统。日本的医院信息系统虽然建立得比美国晚,但它的规模更大、发展更快。20 世纪 90 年代,日本医院信息系统的诊断和治疗功能持续改善,20 世纪 90 年代末以来,电子病历的研究、推广和应用已成为一项国家政策。这些系统通常有强大的管理团队,软件基本上由医院和计算机公司共同合作开发,一些大型医院研发了自己的信息系统。目前,日本的医院信息系统正通过数字技术向更高效、更方便用户的方向发展。

二、国内医院信息系统的发展

20 世纪以来,我国医院信息系统建设可分为六个阶段:

(一)萌芽启蒙阶段(20 世纪 70 年代末至 80 年代初)

早在 20 世纪 60 年代,武汉医学院通过计算机研究中医,使我国的计算机应用进入了医疗领域。然而,真正的 HIS 起始于 20 世纪 70 年代末,这一时期上海市肿瘤医院通过计算机计算 X 射线剂量,实现了放射信息管理,并与复旦大学合作建立了计算机病案存储、检索和分析系统。1978 年,原南京军区总医院引进国产计算机 DJS-131,对医院的病房管理、药品仓库管理、科研病史管理等信息管理进行研究。1980 年,北京积水潭医院实施了王安 VS-80 小型机的药房账务管理系统,并与北京工业大学第二科技分校合作开展药品库存管理和信息检索研究。随后,北京协和医院、解放军总医院等大型综合医院也开始引进小型计算机,试图将其用于医院管理和信息管理。1980 年,中华医学会医院管理学会成立,首届全国医院管理学术会议召开,标志着我国医院管理学科进入了一个新的历史阶段。1981 年,中国电子学会医学信息学会在长沙成立。计算机在医院的应用为我国医院信息系统的发展铺平了道路。

(二)发展起步阶段(20 世纪 80 年代中期)

20 世纪 80 年代中期,国家卫生健康委(原卫生部)发布了"计算机在我国医院管理中的应用预测研究"课题。1985 年底,中华医学会第二届全国医院管理学术会议在北京召开,计算机在医院管理中的应用是本次学术会议的内容之一,也是我国医院管理初步走向现代化的标志之一。1986 年 7 月,国家卫生健康委(原卫生部)委托十家单位开发 6 个医院管理软件,包括:统计、病案、人员、设备、药品和财务。1986 年 10 月,国家卫生健康委(原卫生部)成立计算机应用领导小组,指导和协调全国计算机医学应用工作,其中 HIS 是受重点支持的。同年,中华医学会医院管理学会成立了医院管理计算机应用学组。这一时期,高速发展的计算机技术也带来了计算机医院管理应用的加速发展,管理中涉及的模块包括:人员管理、疾病分类、病案统计与管理、财务管理、设备管理、药品管理等;辅助诊疗的模块包括:血库管理、营养治疗等。这些应用在一定程度上提高了医院管理的现代化水平,但大多数程序局限于单机操作,功能非常有限,存在系统兼容性差、数据冗余大、数据流通性差的问题。

(三)发展应用阶段(20 世纪 80 年代末至 90 年代初)

20 世纪 80 年代末,HIS 在中国的发展十分迅速。第一届全国医院管理计算机应用学术会议召开,会议的研讨涵盖了医院管理信息化应用的多个方面,基本反映了我国医院管理信息化应用的新水平,推动了信息化在医院管理中的应用,提高了医院管理的现代化,促进了医院信息系统的发展。同一时期,由国家卫生健康委(原卫生部)医政司牵头的医院信息系统发展规划也被列入国家"八五"规划。随着网络技术的发展,门诊收费系统、药品管理系统和财务管理系统等医院的信息业务处理都能通过计算机网络实现,一些医院已经开发并测试了在线的病房医嘱处理系统。

(四)临床信息区域医疗协同摸索阶段(20 世纪 90 年代中后期)

20 世纪 90 年代中期,一些信息化水平较高的医院开始筹建一个完整的医院信息系统。在国家卫生健康委(原卫生部)的领导下,电子工业部协调各部委投资100 万元,正式发布了"八五"国家重点研究课题"医院综合信息系统"。这一时期出现的中国医院信息系统(CHIS),是当时国内规模最大、层次最高的系统平台。1995 年 5 月,国家卫生健康委(原卫生部)启动了"金卫"工程,这是一项跨世纪的全国医疗卫生信息网络工程。1995 年底,解放军总后勤部卫生部首次向全军提出"九五"期间军队卫生系统信息化建设的"军字三大工程",被列为国家"金卫"工程的重要组成部分。1996 年,解放军总后勤部卫生部组织医院管理专家、信息工程技术人员和医务人员共同研制了军队医院信息系统,又称"军字一号"工程。同时期,国家卫生健康委(原卫生部)制定的《卫生系统计算机应用发展规划纲要》描述了我国到 2000 年卫生系统计算机应用发展的计划。HIS 已经进入了全面发展时期。

自 2000 年以来,先进的医院信息系统在军队医院得到了广泛的应用。抗击"非典"[即:重症急性呼吸综合征(SARS)]期间,小汤山医院信息系统仅用 7 天时间就建成。该信息系统有效地减少了人工纸张的传输,在预防医务人员交叉感染方面发挥了特别积极的作用,维护、保存了 SARS 患者完整的电子病历数据和患者信息数据库。

(五)基于电子病历的医院信息平台建设阶段(21 世纪初)

进入 21 世纪,随着电子病历的出现,医院信息化逐步从以经济管理为中心的医院管理信息系统建设发展到以患者和临床为中心的数字化医院建设。

原南京军区福州总医院实施"军字一号"工程,历时 2~3 年,包括住院医生工作站等模块,成为中国医疗信息化史上的一个奇迹。当时,住院医生站主要负责医嘱录入和病历书写,使用 WORD 软件录入病历的文本。该编辑方法简单易用、功能齐全,解决了病历的记录、再现等信息管理中的基本问题。然而,由于病历的内容没有任何结构化处理,因此除了阅读之外,很难对病历进行更深层次的使用。广州总医院对病历编辑器的设计进行了修改,使用结构化模板,可以输入完整的表格化病历,用户可以根据自己的需要为每个专科、病种定制结构化模板。它不仅在编辑过程中实现了结构化,而且在输入保存的信息时保持了结构化,便于后续的检索和利用。

这个时期涌现了大量的电子病历厂商,推动电子病历系统蓬勃发展。2010 年国家卫生健康委(原卫生部)在沈阳召开了以电子病历为核心的医院信息化建设试点工作。据亚太医药卫生信息技术博览会统计信息显示,到 2010 年,90%以上的县级以上医疗机构建立了挂号缴费、药品、设备等医院管理信息系统,三分之一以上的医疗机构建立了电子病历系统。随着互联网的兴起和发展,云计算、人工智能、5G 等新技术的进一步发展,一些大型医院已步入远程医疗的发展轨道,利用互联网传输 CT 图像、MRI 图像等,促使智能医学这一新兴学科逐渐得到跨越式发展。

(六)智慧一体化发展阶段(21 世纪 10 年代中后期以来)

"十二五"期间,新兴产业技术在医疗健康领域的应用,为我国智慧医疗建设打下了良好的基础。人口健康大数据信息化建设在保障措施、顶层设计、惠民利民和实践创新方面颇有成效。医疗数据信息化、信息安全体系与卫生信息标准化建设纷纷步入正轨并取得了良好的发展。"十三五"期间,国家推动《"十三五"卫生与健康规划》落地,三医联动、分级诊疗、医药分离作为健康中国建设的核心正式进入实施阶段。积极创新推动智慧医疗的新型服务模式、发展惠民利民的健康服务、培养就医服务的新业态将是践行"健康中国"建设的重要发展方向。

早在2012年,已有专家在医疗影像模块中加入了人机交互,解决了图像检索中上层语义与底层特征之间的语义鸿沟问题,提高了图像检索效率。2016年,面向大型三甲医院的新一代医院核心业务平台正式推出,该平台重构医院信息系统,支持核心诊疗流程升级转换,向着促进医疗管理水平提升、促进诊疗水平提升、促进医疗价值提升的方向跨越。

一些大型医院已开始积极建设自身的智慧一体化信息系统,利用服务设计改进就医流程、改善医护人员的用户体验、建设更为完善的知识库、辅助临床进行医疗决策,提供低成本、高质量的医疗保健服务,降低医疗风险,减轻医务人员工作负担,改善患者就医体验。

第三节 新时代医院信息化发展特点

新时代医院信息化发展具有理念新、需求新、业态新、技术新的特点。在发展理念方面,在国家大卫生、大健康的背景下,明确将以治病为中心转变为以人民健康为中心的发展战略。在政策方面,医院信息化要支撑建立优质高效的医疗卫生服务体系,促进健全现代医院管理制度,适应深化医疗、医保、医药联动改革,推进医养结合。在需求方面,人民群众对高品质医疗资源的要求进一步提高,对医疗服务有多层次、多元化的需要。医院管理者对医疗质量与效率有更高要求,对提升精细化、规范化水平有更多期待。在业态方面,国务院《关于印发新一代人工智能发展规划的通知》指出,要围绕教育、医疗、养老等迫切民生需求,加快人工智能创新应用,为公众提供个性化、多元化、高品质服务。同时,"互联网+"已经渗透到医疗健康多个领域。国务院办公厅《关于促进"互联网+医疗健康"发展的意见》《关于深入开展"互联网+医疗健康"便民惠民活动的通知》拓宽了医院信息化的服务空间,也促进了互联网医院、线上慢病复诊、检验检查区域中心、网络处方购药等新型医疗业态落地。在技术层面,云计算、大数据已在医院广泛应用,提高了医院基础设施使用效率,促进了业务应用系统的数据融合,推动了人工智能在辅助临床诊断、促进教学科研、提升科学管理方面的应用,移动互联网等新技术的广泛应用,改变了传统信息技术架构与应用模式,提升了医院信息化应用与运维能力,并推动医疗健康大数据、医疗人工智能的应用发展。

我国医院分布广、数量多,发展水平不一,各自承担了不同的医疗卫生服务职责,信息化建设发挥了独有的医疗业务、运营管理支撑作用。新时代医院信息化要强有力地保障医院发展,建立横向纵向、全方位协同的推进体系尤为关键。强化医院领导者的信息化战略思维,加强标准规范自上而下的贯彻落实,夯实机构队伍以及网络安全的基础保障,探索与规范新技术与业务融合发展,是医院信息化发展的重点工作。医院信息化必将成为推动我国医疗卫生服务体系持续完善的核心支撑之一。

参考文献

[1]Sutton R T, Pincock D, Baumgart D C, et al. An overview of clinical decision support systems: benefits, risks, and strategies for success[J]. NPJ Digital Medicine,2020,Vol. 3(1): 17

[2]Montazeri M, R Khajouei, Montazeri M. Evaluating hospital information system according to ISO 9241 part 12[J]. Digital Health, 2020, 6:205520762097946.

[3]Lei J, Liu J, Li W. Hospital information systems in developing countries: a state-of-the-art systematic review.[J]. Kybernetes,2021,Vol. 50(12): 3286 – 3304.

[4]Benjamens S, Dhunnoo P, B Meskó. The state of artificial intelligence-based FDA-approved medical devices and algorithms: an online database[J]. NPJ Digital Medicine,2020,Vol. 3(1): 118.

[5]王拥军,王飞跃,王戈,王晓,王伊龙,李瑞. 平行医院:从医院信息管理系统到智慧医院操作系统[J]. 自动化学报,2021,47(11):2585 – 2599.

[6]杨慧清,胡建平,周光华,张黎黎. 智慧医院建设顶层设计与实施路径[J]. 中国卫生信息管理杂志,2022,19(01):1 – 6+11.

[7]徐向东,周光华,吴士勇. 数字健康的概念内涵、框架及推进路径思考[J]. 中国卫生信息管理杂志,2022,19(01):41 – 46+84.

[8]李岳峰,胡建平,庹兵兵,张黎黎,屈晓晖. 我国卫生健康信息标准建设成效与思考[J]. 中国卫生信息管理杂志,2021,18(03):324 – 329.

[9]吴士勇,李岳峰. 国内外卫生健康信息标准管理机制比较分析[J]. 中国卫生信息管理杂志,2021,18(01):41 – 49.

[10]舒婷. 智慧医院在公立医院高质量发展中的角色与定位[J]. 中国卫生信息管理杂志,2022,19(01):7 – 11.

[11]刘晓强,华永良,薛成兵. 我国医院信息化发展历程浅析[J]. 中国卫生信息管理杂志,2016,13(02):142 – 152.

[12]徐新,田剑,倪鑫. 三种医院信息化建设评价体系简述[J]. 中华医院管理杂志,2017,33(11):4.

[13]张学高. 新时代医院信息化发展现状与策略[J]. 中国卫生信息管理杂志,2018(04).

[14]富宏羽,张琼瑶,林茜,等. 医院信息系统支撑下的改善医疗服务行动实践[J]. 中华医院管理杂志,2017,33(11):4.

[15]刘健,邓小云,刘艺平,等. 信息化促进医院药学服务转型与学科发展[J]. 中国医院药学杂志,2020,40(4):5.

[16]叶明全. 医学信息学[M]. 北京:科学出版社,2018.01.

[17]何明,何红悦,禹明刚,周波,牛彦杰,余永佳. 大数据导论—大数据思维与创新应用[M]. 北京:电子工业出版社,2019.

[18]中国医院协会信息专业委员会. 中国医院信息化状况调查报告(2019—2022年)[M]. 北京:电子工业出版社,2021.7

1. 请简述医院信息系统的基本概念,按业务领域分为几个方面?

2. 国内医院信息系统发展分为哪几个阶段? 特点分别是什么?

第二章 医院信息系统设计与开发

国家医疗卫生事业的快速发展和体制改革的不断深化,以及医院自身的发展需求,促使医院对信息化建设越来越重视,也提出了更高的要求。

医院信息系统是医院信息化建设的主要载体。本章首先从医院信息系统的组成和功能结构的角度介绍医院信息化的总体架构,然后从"人""事""技""数""智"五个维度对医院信息系统管理要素进行分析,最后遵循软件生存周期的阶段划分,介绍医院信息系统分析、设计、开发和运行维护的基本概念,主要任务及相关方法、技术和模型。

第一节 医院信息系统架构

医院信息系统是综合运用信息技术、计算机网络平台、数字化医疗设备和应用软件,系统、及时、准确、便捷地对医疗服务和管理信息进行收集、整理、统计、分析和反馈,对医院各项业务进行数字化运作和智能化管理,并实现与医院外部信息交互和共享。

一、医院信息系统的组成

(一)设计理念

医院信息系统建设根据医院规划建设目标,以患者为中心,以各科室业务需求为导向,以"质量、安全、服务、效率"四个关键维度为核心开展信息化建设,促进临床诊疗、医疗管理与质量控制和患者服务的可持续改善,建立健全医院运营管理体系,实现运营与医疗的高效协同。

在框架设计上,医院信息系统从以往基于单一应用系统的建设和点对点业务系统互联模式,向医院信息平台业务集成方式转变,利用纵横交互的平台技术实现统筹规划、资源整合、互联互通和信息共享,提高医院医疗服务水平和监管能力。

在业务内容上,以患者为中心、以医务人员为主体、以管理为导向,利用信息技术促进医疗服务模式创新,优化工作流程,促进医院管理和机制创新,全面提升员工信息素养和管理层决策能力,促进管理和决策更加科学。

在实现路径上,从追求单个系统规模向以患者为中心的整体流程和体验优化、以电子病历为核心的临床一体化和以财务为核心的运营管理一体化方向转变,建立健全医院数据标准体系,促进信息资源在临床医疗和运营管理中的高效利用,在区域范围内支持实现以患者为中心的跨机构医疗信息共享和业务协同。

(二)主要依据的规范和标准

1. 法律法规

- 《中华人民共和国数据安全法》
- 《中华人民共和国个人信息保护法》
- 《中华人民共和国保密法》
- 《中华人民共和国执业医师法》
- 《中华人民共和国传染病防治法》
- 《中华人民共和国药品管理法》
- 《医院信息系统基本功能规范》
- 《电子病历系统应用水平分级评价标准》
- 《医院智慧服务分级评估标准体系》
- 《医院智慧管理分级评估标准体系》
- 《医院信息互联互通标准化成熟度测评方案》
- 《中国信息技术服务标准》
- 《中华人民共和国计算机信息系统安全保护条例》
- 《信息安全等级保护管理办法》
- 《电子病历应用管理规范(试行)》
- 《全国医院信息化建设标准与规范(试行)》
- 《病历书写基本规范》
- 《中医、中西医结合病历书写基本规范(试行)》
- 《医疗机构病历管理规定》
- 《医疗机构管理条例》
- 《医疗机构诊疗科目名录》
- 《医疗机构基本标准》

●《城镇职工基本医疗保险用药范围管理暂行办法》

●《城镇职工基本医疗保险定点医疗机构管理暂行办法》

●《中华人民共和国护士管理办法》

2. 标准规范

● HL7(Health Level Seven International)标准:医疗卫生信息的数据交换标准

● ICD－11(The International Statistical Classification of Diseases and Related Health Problems 11th Revision)标准:疾病和有关健康问题的国际统计分类的第11次修订本

● DICOM(Digital Imaging and Communications in Medicine)标准:医学数字影像和通讯标准

● SNOMED CT(The Systematized Nomenclature of Medicine Clinical Terms)标准:《系统化临床医学术语集》

● 卫生信息数据元标准化规则(WS/T 303－2009)

● 卫生信息数据模式描述指南(WS/T 304－2009)

● 卫生信息数据集元数据规范(WS/T 305－2009)

● 卫生信息数据集分类与编码规则(WS/T 306－2009)

●《卫生信息数据元目录系列》(WS363.1－2011 至 WS363.17－2011)

●《卫生信息数据元值域代码》(WS364.1－2011 至 WS364.17－2011)

● 卫生信息基本数据集编制规范(WS 370－2012)

● 城乡居民健康档案基本数据集(WS 365－2011)

● 基本信息基本数据集个人信息(WS 371－2012)

● 药品采购使用管理分类代码与标识码(WS/T778－2021)

●《疾病管理基本数据集》(WS372.1－2012 至 WS372.6－2012)

●《疾病控制基本数据集》(WS375.1－2012 至 WS375.12－2012)

●《儿童保健基本数据集》(WS376.1－2013 至 WS376.5－2013)

●《妇女保健基本数据集》(WS377.1－2013 至 WS377.7－2013)

●《电子病历基本数据集》(WS 445.1－2014 至 WS 445.17－2014)

●《健康档案共享文档规范》(WS/T 483.1－2016 至 WS/T 483.20－2016)

●《电子病历共享文档规范》(WS/T 500.1－2016 至 WS/T 500.53－2016)

● 电子病历与医院信息平台标准符合性测试规范《WS/T 501－2016》

● 电子健康档案与区域卫生信息平台标准符合性测试规范《WS/T 502－2016》

● 基层医疗卫生信息系统基本功能规范《WS/T 517－2016》

● 妇幼保健信息系统基本功能规范《WS/T 526－2016》

- 远程医疗信息系统基本功能规范《WS/T 529-2016》
- 居民健康卡数据集《WS 537-2017》
- 医学数字影像通信基本数据集《WS 538-2017》
- 远程医疗信息基本数据集《WS 539-2017》
- 继续医学教育管理基本数据集《WS 540-2017》
- 院前医疗急救基本数据集《WS 542-2017》
- 国家卫生与人口信息数据字典《WS/T 671-2020》
- 国家卫生与人口信息概念数据模型《WS/T 672-2020》
- 妇女保健基本数据集第8部分:孕前优生健康检查《WS 377.8-2020》
- 卫生信息标识体系对象标识符注册管理规程《WS/T 681-2020》
- 卫生信息标识体系对象标识符编号结构与基本规则《WS/T 682-2020》

(三)总体架构

结合医院建设目标和任务,构建医院总体业务架构模式,实现各业务部门间紧密联系与互相协作,促使医院内外业务高效运行,提高医院服务水平和质量。

医院信息系统按架构主要分为以下几类(见图2-1-1):

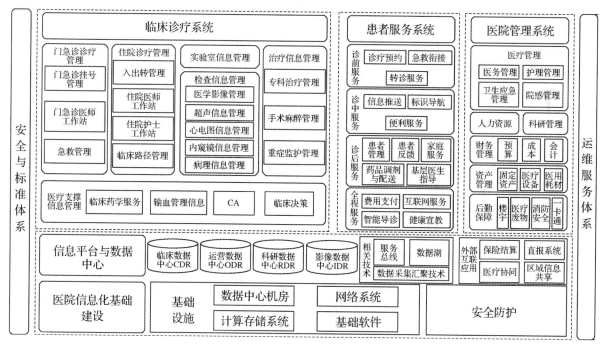

图2-1-1 医院信息系统总体架构

应用层面,一是面向临床诊疗的信息系统,包括门急诊诊疗管理系统、住院诊疗管理系统、实验室信息管理系统、检查信息管理系统及治疗信息管理系统等;二是面向患者服务的信息系统,包括诊前、诊中、诊后以及全程的线上线下服务系统;三是面向医院管理的信息系统,包括医疗管理系统、人力资源管理系统、财务管理系统、资产管理系统、后勤服务保障系统及科研管理系统等。

这些应用层面的信息系统是直接面向用户的核心系统,体现信息化的应用水平,所以智慧医院主要包括智慧医疗、智慧管理和智慧服务。国家卫健委通过制定《电子病历系统应用水平分级评价管理办法及评价标准》《医院智慧管理系统分级评估标准体系(试行)》和《医院智慧服务分级评估标准体系(试行)》三个分级评价体系分别对智慧医疗、智慧管理和智慧服务进行科学评价,指导和规范医院信息化建设,促进医院信息化建设水平的提升。

信息系统中各业务子系统不会孤立存在和独立运行,而是形成一个有机整体,共同为患、医、护、技、管等人员提供人性化、高质量和高效率的服务。因此,子系统需要信息交互、信息共享与数据整合,包括与外部机构,如卫生行政管理机关、医保、银行以及其他医疗机构的互联互通,并通过构建完整的数据中心,为前端临床、管理和服务提供数据支撑。

信息平台与数据中心以及互联应用是串起各业务子系统实现整体效益必不可少的建设内容,如集成平台、临床数据中心、管理数据中心等以及区域医疗平台、医疗协同、医保结算、直报等系统。

综合以上因素,国家卫生健康委员会制定了《医院信息互联互通标准化成熟度测评指标》和《区域信息互联互通标准化成熟度测评指标》两大互联互通测评指标,通过分级测评指导和规范医院信息系统互联互通与数据共享等工作。

信息系统建设需要强大的信息化基础设施,医院信息系统同样需要信息化基础设施支撑,包括数据中心机房、服务器、交换机、路由器、存储等基础硬件,操作系统、数据库等基础软件以及防火墙、入侵检测、网闸等安全设备。

体系化建设是确保医院信息系统规范、安全、高效运行必不可少的重要手段,安全与标准体系、运维服务体系等体系建设贯穿医院信息化建设的全过程。

二、医院信息系统功能结构

医院信息系统不是各种信息系统的简单堆积,而是有丰富的内在规律,如医嘱系统与收费系统和检查检验系统等都有非常紧密的内在联系。

(一)信息模型

信息化建设的路径是围绕业务需求,基于信息系统构建业务模式,依据业务模式创建信息模型,信息模型是业务模型的信息展现,基于此进一步细化设计、开发及实施应用等。因此信息模型构建在信息化建设中是非常重要的一个环节,决定着信息化建设的整体架构。

信息模型是业务模型的信息展现。医院的业务模式是"以患者为中心、以临床为核心、以医嘱为主线"。医院信息模型如图 2-1-2 所示。

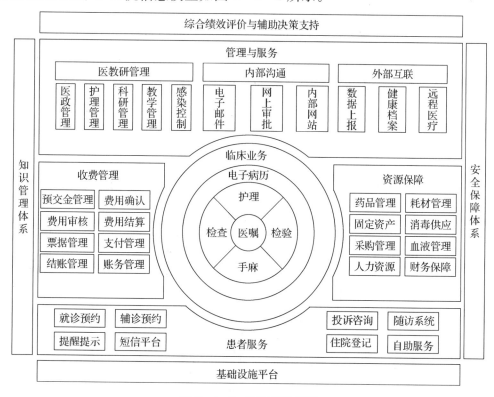

图 2-1-2 医院信息模型

首先,医院以患者为中心,因此信息系统首先要具备为患者提供服务的能力,涵盖诊前、诊中和诊后以及全程服务等业务环节。

其次,医院以临床为核心,完整的临床信息和电子病历是数字化医院的核心,医嘱是贯穿整个临床信息活动的一条主线,前面所提的临床诊疗、医技管理乃至收费、药品和物资等均围绕医嘱这条主线展开的,因此闭环医嘱管理是非常重要的业务功能。

再次,医院的主要功能是为患者提供医疗服务,医院中的所有机构、设施的设置,人力、物力和财力的设置都是围绕着这个根本目标。在为患者临床诊疗过程中需要很多资源,如医生、护士、技师、药品、物资、经费、血液、设备、房间、床位等,这些资源保证了整个诊疗过程的顺利进行。

最后,伴随着医院为患者提供诊疗服务,相应地,医院也要收取合理的费用,因此收费管理也是非常重要的一个业务,包括预交金管理、费用确认、费用审核、费用结算等。

为了保证这些业务系统能够顺利开展,还必须有相应管理与服务进行组织、管理和协调,包括医教研管理、知识管理、内部沟通等。最上层,是要建立综合绩效评价与辅助决策支持等业务,达到智能化应用与管理。

(二)数据关系

患者服务、临床业务、资源保障和收费管理是面向一线业务的联机事务处理系统,直接产生业务信息;管理服务、综合评价和决策支持是面向管理决策的联机分析处理系统,通常不产生具体业务信息,而是通过对业务信息的查询、统计、监管和分析,为管理决策提供支持,最终为以临床诊疗为核心的一线业务系统提供支持和帮助。

患者服务、临床业务、资源保障和收费管理之间的数据关系和业务流程如图2-1-3所示。

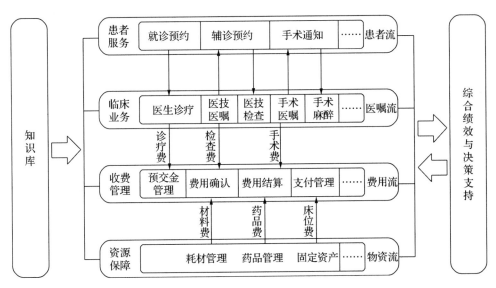

图 2-1-3 信息流程图

(三)建设目标

医院信息系统要实现的主要目标为:

1. 先进的建设理念

树立"以人为本、以患者为中心、以业务人员为主体,全面提升卫生决策、管理和诊疗水平"的建设理念。首先,医院的主要目的是保障人民群众的身心健康,因此医院信息系统首要目标就是要提高医疗与服务水平;其次,业务人员是医院的主体,医院信息系统只有充分满足他们的需求,提高他们的工作效率,降低他们的劳动强度,系统才有生命力,才能取得成功;最后,信息系统只有结合业务功能,并与业务高度融合,真正帮助患者及医务人员解决实际问题,管理层才能收集到真实而准确的数据,并改变管理模式,从终末管理转变为过程管理,才能真正提高管理水平和决策水平。

"以患者为中心"的建设理念绝不是一句口号,而是贯穿医院信息系统建设的全过程。

2. 全面的应用领域

从业务领域上看,能够对医院所有的业务领域进行数字化处理和管理,包括临床、医政、人力资源、财经、卫勤、科研、教学等;从管理对象上看,应包括科室、患者、工作人员、经费、资产、成果、论文等。

3. 全程的环节管控

医院信息系统要贯穿医院业务的每一环节,能够实现全程追溯和管控。以患者为中心,对患者实现全程智能化服务,诊前、诊中和诊后每一环节都能实现智能化的服务;以临床为核心,实现闭环医嘱功能,对诊疗实现全程智能化处理;以管理为导向,对管理对象实现全程智能化管控。

4. 优化的业务流程

实现全智能化的门诊流程、病房流程以及其他业务流程,简化就医过程,优化业务流程,提高工作效率,确保整体效益提升。

5. 规范的数据管理

系统要能够将分散在不同业务系统中的医疗、业务、流程、管理等数据进行有机整合,实现高效管理,为上层应用服务提供最根本的数据源支持。

6. 无纸的应用环境

无纸、无胶片和无线网络是数字化医院基本的外在特征,医院应尽量少用乃至不用纸张和胶片。特别是电子病历存储符合各级卫生行政管理部门的规定,满足全面性、可读性、真实性、隐私性和安全性等基本要求,实现无纸化和无胶片存储。

7. 完善的标准体系

信息标准化是信息集成化的基础和前提。智慧化医院建设应普遍采用 HL7、DICOM 3.0 等医疗信息交换和接口标准。同时,系统中各种代码如疾病、药品和诊疗等代码,应采用国际或国家统一的标准代码,甚至医院内部的患者 ID 号也应尽量采用统一的代码如身份证号码等,以便信息能够便捷地交换和共享。信息标准化是信息集成化的基础和前提。

8. 智能的应用系统

系统具备完善的知识库和辅助决策支持等功能,使系统不但具有传统信息处理的功能,而且可以提升服务对象的知识水平和处理问题的能力。

第二节 医院信息系统管理要素分析

影响医院信息系统建设的因素较多,准确把握医院信息系统管理中的关键要素不仅能够节约资源,也能切实、长远、充分发挥系统效能,以下从"人""事""技""数""智"五个角度对医院信息系统管理要素展开分析。

一、医院信息系统管理要素——"人"

医院信息系统关注的核心对象一定是人——患者、医护人员、管理人员、卫生信息技术(Healthcare Information Technology,HIT)人员等,所以医院信息系统一定要按照"以人为本、以患者为中心、以医护人员为主体、以质量为核心"的建设理念进行建设。

1. "以人为本"理念首先体现在以患者为中心

医院最关键的职能是治病救人,医院信息管理必须体现以患者为中心的系统思维,系统的开发设计要以服务患者为宗旨,通过构建以患者信息为中心的服务体系,基于医院信息门户系统和电子病历等平台,促进信息系统的体系建设,进而为医院获得更高的社会效益与经济效益。

患者作为医院主要的服务对象,其切身体验及需求对信息化建设的优化具有重要指导意义。信息系统建设需要优化甚至再造患者就诊流程,包括门诊诊疗流程(预约、挂号、候诊、就诊、缴费、检查、治疗、取药)和住院诊疗流程(入院、检查、诊断、治疗或手术、费用结算、出院、随访),做到能够切实方便患者,为患者提供安全、优质、满意的服务。

2. "以人为本"理念其次体现在要以医护人员为主体

医院的主体是医护人员,信息系统的主要使用者也是医护人员,医院数字化建设只有充分满足他们的需求,提高他们的工作效率,降低他们的劳动强度,系统才有生命力,才能取得成功。

医护人员直接面向患者提供服务,他们的工作直接影响医院对患者所提供的服务质量和效率,信息系统核心要素之一是能够提升医务人员的工作质量和效率,以此来提升医院核心竞争能力。医护人员是医院业务流程的主力军,主要由医生、护士、技师、药师等人员组成,他们不仅应熟悉本科室业务,而且需要具有一定的计算机知识。他们在医院信息系统建设中起到了科室与项目实施的联系和协调作用,在医院信息系统建设中具有不可替代的作用。

3."以人为本"理念还要关注管理人员的需求

提高管理和决策水平是医院数字化建设很重要的一个目标,只有贯彻"以患者为中心、以医护人员为主体",管理层才能收集到真实而准确的数据,才能真正提高管理和决策水平。

4."以人为本"理念也要满足卫生信息技术人员的需求

医院 HIT 通常由三类人员构成:第一类人员是引领建设方向的复合型人才,具备医学、IT 和管理方面的能力,为医院的信息化管理提出建议,把握方向;第二类人员是掌握核心技术的专业化人才,负责提出并实施信息化建设方案,需要熟悉医院各项业务工作流程,同时又具备 IT 知识和技能,能够在信息化建设中实现 IT 技术和医疗过程的完美融合;第三类人员是解决具体问题的实用性人才,负责软件和设备维护人员,需要有坚实的 IT 技术基础。

HIT 人员担负着医院信息系统开发、运营、管理、维护、网络平台构建以及信息资源管理等重要任务,是医院信息化建设的主要建设者和参与者。

二、医院信息系统管理要素——"事"

"事"指事务,是医院信息系统要完成的核心任务。

1. 临床业务

临床医疗工作是医院信息系统构建以及运行的基础。在设计医院信息系统功能的过程中,必须将医生工作的业务内容以及流程进行充分的考虑。医院信息系统必须能够辅助医生开展各项工作,是医院有效接收患者信息的关键入口。门诊医疗过程主要包括门诊记录、诊断、处方、检查、检验、治疗处置、手术和卫生材料等,住院医疗过程主要包括诊断、处方、检查、检验、治疗处置、手术、护理、卫生材料等。因此针对门诊医疗的医院信息系统,需要拥有如患者基本信息维护、病历录入、处方录入、检验检查申请录入、数据查询等功能。针对住院医疗的医院信息系统,需要拥有如病历书写、医嘱处理、检验检查申请及报告结果查阅、手术申请预约、病案首页填写、病历检索等功能。通过建立门诊和住院临床治疗信息系统及数据库,实现对患者医疗过程的全程管理,提高医院的医疗水平。

护士是位于医生、患者和信息系统之间连接的主要角色,临床护理系统是医院临床信息管理的重要组成部分。临床护理主要工作内容包括:(1)患者管理。包括患者床位管理、建立护理诊疗计划,各种图表、患者预约、各种检查通知单打印、患者告知书签字等。(2)任务管理。医嘱管理以及处理,各种检查、治疗、手术等执行情况记录。护士是医嘱执行的主体操作者,也是医嘱闭环的执行者。(3)护理功能。包括与患者沟通、解释临床诊疗操作以及提供患者护理治疗操作。(4)绩效评估。包括护理排班、日常工作量统计以及绩效评估等。随着临床大数据时代的到来,护理数据采集以及管理越来越重要,患者护理信息成为医院临床信息化的主要部分。

2. 患者服务

不断提升服务质量是医院管理的目标。医院针对患者医疗服务需要,应用信息技术改善患者就医体验,加强患者信息互联共享,形成医院智慧服务模式,是智慧医院建设的重要内容。患者服务包括诊前、诊中、诊后和全程服务,通过信息系统整合患者信息,使拥有访问权限的工作人员可以访问院内及院外患者健康诊疗信息和记录,将医院内部信息系统向医院外延伸、扩张,逐步建立一对多或多对一的服务模式,实现对患者的全程管理。这一模式在一定程度上减少人工成本的支出,并为患者提供便捷的医疗服务,进而有效提高患者的满意度。

3. 医院管理

随着医院对管理科学化、规范化、精细化的要求日趋增多,医院迫切需要善用一切资源和手段实现管理创新。对于医院运营的重要管理内容,包括财务管理、成本管理、采购管理、资产和设备管理、绩效管理、人力资源管理等方面,信息系统应用尚有差距,尤其是集医、教、研、管一体化的医院综合管理系统的建设水平还有待提高。

4. 科研教学

科研工作已成为医院工作中不可或缺的部分,如何对科研工作进行有效的监督和管理、在医院内营造良好的科研氛围、激发科研人员的科研热情,已成为各级医院的重要工作。科研信息管理系统是实现科研管理工作现代化、提高科研管理能力的重要保障。通过系统建设,实现科研项目、科研经费、科研成果、科研人员、科研数据的信息化管理,规范科研管理流程,有效监督科研项目的研究进展、完成指标及经费使用情况,提高科研管理人员的工作效率,减少手工带来的错误,从而显著提升科研管理工作的科学性。

三、医院信息系统管理要素——"技"

"技"指技术,医院信息系统建设与发展离不开信息技术的广泛应用。要建立完整的医院信息系统,离不开以下主要技术和设备:

1. 基础硬件设备

有线网络(光纤、双绞线)、无线网络(4G、5G、WiFi等)、服务器、交换机、存储器、终端设备(PC机、PDA、手机、PAD等)、显示设备等。

2．基础软件系统

操作系统、数据库、开发工具等。

3．信息安全系统

防火墙、网闸、入侵检测等。

随着互联网以及云、大、物、移智等新技术的发展及医改的不断推进，医院利用新兴技术更新升级原有 HIS 架构，完善相应功能以满足医院快速发展需要。"云"指系统采用云计算的技术和建设模式，具有可扩展、易共享、区域化、易协同、低成本、易维护、体验好的优势。通过云计算等新兴技术在一定区域范围内以数字化形式提供医疗卫生行业数据收集、存储、传递、处理的业务和技术平台，建立统一的健康档案存储平台，有效实现医疗数据共享与交换，实现区域内医疗卫生信息资源的集中统管、统一调配、按需服务，解决数据重复采集及"信息孤岛"等问题，提供面向居民的健康云服务、面向医疗机构的医疗云服务、面向卫生管理机关的决策管理云服务、面向其他机构的业务协同云服务，为实现区域医疗卫生信息化平台奠定基础。

在大数据时代下，信息化建设已成为医院高质量发展的基础，也是实现医院快速发展的必然要求。医院的信息系统中含有大量的信息，其中较为原始的信息不够完整，而且来源多有不同，在大数据应用中要对主要的信息进行预处理，保障数据和实际的信息具有一致性。在医疗数据的挖掘过程中需要对数据进行计算，由于医疗信息的异构性，在数据挖掘的过程中要考虑数据的特征和数据的大小，依据具体格式要求进行处理，发挥数据计算的适用性和实用性。大数据的应用加大了医院信息系统的发展空间，使信息的数据处理更加地快速，优化的数据处理方式，可以帮助医院管理更加高效，为医院的管理人员提供安全可靠的信息，在决策的过程中，可靠的信息数据可以为决策提供参考价值，为医院的良好发展提供坚实的数据支撑，使就医的患者得到更加便利的服务。

物联网（Internet of Things，IOT）是在计算机互联网的基础上，利用 RFID、无线通信等技术，实时采集需要监控、连接、互动的物体或过程，实现"万物互联"的感知、识别与管理的网络。基于医疗物联网建设医院信息系统，能够使医院中人与物充分结合，促进信息交换，实现患者、医护、药品、器械、医疗设备、医疗场所等资产系统之间有效互动。建立针对医院患者、医院环境和药品等信息的索引，通过扫码，为智慧医院提供信息，进行更为准确的处理。目前，在患者信息管理、门诊就诊、婴儿防盗管理、药品发放、移动医疗以及设备耗材管理等业务方面应用广泛。物联网的应用为患者提供便利的同时也减少了医疗事故的发生，使医院的整体管理得到很大的提升。

以"互联网＋"为依托，全面推进智慧医院建设已成为必然趋势，这不仅是国家对医院发展提出的新要求，也是人民群众日益增长的健康需求对医改提出的新方向。以 5G

为代表的移动通信技术,拥有高速率、低延迟、大容量等优势。在医疗服务、教育、科研、医院管理等方面为医院信息系统发展、转型注入新活力。随着三大电信运营商移动、联通、电信纷纷布局 5G 医疗,与不同省市地方政府及三甲医院合作,进一步推动了云医护、智慧病房、信息化托管等多项业务,基于 5G 的医院信息系统竞争态势明显。

随着计算机技术、自动化技术以及信息加工处理技术的不断发展,智能管理决策支持系统 (Intelligent Decision Support Systems,IDSS) 在管理信息系统中的地位和作用不断提升。其实质是管理信息系统中决策支持系统 (Decision Support System,DSS) 与人工智能 (Artificial Intelligence,AI) 技术的共同体。人工智能在医院信息系统管理过程中的应用,使智能化决策服务于整个管理流程,完善相应组织服务,提升处理流程的效率,提高管理信息及业务的正确性。其主要表现形式是先进的、全新的智能信息处理技术的应用,包括智能硬件和软件。其中最为常见的有智能影像辅助诊断系统、细胞病理自动诊断分析系统、智能放疗系统、语音电子病历、导诊机器人等。

四、医院信息系统管理要素——"数"

"数"指数据,对医院信息系统而言,数据是比其他软硬件设备更为宝贵的资源。

医院数据既保障患者查询诊疗、药品信息自助服务等活动,也支撑医护人员开展临床决策分析活动,对医院的日常管理及医疗业务的持续发展有重要意义。因此,规范医院信息系统数据的管理,提高数据的安全可用性显得尤为重要。

数据的完整性、保密性和可靠性是衡量医院信息系统数据质量的关键指标。数据的完整性主要包括实体完整性、数据参照完整性及用户定义完整性。保证存储在医院信息系统中的数据安全、有效、精确,并且不会因为各种不安全的因素导致原有的内容、形式被改变,还要保证系统内部的程序和数据不会被非法破坏和删除或者修改。数据的保密性主要是指只向经过合法授权的人员提供医院信息系统中的带有保密要求的信息,并且这部分人员要用合法方式使用,避免系统内部的信息出现非法泄露的情况。数据的可靠性是指不会因系统故障或操作失误等问题的影响而出现信息丢失或难以使用等现象,对于硬件的要求是应具备冗余配置和完整的数据备份以及恢复的机制,而软件方面则要求能够及时预警和自动修复。

数据要充分发挥作用就需要对全要素、全流程的数据进行有效的采集、存储、管理、组织和应用。主索引、主数据管理和数据中心概念无疑是解决这一问题的有效途径。每个业务系统都应该至少有一个主索引,通常是两个以上主索引来带动整个业务过程的全程管控。如"医嘱执行"业务有两个主索引,一个是需要对医嘱执行的对象患者建立主索引,通过患者主索引建立以患者为中心的临床数据中心;一个是医嘱本身需要建立主索引,通过医嘱主索引实现闭环的医嘱功能,实现对医嘱执行过程的全程管控。下面介绍常用的五大主索引,作为核心代表。

一是患者主索引。建立以患者为中心的数字化医院,首先要建立患者主索引,该主索引贯穿患者服务以及诊疗的全过程,"军字一号"工程的一大创新就是建立患者主索引,也是该系统历经十多年仍有强大生命力的重要原因。患者主索引通常由患者关系管理系统建立。

二是医嘱主索引。数字化医院的第二大特点就是以医嘱为核心,医院所有临床业务以及人、财、物管理都是围绕医嘱来进行,因此要建立医嘱主索引。通过使用系统产生的唯一医嘱号作为医嘱主索引,它通常是在医生工作站的医嘱系统中建立,只有建立医嘱主索引,才能实现医嘱闭环管理,才能对收费、物资等实现有效管控。

三是工作人员主索引。医院工作人员在不同岗位上担任着不同角色,在诊疗时是诊疗医生,在手术时是手术医生,在管理时是院长、科室主任或护士长,在研究时是研究员,在教学时是老师。这些不同的角色分散在各个不同的业务系统中,如何能够管理和综合评价各人员,就需要建立工作人员主索引并贯穿在各业务系统中。工作人员主索引通常采用身份证号、工号等唯一标识,由人力资源管理系统建立。

四是资产主索引。医院还有大量资产需要管理,如医疗设备、高值耗材等。特别是医疗设备和高值耗材,需要建立主索引实现全过程的管控,医疗设备主索引通常采用设备唯一编号,由设备管理系统来建立。

五是科室主索引。医院还有很多对象需要进行全程管理,如科室、岗位、科研成果等,需要全程管理特别是在不同系统中出现的对象,都需要建立主索引。其中科室是医院管理和考核的基本单元,因此建立科室主索引对全成本核算、综合绩效评价都具有非常重要的意义。

数据中心是确保数据有效利用的信息平台,包括以下类型:

临床数据中心:以患者为主索引,整合患者所有诊疗信息。

管理数据中心:以管理对象为主索引,如科室、岗位、人员、设备、财务等,为辅助决策支持、全成本核算和综合绩效评价等系统服务。

科研数据中心:围绕临床研究需求,建设科研专病数据库,数据涵盖研究各领域的数据,涉及领域包括基线数据、研究对象、研究人员、样本库数据、随访数据等,支撑多中心研究工作的开展。

影像数据中心:医院 80% 以上的数据是医学影像数据,因此构建影像数据中心也是数字化医院必须要完成的一个重要任务。

区域数据中心:在集团化医院内部,应构建面向管理、医疗和科研的区域数据中心。

近几年,随着数据覆盖的广度和应用深度的进一步拓展,这种按业务范围建立的数据中心难以满足业务更深层次需要,由此,数据集市、数据湖、数据中台等新概念应运而生。

每个应用程序会产生、存储大量数据,而这些数据并不能被其他应用程序使用,这种状况导致数据孤岛的产生。数据集市随之出现,应用程序产生的数据存储在一个集中式的数据仓库中,可根据需要导出相关数据传输给医院需要该数据的部门或个人。然而数据集市只解决了部分问题,剩余问题包括数据管理、数据所有权与访问控制等都亟须解决,以提高数据有效使用的能力。为了解决上述问题,需要搭建医院内部的数据湖。能基于原始数据之上做进一步的处理与分析,产生最终输出结果供各类程序使用。数据湖是一个存储医院各种原始数据的大型仓库,其中数据可供存取、处理、分析及传输。数据湖从医院多个数据源获取原始数据,并且针对不同使用目的,同一份原始数据有多种满足特定内部模型格式的数据副本。因此,数据湖中的数据可能是任意类型,包括结构化数据、半结构化数据及非结构化数据。

数据中台从技术层面承接了数据湖的技术,通过数据技术,对海量、多源、多样的数据进行采集、处理、存储、计算,同时统一标准和口径,以标准形式统一存储数据,形成大数据资产层,以满足前台数据分析和应用的需求。数据中台更强调应用,离业务更近,强调服务于前台的能力,实现逻辑、算法、标签、模型、数据资产的沉淀和复用,能更快速、精准地响应业务和应用开发的需求。

五、医院信息系统管理要素——"智"

"智"指智能,是医院信息系统建设中要重点建设的方向。

我国医疗服务发展正处在从"信息化"向"智慧化"过渡的关键阶段,"智慧化"特点对于提升医疗质量和效率,优化区域间医疗资源配置,改善人民群众看病就医感受等方面具有积极意义。2009年美国医疗健康论坛上,首次出现智慧医院这一概念,提出建设智慧医院的目标是将智能技术广泛应用于医院信息系统,提升医疗质量,改善医疗服务体验。当前,我国智慧医院的建设模式大致可以分成三类:一是基于单体医院的智慧医院(以下简称智慧医院);二是以单体智慧医院和医联体为基础,建立智慧医院集团;三是覆盖一定区域的智慧医疗服务体系。

智慧型医院信息系统具备完善的知识库和辅助决策支持等功能,系统不但具有普通信息处理的功能,还可以提升服务对象的处理问题能力。主要体现在以下几个应用层面:

一是临床业务智能化。以医嘱为主线,构建完善的临床信息系统及其信息融合,人性化的临床数据展示,支持实现最优化的床旁数据收集、临床决策支持以及患者安全。

二是管理决策智能化。医院管理相关业务全流程电子化,全新的管理知识库建设及应用,结合信息化数据采集、统计、分析、辅助决策的功效,通过建立强大的管理数据仓库、综合绩效评价和辅助决策支持等系统,医院管理决策完全建立在科学的基础上,全面提升医院管理和决策水平。

三是患者服务智能化。将优化患者就医流程作为以患者为中心的切入点,充分应用各种成熟技术如磁卡、条形码和手机短信等,建立包括统一的服务窗口、呼叫中心、门户网站,通过信息平台实现服务前移、预约管理、提醒服务、咨询管理和投诉管理等,着力解决诸如门诊"三长一短"等现象,全面提升服务质量。

四是资产管理智能化。资产管理智能化指将传感器嵌入或装备到医院环境中,包括医疗设备、器械、药品、人员、计算机设备等各种对象,将物联网与院内现有计算机网络整合起来,实现人和物的有机融合,对网络内人员、机器、设备和基础设施,进行实时的管理和控制,以更加精细和动态的方式管理业务,达到"智慧"状态。

五是医院物流智能化。物流管理智能化指通过信息化手段确保医院物资流动和供应的智能化,减少人为传递物资引入的差错,实现最优化物流与人力资源流。19世纪末,机器人传输开始在医院得到应用,可以随时随地自动传输药品、物资、食品,以提高医疗质量,降低医疗成本。

六是楼宇建筑智能化。楼宇建筑智能化是指通过楼宇设备自控系统、安保监控及防盗报警工程、综合布线工程、会议系统、网络系统、广播系统、灯光音响控制系统等智能楼宇系统工程建设,实现医疗楼宇的智能化,如建筑管理系统可减轻工作负荷,减少差错,使维修与系统故障最小化。通过内部计算机系统自动提供舒适与安全的环境,实现报警、电梯、采暖/制冷/新风系统、供水、医用液体/气体系统、安保系统的一体化及自动化。

第三节　医院信息系统分析与设计

由于医疗服务和管理的复杂性,医院信息系统的开发和实施是一个复杂的系统工程,需要遵循科学的开发流程,采用合理的方法和技术。遵循信息系统生命周期的阶段划分,本节介绍医院信息系统分析、设计、开发和部署维护阶段的基本概念、方法、技术和模型。

一、医院信息系统分析

医院信息系统分析的任务是运用系统的观点和方法,通过对医院信息管理需求的详细调查,充分理解用户的要求,明确信息系统的逻辑模型,描述系统的功能。即明确:"系统要解决什么问题"和"系统应该做什么"。一个信息系统最终是否成功的关键就在于对需要解决的问题的正确理解和用户需求的确切描述,这是后续系统设计、开发、测试和维护的基础。

系统分析工作主要包括可行性分析、需求分析、业务流程分析、数据流分析和逻辑建模等,最终形成系统分析报告。

医院信息系统分析按照国家医疗卫生主管部门公布的《医院信息系统基本功能规范》和《全国医院信息化建设标准与规范(试行)》等规范要求,在充分理解用户需求的基础上进行。医院信息系统是为医疗和管理服务的,具有很强的专业性,同时受医院规模、信息化发展现状、上级主管部门的要求和医院内部科室实际需求等条件限制。因此,医院信息系统分析应由信息技术人员与用户充分协作完成。信息系统分析的主要成果是系统分析报告,正确规范的文档资料是系统设计与开发的依据,也是与用户进行交流沟通的工具。因此,系统分析人员需要认真、细致地编制分析文档。

(一)医院信息系统分析方法

系统分析是一项复杂的工作,采用合适的分析方法可以保证分析工作的全面、细致,提高工作效率。目前医院信息系统分析主要采用结构化分析方法和面向对象的分析方法。

1. 结构化分析方法

结构化分析方法是面向数据流的信息系统分析方法,采用"自顶向下,逐层细化"的思想对复杂系统进行分解和建模,有效控制系统分析中每一步的复杂度,并运用业务流程图、数据流图、E-R(Entity Relationship)图和数据字典等作为表达工具。

结构化系统分析方法的基本实施策略是跟踪业务和数据流,即研究问题域中数据的流动方式及在各个环节上所进行的处理,从数据传递和加工的角度,以图形的方式刻画数据从输入到输出的变换过程,从而发现数据流和需要进行的处理。

(1) 业务流程图(Transaction Flow Diagram,TFD):是用一些规范的符号及连线表示具体业务的处理过程。TFD 基本上按业务的实际处理步骤和过程进行绘制,是一种用图形方式反映实际业务处理过程的"流水账"。比如一个患者首先挂号,然后到医生处问诊,医生针对患者的具体情况开具处方,患者再到药房领药。绘制这样的"流水账"对于开发者理顺和优化业务过程是很有帮助的。业务流程图常用的图形符号如图 2－3－1 所示。

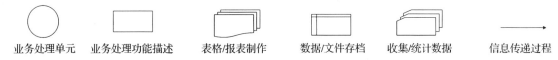

业务处理单元　业务处理功能描述　表格/报表制作　数据/文件存档　收集/统计数据　信息传递过程

图 2－3－1　业务流程图的基本图形符号

绘制业务流程图时要以功能为中心，找出业务活动的主线，准确、清晰地表达信息系统的输入、输出、处理及相关数据文件。对于复杂的系统，可以采用自顶向下的方法，由粗至细逐层绘制。图 2－3－2 是医院 HIS 系统中患者就诊的基本业务流程图示例。

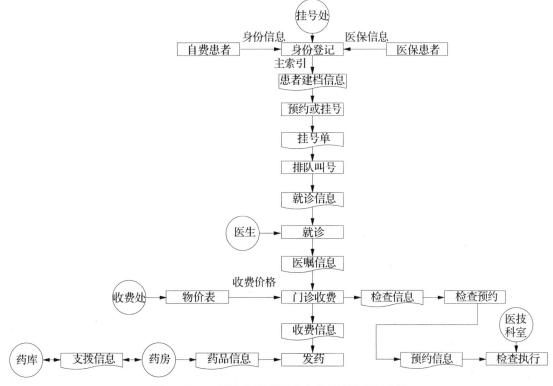

图 2－3－2　医院 HIS 系统中患者就诊流程图示例

（2）数据流图（Data Flow Diagram，DFD）：是用一组符号描述系统中数据的输入、输出、存储及处理的流程，表达系统业务处理和数据流之间的关系。数据流图常用的图形符号如图 2－3－3 所示。

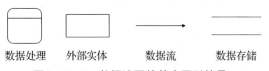

数据处理　　外部实体　　数据流　　数据存储

图 2－3－3　数据流图的基本图形符号

数据流图具有抽象性和概括性特征。抽象性特征是指数据流图将具体的组织机构、工作场所和物质流都去掉,只剩下信息和数据的流动、存储、处理及使用情况。概括性特征则是指数据流图将系统对各种业务的处理过程联系起来考虑,形成一个总体,描述系统的全貌。对于复杂系统,同样采用自顶向下、逐层分解的方法。图 2-3-4 是医院挂号系统的基本数据流图示例。

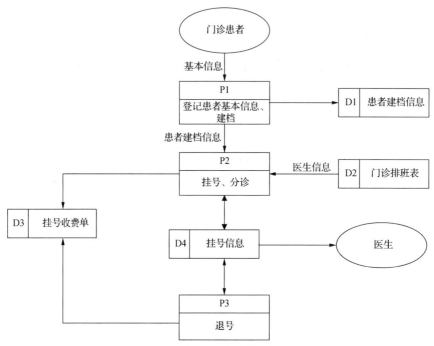

图 2-3-4 医院挂号系统的基本数据流图示例

(3) E-R 图:信息系统通常采用数据库存储数据,但是数据库系统是面向计算机的,不利于系统分析期间与用户的交流,因此需要合适的数据建模工具对现实世界中数据的特征及数据之间的关系进行描述,既便于用户理解,又利于向后续的数据库设计进行转换。E-R 图也称实体-关系图,它是对信息系统涉及的实体及实体间关系进行描述的图形化建模工具,不受具体的数据库管理系统限制,因此得到广泛应用。E-R 图常用的图形符号如图 2-3-5 所示。

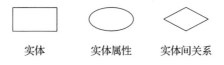

图 2-3-5 E-R 图的基本图形符号

在描述实体间关系时,通常在菱形框内写明关系名,并用实线段将相关实体连接,同时在实线段旁标上联系的类型(例如,1:1、1:n 或 m:n,分别表示一对一、一对多和多对多关系)。图2-3-6是医院挂号系统的 E-R 图示例。

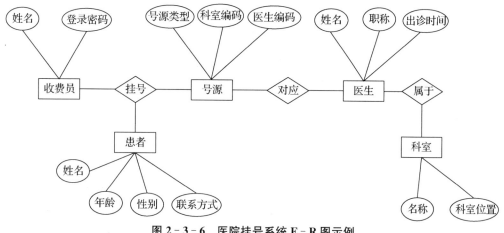

图 2-3-6 医院挂号系统 E-R 图示例

(4)数据字典(data dictionary):对于数据流图中的许多构成元素,如数据流、数据存储和加工等,仅通过名称无法体现它们的具体含义。数据字典用于对数据的数据项、数据结构、数据流、数据存储和处理逻辑等进行定义和描述。数据字典是对系统中所有数据元素的定义集合,与数据流图一起构成信息系统的逻辑模型,这也是系统分析报告的主要组成部分之一。

数据字典通常包括以下类型的条目。

①数据项条目:数据项是不可再分的数据单位。对数据项的描述通常包括:名称、编号、简述、长度、类型和取值范围及含义等。例如,患者基本信息数据项条目的定义如表 2-3-1 所示。

表 2-3-1 患者基本信息数据项条目示例

数据项条目							
序号	字段名	字段描述	数据类型	长度	为空	注释	默认
1	PatiName	患者姓名	字符串型	50	Not	无	无
2	IDCard	身份证号	字符串型	50	Not	无	无

②数据结构条目:若干个数据项可以组成一个数据结构,数据结构条目用来描述若干个数据项之间的关系。对数据结构条目的描述通常包括:名称、编号、简述、数据结构的组成等。例如,患者建档信息数据结构条目的定义如表 2-3-2 所示。

表 2-3-2 患者建档信息数据结构条目示例

数据结构名	患者基本信息
描述	患者建档时需提供的患者信息
组成	身份证号+姓名+性别+出生日期+电话+住址
相关数据流、数据存储	患者建档信息

③数据流条目:是对数据流图中数据流的定义,主要包括:名称、编号、简述、组成、来源、去向和流量大小等。例如,患者建档数据流条目的定义如表2-3-3所示。

表2-3-3　患者建档数据流条目示例

数据流名	患者基本信息
描述	患者建档时需提供的患者信息
组成	身份证号＋姓名＋性别＋出生日期＋电话＋住址
来源	患者建档
去向	患者医院建档信息

④数据处理条目:是对数据流图中数据处理模块的说明,主要包括:名称、编号、简述、输入数据流、输出数据流、处理逻辑和处理要求等。例如,患者建档数据处理条目的定义如表2-3-4所示。

表2-3-4　患者建档数据处理条目示例

加工处理名	患者建档
简述	输入患者建档时需提供的患者信息并存储在患者基本信息存储中
输入数据流	身份证号＋姓名＋性别＋出生日期＋电话＋住址
输出数据流	患者建档基本信息＋就诊卡信息
处理逻辑	初次来院门诊患者需提供基本信息,由收费员录入或自助设备完成建档并发放就诊卡等信息
处理要求	初次来院时处理一次

其中,“简述”主要说明该处理过程的功能及处理要求。“处理逻辑”是指该处理过程用来做什么(不是怎么样做);“处理要求”包括处理频度要求,如单位时间里处理多少事务、多少数据量、响应时间要求等,这些处理要求是后面物理设计的输入及性能评价的标准。

⑤数据存储条目:是对数据结构暂存或永久保存的说明,也是数据流的来源和去向之一。在数据字典中只描述数据的逻辑存储结构,不涉及数据的物理组织。对数据存储的描述通常包括:名称、编号、简述、组成、组织方式和关键字等。表2-3-5是患者建档中数据存储条目的示例。

表2-3-5　患者建档信息数据存储条目示例

数据存储名称	患者建档信息
描述	患者建档提供的基本信息
输入的数据流	患者基本信息
输出的数据流	患者建档基本信息和患者就诊卡信息
数据存储组成	身份证号＋姓名＋性别＋出生日期＋电话＋住址＋就诊卡信息
相关处理	登记患者基本信息

2. 面向对象分析方法

面向对象分析(Object Oriented Analysis，OOA)是从确定信息系统需求的角度，按照面向对象的思想进行分析，将相关事物抽象为类和对象，并定义它们的属性、操作及它们之间的各种关系，构建目标系统的一组相关模型，主要包括对象模型、动态模型和功能模型。对象模型用于描述系统中的对象及这些对象之间的关系，动态模型用于描述系统内部对象的动态行为，功能模型用于描述系统的目标或功能。

(1) 统一建模语言(Unified Modeling Language，UML)：是目前软件开发领域广泛采用的面向对象分析建模标准工具，它用一组简单、直观和规范图形符号表示系统模型中的元素。常用的 UML 图形符号如图 2-3-7 所示。

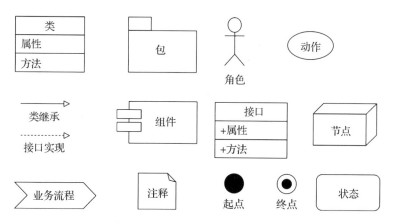

图 2-3-7　UML 常见元素符号

关于 UML 更详细的介绍参见 https://sparxsystems.com/resources/tutorials/。

(2)逻辑模型：是构成系统的对象和类的静态视图，通过类、对象及它们直接的关系表示，其中类模型是面向对象开发和设计的核心，它表达了系统的持久状态和行为。例如，图 2-3-8 是门诊挂号系统中患者账户类的类模型示例。

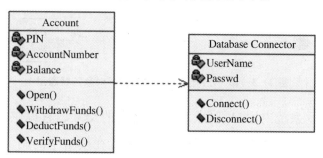

图 2-3-8　患者账户类模型

(3)动态模型：用于表达和建模系统随时间变化的行为，包括活动图、状态图、序列图和业务流程建模等。

活动图用于表示系统中不同的工作流是如何构建的，它们是如何开始的，以及从开始到结束可能采取的决策路径,还可以说明在某些活动的执行中可能发生并行处理的位置。例如,医院手术安排的活动图如图 2-3-9 所示。

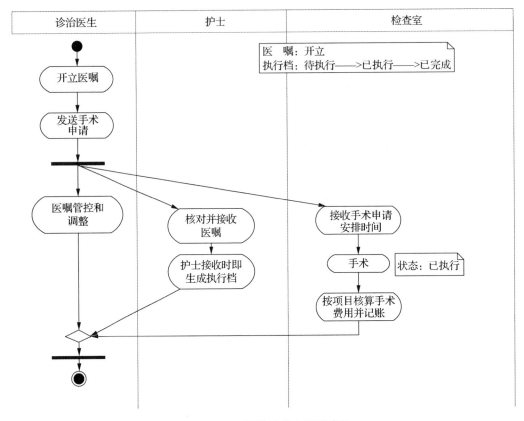

图 2-3-9 医院手术安排活动图

状态图用于说明对象在系统中可以经历的状态转换或变化,以展示对象如何从一种状态移动到另一种状态以及控制这种变化的规则。状态图通常具有开始和结束条件。例如,图 2-3-10 是住/出院系统中"患者"对象的状态图示例。

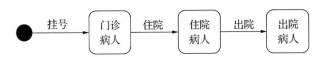

图 2-3-10 住/出院系统中"患者"对象的状态图

序列图用于显示系统内用户、对象和实体之间的交互。它提供了随时间变化在对象之间传递的消息的顺序映射。这些图经常被放置在模型中的用例下,以说明用例场景——用户将如何与系统交互以及在系统内部如何完成工作。通常,对象使用特殊的符号表示,例如,图 2-3-11 为住院医嘱开立序列图,说明了住院医生进行医嘱开立、医嘱费用生成、医嘱费用处理、医嘱作废、医嘱保存等流程在系统内部的消息传递和顺序映射。

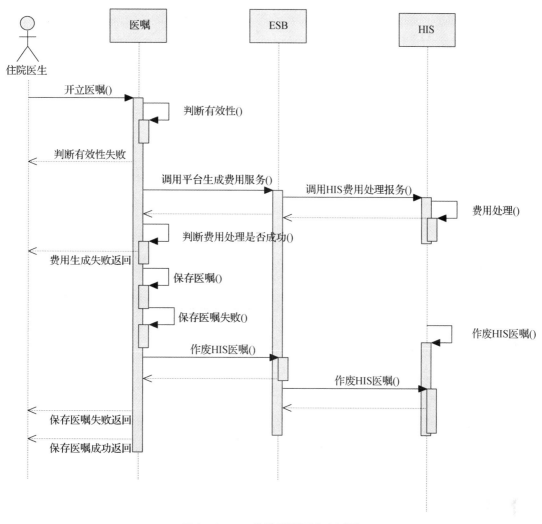

图 2 - 3 - 11 住院医嘱开立序列图

（4）功能模型：通常在建立了对象模型和动态模型后再建立功能模型以描述系统的功能需求。功能模型主要通过用例图进行表示，描述角色以及角色与用例之间的连接关系，说明谁要使用系统，他们使用该系统做什么。一个用例图包含了多个模型元素，如系统、参与者和用例，以及这些元素之间的各种关系，如泛化、关联和依赖。参与者不仅是系统的用户，还泛指系统外部所有与系统交互的角色。用例是对一组动作序列的抽象，系统执行这些动作后会产生相应的结果，这些结果可以反馈给参与者。图 2 - 3 - 12 是病房监护系统的用例图示例。病房监控系统功能模型用例图示描述了医生、值班护士、患者、标准病症信号库等角色与中央监护、病情监护、病情报告管理、病历管理、提供标准病症信号等监护功能之间的连接关系，说明各角色对系统及各个功能的使用情况。

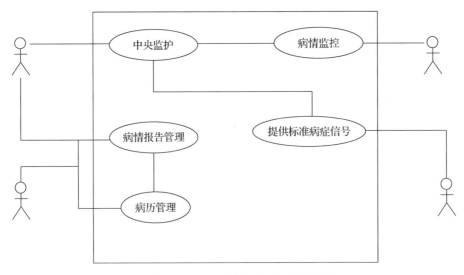

图 2 - 3 - 12　病房监护系统的用例图

(二)医院信息系统需求分析

医院信息系统需求分析是医院信息系统生命周期中工作任务最繁重、最重要的阶段之一,是系统设计和开发的基础。需求分析的目的是明确用户的要求,主要任务是根据医院信息系统规划阶段,对确定的系统总体建设方案和计划进行详细调查,确定待开发系统的运行环境、功能和性能要求,采用结构化分析的方法或面向对象的分析方法描述系统的业务流程、数据流、系统逻辑模型,并将双方共同的理解形成文档——需求规格说明书。

1. 需求分析的内容

需求分析主要包括三个不同层次的内容:业务需求、用户需求和功能需求。

(1)业务需求:反映组织机构或用户对信息系统高层次的目标要求,需要在项目视图与范围文档中予以说明。

(2)用户需求:反映用户希望信息系统必须能完成的任务,需要在使用实例文档或场景描述中予以说明。

(3)功能需求:反映系统必须实现的功能,是软件需求的主体。系统分析人员需要与用户进行充分交流,从信息系统帮助用户完成事务的角度充分核实用户需求。

作为对功能需求的补充,信息系统分析还应包括系统的非功能性需求,主要包括软件必须遵从的标准、规范和合约;系统使用时的性能要求;用户界面的细节性需求;软件设计或实现的约束条件及质量属性。软件设计约束也称作设计限制条件,通常是对一些设计或实现方案的约束说明,例如时间约束和技术约束(技术清单),与现有系统的互联、互通、互操作性,目标部署平台等。为促进和规范医院信息化建设,明确医院信息化建设的基本内容和建设要求,国家卫生健康委员会组织国内专家和技术人员,在《医院信息平台应用功能指引》(2016 年发布)中明确了医院信息化功能,在《医院信息化建设应用技术指引》(2017 年发布)中明确了医院信息化相关的技术,并在此基础上研究制定了《全国医院信息化建设标准与规范(试行)》(2018 年发布)。

2. 需求分析的过程

需求分析阶段的工作可以分为四个方面:问题识别、分析与综合、制订规格说明和评审。

(1)问题识别:问题识别是确定对所开发系统的综合性要求,并提出实现这些需求所需的条件,以及需求应该达到的标准。需求主要包括功能需求(做什么)、性能需求(要达到什么指标)、环境需求(机型、操作系统等)、可靠性需求、安全保密需求、用户界面需求、资源使用需求(系统运行时所需的内存、CPU 等)和软件成本消耗与开发进度需求等。

(2)分析与综合:逐步细化所有的软件功能,找出系统各元素间的联系,接口特性和设计上的限制,分析它们是否满足需求,剔除不合理部分,增加需要部分。最后综合成系统的解决方案,给出要开发系统的详细逻辑模型。

(3)制订规格说明书:描述需求的文档称为软件需求规格说明书,是由开发人员经需求分析后形成的技术文档,一般包括:概述、需求说明、数据描述、运行环境规定和限制等。

(4)评审:对功能的正确性、完整性、清晰性及其他需求的满足程度给予评价。评审通过才可进行下一阶段的工作,否则需重新进行需求分析。

3. 需求分析工作的阶段

通常需求分析工作包括以下两个阶段:

(1)通过详细了解医院的组织结构、组织目标、组织的业务流程及数据流,分析和理解用户与管理业务对系统开发的实际需求,包括对系统功能、性能等方面的需求,对开发周期、开发方式及软硬件配置等方面的意向及打算。通常情况下,先由用户提出初步的要求,然后经由系统分析人员对系统进行详细调查,进一步完善用户对系统的要求,最终以系统需求说明书的形式确定系统需求。

(2)通过运用各种系统开发的理论、方法和技术,确定并表述出系统应具有的逻辑功能,形成系统逻辑方案(包括系统结构、问题处理过程和分析计算模型)。新系统的逻辑方案在逻辑上描述新系统的目标和具有的功能、性能,并以系统分析报告的形式表达出来,作为下一阶段系统设计与开发的依据。

4. 需求分析的难点

需求分析的难点主要体现在以下几个方面：

(1)问题确定难：主要是因为医学领域知识及医院业务的复杂性，难以具体确定；另外，医院用户需求所涉及的因素很多，例如运行环境和系统功能、性能、可靠性和与其他系统的对接等。

(2)需求易变性：软件需求在整个软件生存周期中常会随着时间和业务变化而变更。尤其是一些信息化建设不够成熟和正处在体制改革与重组的变动期和成长期的医院，其需求不成熟、不稳定和不规范，致使需求具有动态性。

(3)交流难以达成共识：需求分析涉及的人、事、物及相关因素多，与用户、业务专家、需求工程师和项目管理员等进行交流时，不同的知识背景、角色和角度等，使得交流不畅，较难达成共识。

(4)难以达到完备与一致：由于不同人员对系统的要求认识不尽相同，所以对问题的表述不够准确，各方面需求可能存在矛盾，难以形成完备和一致的定义。

(5)难以进行深入的分析与完善：随着系统分析、设计和实现，可能在最后需重新修订软件需求。分析人员应认识到需求变化的必然性，并采取措施减少需求变更对软件的影响。对必要的变更需求要经过认真评审、跟踪和比较分析后才能实施。

5. 需求分析的原则

在实际需求分析工作中，每一种需求分析方法都有各自的思路和表示方法，以下原则基本适用于大多数需求分析：

(1)侧重理解和表达问题的数据域和功能域：对于待开发的信息系统，其数据域包括数据流、数据内容和数据结构，功能域则反映它们关系的控制处理信息。

(2)需求问题应分解细化，建立问题层次结构：将复杂问题按具体功能、性能等进行分解并逐步细化，分解可以是同一层次上的横向分解，也可以是多层次上的纵向分解。

(3)建立分析模型：系统逻辑模型包括各种图表，是对研究对象特征的一种重要表达形式。通过逻辑视图可给出目标功能和信息处理间关系，而非实现细节。由系统运行及处理环境确定物理视图，通过它确定处理功能和数据结构的实际表现形式。

(三)需求分析规格说明书

需求分析说明书可参照国家标准(GB/T 9386—2008)《计算机软件测试文档编制规范》进行编写，主要内容包括：

(1)引言：包括编写目的、背景、定义、参考资料等。

（2）任务概述：包括目标、用户的特点、假定与约束等。

（3）需求规定：包括对功能的规定、对性能的规定、输入输出要求、数据管理要求、故障处理要求等。

（4）系统的逻辑模型：包括系统的结构、业务流程、数据流、管理模型等。

（5）系统运行环境规定：包括软件、硬件、外部接口等。

（6）系统开发的费用预算与进度计划：包括预估的系统设计、开发所需时间、费用测算、进度执行可能遇到的困难等。

二、医院信息系统设计

完成系统的需求分析后，已经明确了"系统要做什么"，接下来就要进入系统设计阶段，解决"如何做"的问题。系统设计的主要任务是根据分析阶段建立的系统逻辑模型，设计系统的物理模型，即实现方法和技术方案。总体上，系统设计可以分为总体设计和详细设计两个阶段。总体设计的任务是对系统的总体结构和基本框架进行设计，确定系统的组成或模块及它们之间的关系。详细设计的任务是对系统的所有内容进行足够详细的过程描述，内容包括数据存储设计、代码设计、界面设计和过程设计等。最后，将设计内容形成系统设计报告并进行评审，这既是设计阶段的输出产物，也是后续系统开发和实施的依据。

（一）总体设计

1．系统功能结构设计

按照结构化系统设计的基本思想，根据业务流程图、数据流图和数据字典，使用合适的图表工具，自顶向下地将整个系统划分为若干个规模适度、功能明确、相对独立的子系统。子系统划分的方法主要有功能分解、顺序分解和数据分解等，划分的准则包括独立性、可重用性、无依赖性和低冗余性等。进一步再对各个子系统进行模块划分，确定模块的功能、模块间的接口和调用关系。系统功能结构设计的产物是系统结构图。

2．系统平台设计

信息系统平台是指系统运行的软件、硬件和网络环境。系统软件主要包括操作系统、数据库管理系统、程序设计语言、开发环境及其他所需的软件。系统硬件主要包括系统运行的服务器、数据存储系统和安全设施等，硬件的选择要综合考虑性能、价格、技术支持和可扩展性等因素。网络环境包括网络的拓扑结构、硬件设备、网络性能和管理系统等。

3．系统体系结构设计

系统的体系结构主要有客户端－服务器（Client/Server，C/S）架构、浏览器－服务器(Browser/Server,B/S)架构和多层分布式架构。

（1）客户端-服务器架构：客户端安装专用的客户端软件，处理用户的前端界面和交互操作；服务器端安装数据库系统，处理后台业务逻辑和用户请求数据。客户端和服务器分别完成不同任务，从而提高客户端和服务器之间的通讯速度和通讯效率。

但是该架构存在以下缺点：一是每台运行应用程序的客户端都必须安装数据库驱动程序，增加了系统安装与维护的工作量；二是数据库服务器由众多客户应用程序直接访问，导致数据库的完整性与安全性难以维护；三是客户端应用程序庞大，并且随着业务规则的变化，需要随时更新客户端应用程序，增加了维护困难；四是每个客户端应用程序都要直接连接到数据库服务器，使得服务器为每个客户端应用程序建立连接，从而消耗大量服务器资源；五是大量数据通过客户端和服务器直接传送，在业务高峰期容易造成网络流量暴增，网络出现阻塞等现象。

（2）浏览器-服务器架构：随着 Internet 技术的兴起，特别是 Web 技术的不断成熟，B/S 架构在信息管理系统中得到了广泛应用。这种架构可以理解为 C/S 架构的一种变化或者改进架构，客户端软件简化为 Web 浏览器，主要事务逻辑在服务器端实现。服务器端一般由 Web 服务器和数据库服务器组成，这两种服务器可以由一台物理服务器同时承担。

用户通过浏览器与信息系统进行交互，浏览器网页将用户输入信息经过网络传输至 Web 应用服务器。Web 服务器对用户请求进行处理并将结果返回至客户端浏览器。如果用户请求需要进行数据的读写，则 Web 服务器将启动与数据库服务器的交互。这样 B/S 架构就形成了客户端浏览器—Web 服务—数据库的三层结构，这种结构更为灵活，大大简化了客户端负荷，减轻了系统维护与升级的成本和工作量。而且由于三层结构的相对隔离，更容易实现系统的安全保护。

（3）多层分布式架构：客户端-服务器架构是典型的两层模型，为提高数据的安全性与系统的可扩充性，可在两层模型的基础上考虑采用三层或多层设计模型，将数据库访问分布在一个或多个中间层，这种体系结构称为多层分布式系统。

典型的多层分布式架构可划分为三个层次，分别为客户端、应用服务层和数据服务层。客户端实现用户界面的表示逻辑，提供简洁的人机交互界面，完成用户与业务逻辑之间的交互，即实现数据的输入/输出。应用服务层完成业务逻辑，搭建客户与数据库对话的桥梁，又称中间层。中间层可能运行在不同于客户端的其他机器上，通过合理的任务划分与物理部署后，使整个系统的工作负载更趋均衡，从而提高整个系统的运行效率和实现安全隔离。数据服务层提供数据的存储服务，一般就是数据库系统。客户端与数据库服务器之间的连接被中间层屏蔽，客户端应用程序只能通过中间层间接地访问数据库服务器。

目前,有两种比较重要的多层分布式系统开发规范,即 CORBA(Common Object Request Broker Architecture,公共对象请求代理体系结构)和 DCOM(Distributed Component Object Model,分布式组件对象模型)。其中,CORBA 是由对象管理组织 (Object Management Group, OMG)制订的一种面向对象应用程序体系规范,以解决分布式处理环境中硬件和软件系统的互联,提供跨平台的能力。DCOM 是由微软提供的一系列概念和程序接口,利用这个接口,客户端程序对象能够请求来自网络中另一台计算机上的服务器程序对象,支持局域网、广域网或 Internet 上两台不同机器上组件间的通信,主要用于 Windows 平台。

(二)详细设计

1. 数据存储设计

信息系统的主要任务是通过对大量数据的处理获得管理所需的信息,因此数据库是信息系统的核心和基础。需求分析阶段生成了数据字典,在数据库设计阶段需要对其加以细化,从技术实现的角度确定各种数据的结构,将独立于数据库实现的数据概念模型(E-R 模型)与具体的数据库管理系统相结合,建立数据库的逻辑结构。对于关系型数据库,详细设计的任务就是将 E-R 图转变为关系数据模型(可以简单理解为二维表),一般遵循如下转换原则:

(1)一个实体转换为一个关系模式。实体的属性就是关系的属性,实体的码就是关系的码。

(2)一个 1∶1 联系可以转换为一个独立的关系模式,也可以与任意一端对应的关系模式合并。

(3)一个 1∶n 联系可以转换为一个独立的关系模式,也可以与 n 端对应的关系模式合并。

(4)一个 m∶n 联系转换为一个关系模式,与该多元联系相连的各实体的码以及联系本身的属性均转换为关系的属性,而关系的码为各实体码的组合。

(5)多个实体间的一个多元联系可以转换为一个关系模式。各实体的码以及联系本身的属性均转换为关系的属性,关系的码为各实体码的组合。

(6)具有相同码的关系模式可以合并。

数据库设计需要满足以下要求:①数据的独立性;②数据的安全性;③具有可扩展性;④充分描述数据间的内在联系。

2. 代码设计

代码是表征客观事物名称、属性、状态的一个或一组有序的符号,例如医院的职工号、药品编号等。通过使用代码可以唯一标识对象,对对象进行分类、排序,提高系统的工作效率和处理精度。代码设计是指将系统中具有某些共同属性或特征的信息归并在一起,并利用便于计算机或者人识别的代码表示这些信息。

常用的代码主要有顺序码、区间码、助记码和缩写码等。顺序码是用一串连续的数字表示编码对象。例如,员工编号从0001开始依次编制。区间码是按编码对象的特点将编码分成若干个区段,每个区段表示对象的一个类别,分配相应的含义进行顺序编号。例如,在挂号系统中,可以将挂号的日期、科室和序号作为区段构建挂号码,例如20211025 001 00001。助记码是用可以帮助记忆的字母和数字表示编码对象。例如,可以在职工号前加上部门的缩写以便记忆和使用。缩写码是将人们习惯使用的缩写直接用于编码。例如,SJWK表示神经外科、GK表示骨科等。

代码设计应遵循合理性、唯一性、系统性、规范性、适用性、可扩充性和简单性等原则。

3. 界面设计

界面(User Interface,UI)是用户与信息系统进行数据输入/输出等交互操作的媒介。用户使用评价是一个信息系统是否取得成功的重要依据之一,而界面是用户使用体验的主要载体,因此系统的用户界面设计至关重要。界面设计的目标是基于用户特性、工作需求等分析的基础上,设计美观、易用、便捷、直观的用户界面。

(1)界面设计的主要任务

①用户分析:主要是对用户特性进行分析,主要包括年龄、文化程度、计算机使用熟练程度和业务理解程度等。对用户特性的分析有助于提升系统使用的便捷性,减少操作错误的发生,增加用户满意度。

②结构设计:基于用户特性和工作需求,制定系统界面的整体架构,对系统功能进行模块化分解,设置合理的菜单、工具栏等结构布局,确定系统的输入/输出内容和要求等。

③交互设计:对输入方式、输出形式、帮助信息、错误提醒、控制方式、功能导航、信息展示的层次和位置等进行详细设计,降低系统使用的复杂性。

④视觉设计:对界面颜色、动画、图形图像等美学元素进行详细设计。

(2)用户界面设计的三大原则

①置界面于用户的控制之下:用户可以控制软件的交互流程和功能的执行流程,如果确实无法提供控制,则用便于用户理解的方式对用户进行提示。

②减少用户的记忆负担:通过合理的操作提示、图形标识、语义清晰的文字和联机帮助等措施,简化用户操作,让系统易学、易用,以减轻用户的记忆负担,提升用户界面

的友好性。

③保持界面的一致性：界面的语言、外观、布局和交互方式等元素要尽量保持一致，让用户对于如何操作有深入理解，从而提升效率。

(三)系统设计报告

系统设计阶段的输出产物是系统设计规格说明书，即系统设计报告，分为总体设计报告和详细设计报告。主要内容包括系统的平台设计方案、体系结构、功能设计、模块结构、数据库设计、网络设计、安全设计、代码设计、人机界面设计等技术文档。

三、医院信息系统开发模型

医院信息系统的开发是一个复杂的系统工程，而且在整个开发生命周期的各个阶段还会发生变化，因此需要选择合理的开发模型，保障整个开发过程顺利进行。

(一)瀑布模型

1970 年温斯顿·罗伊斯(Winston Royce)提出了瀑布模型(Waterfall Model)。它是一种线性开发模型，将信息系统开发过程划分为系统规划、分析、设计、程序编写、软件测试和运行维护等若干个阶段，每个阶段清晰定义所做的工作，并且规定了它们相互衔接的固定次序，上一个阶段的结束是下一个阶段的开始，如同瀑布流水，逐级下落，如图 2-3-13 所示。

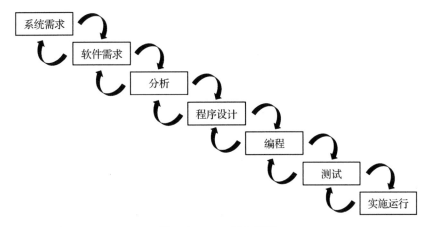

图 2-3-13　瀑布模型

在瀑布模型中，软件开发的各项活动严格按照线性方式进行，当前活动接受上一项活动的工作结果，实施完成所需的工作内容。当前活动的工作结果需要进行验证，如验证通过，则该结果作为下一项活动的输入，继续进行下一项活动，否则返回修改。

瀑布模型具有简单易用、顺序严格、质量可控的优点，清晰的阶段划分可以降低复

杂系统的开发难度,每个阶段都要求编写规范的文档并进行评审,确保错误早发现早修正。但是瀑布模型也存在一些缺点:

(1)不灵活:严格的阶段划分要求在每个阶段都需要作出明确的定义和验证,这使得在系统开发过程中的需求变更代价高昂,难以实现。

(2)用户参与度低:用户对于系统的开发只参与了起始阶段的需求分析和最终阶段的运行和维护,用户只有等到整个开发过程的末期才能见到信息系统,增加了开发的风险。

所以,瀑布模型一般适用于需求明确且无较大需求变更的信息系统开发。

(二)快速原型模型

原型是指一个小规模、有代表性、可工作的信息系统。快速原型模型(Rapid Prototype Model)的开发过程:首先,根据用户提出的基本需求,快速建造一个原型系统,实现用户与系统的交互;然后,用户对原型系统进行评价,进一步细化待开发软件的需求;其次,通过与用户的不断交流和评价逐步调整和完善原型,最后,开发出令用户满足的信息系统。图 2-3-14 是快速原型模型的基本过程。

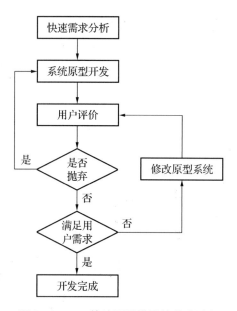

图 2-3-14 快速原型模型的基本过程

快速原型的关键在于尽可能快速地建造出系统原型,一旦确定了用户的真正需求,所建造的原型将被丢弃。因此,原型系统的内部结构并不重要,重要的是必须迅速建立原型,随之迅速修改原型,以反映用户的需求,主要起演示的功能。

快速原型模型避免了用户直到系统全部开发完成才能接触到系统的问题,以更加直观的方式让用户更多地参与系统开发,缩小了用户与开发人员在理解和认识上的隔阂,在减少由于需求不明确带来的开发风险方面效果显著。但是快速原型模型在整个开发阶段需要反复经历"开发—评价—修改"的过程,缺乏规范化的文档,项目管控较难。

(三)螺旋模型

1988 年巴利·玻姆(Barry Boehm)将瀑布模型和原型模型相结合,提出了软件系统开发的螺旋模型,如图 2-3-15 所示。

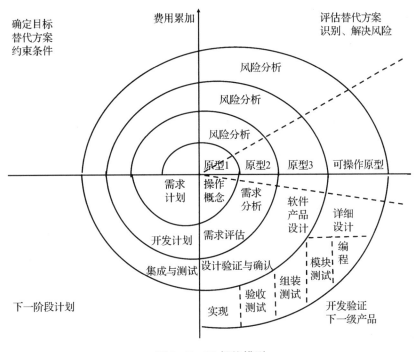

图 2-3-15 螺旋模型

螺旋模型是一种迭代式开发过程,螺旋线的一个环路表示信息系统开发过程的一个阶段,沿着螺旋线每转一圈,表示完成一个开发周期,产生一个更完善的新版本,主要包括以下活动:

(1)制定计划:确定系统的目标、实施方案及开发的约束条件。

(2)风险分析:根据系统目标与约束条件分析评估所选方案,识别可能的风险,对风险进行评估并消除风险。

(3)开发验证:进行系统开发、测试和评估。

(4)客户评估:评价开发工作,提出修正建议,制定下一步计划。

螺旋模型在开发全过程采用风险分析和控制,在采取了风险消除措施后才开始下一阶段的开发工作,降低了系统开发中存在的技术、管理和成本风险,同时具有原型模型的灵活性。但是螺旋模型要求开发人员具有丰富的风险识别、分析和处理的能力和经验,而且会增加项目成本。因此,螺旋模型主要适用于大规模、复杂和高风险的信息系统开发项目。

(四)敏捷开发

敏捷开发(Agile development)是 2001 年由吉姆·海史密斯等人提出的一种以人为核心、迭代、循序渐进、测试驱动的信息系统开发方法,以适应系统开发的灵活性和需求变化特点。在敏捷开发中,将一个大项目分为多个相互关联,但也可独立运行的小项目,并分别完成,在此过程中软件一直处于可使用状态。敏捷开发并不追求前期设计和编码的完美,而是力求在很短的周期内开发出产品的核心功能,尽早发布出可用的版本。然后在后续的生产周期内,按照新需求不断迭代升级,完善产品。

敏捷开发的核心思想:

(1)开发团队与业务专家之间紧密协作,面对面的沟通比书面文档更有效。

(2)将精力集中在可执行的程序上,可以运行的产品胜于编制综合性文档,强调原型、模型、样品展示等重要性。

(3)将需求、开发、测试等人员整合成一个团队。

(4)特别强调开发的速度,频繁交付新的软件版本,缩短开发周期。

随着系统规模的增长,敏捷开发中的交流成本会快速上升,因此敏捷软件开发更适合中小规模的开发团队。

四、系统部署与维护

在信息系统完成开发并进行内部测试后需要部署到医院环境下进行试运行和进一步的用户测试,之后需要根据运行情况和用户需求对系统进行维护,保证系统的安全运行,延长系统的服务周期。

(一)系统部署

系统部署是指将系统包括配置文件、用户手册、帮助文档等进行收集、打包、安装、配置、发布的过程。随着系统自身复杂度的增加和医院信息化的发展,信息系统部署面临的风险也逐渐加大,因此系统部署工作越来越重要。

系统部署的过程一般包括如下步骤:

(1)构建系统运行环境(包括网络、硬件、相关软件的安装和配置)。

(2)对用户数据进行备份,做好可以恢复的准备。

(3)制定测试计划,包括安装测试、功能测试、性能测试和负载测试等。

(4)进行用户培训。

(5)完成所有的部署,系统试运行。

系统部署过程中需要注意的问题包括系统运行的变更管理、外部构件与系统之间的依存和协调、用户数据的保护、异构平台的管理、部署过程的可变更性、与互联网和医院内部网络的集成、系统的安全性等。

(二)系统测试

系统测试是使用人工或自动的手段运行或测定某个信息系统的过程。医院信息系统在正式投入运行前必须进行详尽、彻底的测试,以检验该系统是否满足需求规格说明书的要求,弄清预期结果与实际结果之间的差别,发现系统分析和设计中的错误,检验系统的安全性。其他还包括系统的性能测试和系统在超负荷量情况下(如大量用户同时使用、大数据量读写等)是否能正常工作的压力测试,在异常情况下能否正常运行的健壮性测试等。

系统测试的方法和技术有很多种,从是否需要执行被测试系统角度,可以分为静态测试和动态测试;从测试是否针对系统内部结构和实现算法角度,可以分为白盒测试、黑盒测试和灰盒测试;从测试过程是否由人工参与角度,分为人工测试和自动测试;从开发过程划分角度,分为单元测试、集成测试、系统测试和交付测试等。

系统测试是个系统工程,必须制定严格的测试计划,精心准备测试数据和测试用例,尽可能覆盖所有的功能、流程和可能的输入/输出。最后遵照《计算机软件测试文档编制规范》(GB/T 9386—2008)提交详细的测试报告,主要内容包括测试范围、计划、环境、用例、日志和总结等。

(三)系统维护

在系统上线运行后,就进入了系统的维护阶段,主要工作包括编写系统维护手册、确保系统正常运行、用户使用支持、数据维护、系统恢复、系统局部调整和完善、维护日志记录和组织管理等。

参考文献

[1] Farzandipour M, Meidani Z, Nabovati E, et al. Technical requirements framework of hospital information systems: design and evaluation[J]. BMC medical informatics and decision making, 2020, 20(1): 1-10.

[2] Zhou B, Wu Q, Zhao X, et al. Construction of 5G all-wireless network and information system for cabin hospitals[J]. Journal of the American Medical Informatics Association, 2020, 27(6): 934-938.

[3] Handayani P W, Hidayanto A N, Budi I. User acceptance factors of hospital information systems and related technologies: Systematic review[J]. Informatics for Health and Social Care, 2018, 43(4): 401-426.

［4］Carvalho J V，Rocha?，Abreu A. Maturity assessment methodology for HISMM-hospital information system maturity model［J］. Journal of medical systems，2019，43(2)：1－11.

［5］Berdik D，Otoum S，Schmidt N，et al. A survey on blockchain for information systems management and security［J］. Information Processing & Management，2021，58(1)：102397.

［6］Zhang Z，Zheng X，An K，et al. Current Status of the Health Information Technology Industry in China from the China Hospital Information Network Conference：Cross-sectional Study of Participating Companies［J］. JMIR Medical Informatics，2022，10(1)：e33600.

［7］Yang H，Guo X，Peng Z，et al. The antecedents of effective use of hospital information systems in the chinese context：A mixed-method approach［J］. Information Processing & Management，2021，58(2)：102461.

［8］Melnick E R，Ong S Y，Fong A，et al. Characterizing physician EHR use with vendor derived data：a feasibility study and cross-sectional analysis［J］. Journal of the American Medical Informatics Association，2021，28(7)：1383－1392.

［9］Carvalho J V，Rocha ?，van de Wetering R，et al. A Maturity model for hospital information systems［J］. Journal of Business Research，2019，94：388－399.

［10］Davies A，Mueller J，Moulton G. Core competencies for clinical informaticians：a systematic review［J］. International Journal of Medical Informatics，2020，141：104237.

［11］Braunstein. Health Informatics on FHIR：How HL7's New API is Transforming Healthcare［M］. Springer International Publishing，2018

［12］赵小柯，李静，赵宇卓，等. 具有隐私保护机制的灾难医学救援监测系统设计与实现探索［J］. 中华危重病急救医学，2019，31(2)：3.

［13］李岳峰，胡建平，张晓祥，任宇飞，庹兵兵. 中文医学术语标准开发管理体系框架研究［J］. 中国卫生信息管理杂志，2022，19(01)：69－73.

［14］董方杰，李岳峰，胡建平. 卫生健康数据类信息标准内容管理与辅助开发系统设计［J］. 中国卫生信息管理杂志，2020，17(04)：443－447.

［15］杜元太，侯爽，许扬. 智慧医院信息系统技术架构设计与实践［J］. 中国卫生信息管理杂志，2020，17(06)：697－701＋720.

［16］李桂祥，王亮，李宗芳，姬娜. 多院区医院信息系统建设模式研究［J］. 中国医疗设备，2020，35(02)：106－110＋129.

［17］计虹，沈韬，金昌晓. 医院信息系统多元化集成发展的探讨［J］. 中国医院管理，2013，33(06)：36－38.

［18］谭健，孙保峰，李郁鸿，等. 智慧病房在医院信息化建设中的应用实践研究［J］. 中国卫生事业管理，2021，38(10)：4.

［19］郑玲，肖淳健，陈菲，等. 基于区块链和物联网技术的新冠病毒感染密切接触者隔离智能监控系统的设计［J］. 中华医院感染学杂志，2020，30(8)：6.

［20］冒山林，徐文鹏，葛梓，等. 急诊互联互通一体化信息平台的设计与实现［J］. 中华危重病急救医学，2019，31(7)：6.

［21］中国标准出版社.中医病证分类与代码［M］.北京：中国标准出版社,2020.

［22］王韬主编.沈崇德,尚邦治,郎义青,梁悦副主编.医院信息化建设.北京：电子工业出版社,2017.04.

［23］沈剑峰.现代医院信息化建设策略与实践［M］.北京：人民卫生出版社,2019.

思 考 题

1.医院信息系统的总体构架及其建设目标是什么？

2.医院信息系统管理要素有哪些？每个管理要素主要建设内容是什么？

3.医院信息系统需求分析的原则与难点有哪些？

4.医院信息系统设计分几个阶段？每个阶段主要设计要求是什么？

5.采用面向对象分析方法进行系统分析时,如何发现系统中设置的类,怎样组织这些类之间的关系？

6.常见的信息系统开发模型有哪些？它们各自具有怎样的优缺点？

第三章　临床诊疗系统

临床诊疗系统是指支撑临床医务人员开展各项诊疗工作、形成相关诊疗记录的信息系统。目前已发展为以电子病历为核心的全面覆盖各项临床诊疗业务的信息系统，包括门（急）诊诊疗、住院诊疗、重症监护及专科治疗等信息系统。临床诊疗业务从门（急）诊医生、住院医生接诊开始，包括病历信息采集与录入、疾病诊断、诊疗方案制定、医嘱下达等内容，其他医疗业务均以医生下达的诊疗方案和医嘱为驱动展开。整个医疗活动是门（急）诊医生、住院医生与医技、护理、药房、手术等科室或部门之间的协同作业过程，此过程以电子病历为核心，通过标准化、结构化医疗数据，达到临床信息的规范性和完整性。《电子病历系统应用水平分级评价标准（试行）》《医院信息互联互通标准化成熟度（2020 版）》等标准，对智慧医疗中的电子病历安全控制、可靠电子签名、病历质控闭环管理、电子病历跨机构共享、临床辅助决策支持、互联网＋医疗等方面提出了更高的要求。本章将围绕智慧医疗建设中的核心系统展开具体介绍。

第一节　门（急）诊诊疗管理

门（急）诊诊疗工作是医院业务的重要组成。门急诊是医院服务的重点窗口，整个临床诊疗业务都是从患者挂号后门（急）诊医生接诊开始的，包括疾病诊断、医嘱下达、诊疗方案制定等内容，其他医疗业务均以此为驱动而展开。

门（急）诊系统经历了由单机到网络、由局部业务到整体业务、由以收费为核心到以患者为核心的发展变化。本节主要介绍门（急）诊管理平台中的门（急）诊挂号管理、门（急）诊医师工作站和急救管理。

一、业务功能

虽然各医院的管理模式有所区别,但各医院门(急)诊业务流程大致相似,见图 3-1-1。为更好地管理门(急)诊患者的资料,患者在就诊的第一步即进行身份登记,可以采用发放就诊卡或虚拟卡的方式,将卡号作为患者在医院的唯一标识。身份登记后进行挂号,等候医生诊治。医生诊疗主要包括询问患者病情、体检、诊断、开具门诊医嘱等环节,患者根据医嘱完成缴费、检查、检验、治疗和手术等诊疗过程。

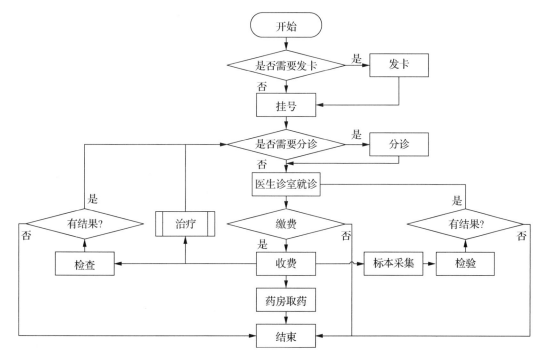

图 3-1-1 门诊就诊业务流程图

1. 门(急)诊预约挂号管理

门(急)诊挂号是医院信息管理的第一步,挂号员将就诊患者的基本信息录入系统,以便后续各项管理工作的展开与操作。目前,患者也可以通过线上挂号、自助机挂号等方式进行身份识别后挂号。门(急)诊挂号管理是直接为门(急)诊患者服务的,其主要目标是建立患者标识码,减少患者排队时间,提高挂号工作效率和服务质量。

2. 门(急)诊医师工作站

门(急)诊医嘱是门(急)诊医生根据门(急)诊患者的病情和治疗需要,对患者在用药、检查、检验、治疗等方面下达的方案和指令,是收费执行、检查检验、配发药、治疗等业务的依据。门(急)诊医嘱有严格的规范和管理要求,作为门(急)诊患者诊疗凭证的医疗文书,具有法律效力。

　　门(急)诊病历是医务人员在门(急)诊医疗活动过程中形成的文字、符号、影像等资料的总和,是病历的重要组成部分。门(急)诊医嘱管理信息化是医院信息化建设的基础内容。门(急)诊病历书写有严格的规范和要求,通过门(急)诊电子病历系统的建设,规范门(急)诊病历书写,实现医务管理部门的有效管理。通过病历数据的结构化,促进门诊大数据的归档和使用,同时能进一步促进智能语音录入、电子签名等信息化手段的推广应用。

　　3. 急救管理

　　院前急救是指由急救中心(站)和承担院前医疗急救任务的网络医院按照统一指挥调度,在将患者送达医疗机构救治前,在医疗机构外开展的以现场抢救、转运途中紧急救治以及监护为主的医疗活动。院前急救信息化管理实现院前急救精准的信息获取、与院内业务的高效对接,为院前救治现场和转运途中提供信息技术支持。

　　急诊预检分诊是指在急诊救治前根据患者主诉、症状和体征等,对急诊患者病情的急危重程度进行科学评估,给出就诊建议,以此决定患者就诊的先后顺序,实现快速分级分流。急诊预检分诊是急诊医学活动的首要环节,是医院高效抢救急危重症患者的关键。急诊预检分诊实施信息化管理,可以实现快速、高效预检分诊,减少护士的工作量,提高预检分诊准确度。

　　医院急诊救治对于病情较重或者危重的患者需要实施留观和抢救,急诊留观和抢救室护士执行留观或抢救医嘱,通过监护仪等医疗设备对患者实施监护,实时采集患者体征信息、观察患者病情变化,做好护理记录和病情评估,及时通知医师做相关处置。急诊留观与抢救室信息化管理是结合急诊留观与抢救的业务特点建设的专科化信息系统。

二、系统设计与实现

(一)门(急)诊预约挂号管理

1. 系统架构

　　门(急)诊预约挂号管理是直接为门(急)诊患者服务的,其主要目的是减少患者排队时间,提高挂号和收费工作效率和服务质量,减轻操作人员的工作强度,优化执行财务监督制度的流程。

　　门(急)诊预约挂号管理平台设计主要分为四个部分:门诊预约系统、用户端、支付系统、电讯商。服务器端负责挂号信息的整合、分析、存储等功能。用户端通过网络、电话、手机等方式实现预约功能,见图3-1-2。系统与支付系统、电讯商之间租用运营商数据线路,通过防火墙、网闸等安全设备实现完整业务衔接。

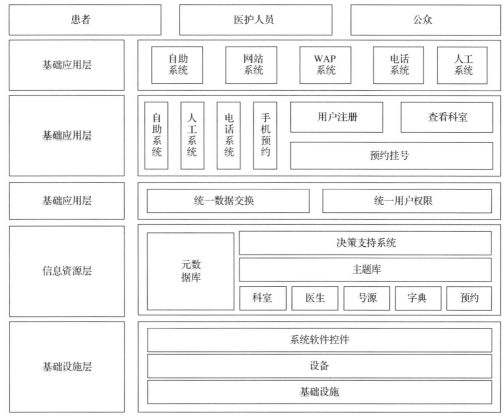

图 3 - 1 - 2　门(急)诊挂号系统的系统结构图

2. 建设要点

(1)分时段预约建立:分时段预约、按时就诊机制,不仅规范了医生的出诊安排,还可以有效控制患者的赴诊时间和数量,使出诊和就诊相对可控,从而缓解院方的接诊压力,减少患者的等候时间,有效解决就诊人流密集的问题。

(2)多渠道预约服务:通过建立全号源的预约系统,实现网站、电话、现场自助、手机(支付宝、微信)服务窗等多种方式预约功能,适合各层次、各年龄段人群使用,同时极大地方便了异地就医患者,减少了院内排队挂号的人次,提高了患者满意度。

(二)门(急)诊医师工作站

门(急)诊医师工作站是协助医生完成日常医疗工作的计算机应用程序,其主要任务是处理门急诊就诊记录、诊断、处方、检查、检验、治疗和手术等信息,与临床辅助决策、抗菌药物管理、合理用药、药师审方、医保管理、电子签名等信息系统关系紧密。门(急)诊医师工作站与门(急)诊药房管理、收费结算管理、门(急)诊注射管理、检验、检查、门诊手术、治疗等信息系统无缝对接,确保高效的业务协同。门(急)诊医师工作站纳入全院统一的数据资源管理体系。

1. 系统架构

门(急)诊医嘱管理系统总体架构(如图3-1-3所示)以门(急)诊诊疗业务为中心,遵循门(急)诊诊疗、电子病历相关信息标准和安全标准,在做好基础设置和安全控制管理的前提下,提供门(急)诊医嘱业务应用。门(急)诊医嘱管理在业务逻辑上与门(急)诊电子病历在同一架构内,以满足门(急)诊医生诊疗业务一体化应用的需要。

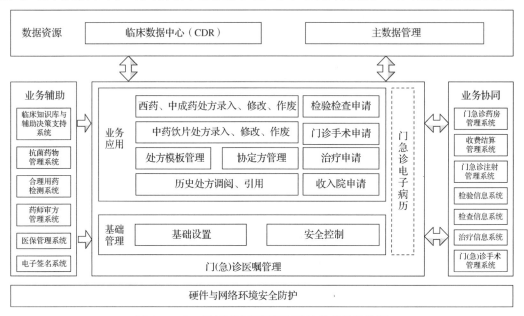

图3-1-3　门(急)诊医嘱管理系统的系统架构图

门(急)诊电子病历整体架构由病历编辑器、病历模板管理和作业模块组成,作业模块包括病历书写、病历流程和病历质控管理,门(急)诊病历与临床数据中心对接实现数据统一管理,并通过临床数据中心或接口共享其他临床信息系统的数据,见图3-1-4。

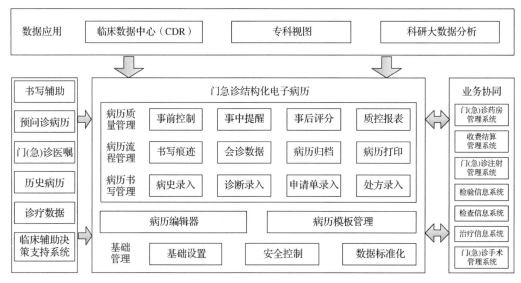

图3-1-4　门(急)诊病历文书系统的系统架构图

2. 建设要点

（1）医嘱推荐与审查：门（急）诊诊疗具有很强的时效性，门急诊医生需要在很短时间内给出既符合医务管理规范和指南要求，又考虑个体差异的治疗方案，这就需要借助合理用药监测、智能审方、临床辅助决策支持等系统与门（急）诊医嘱管理系统对接，实现对门（急）诊医嘱开具过程的智能推荐和合理性审查，提高医嘱开具的精准度。

为了提高医嘱开具的精准度，合理用药监测、智能审方、临床辅助决策支持等系统要融合大数据技术，在药品知识库的基础上，能支持建立动态规则，并结合检验检查结果、过敏史、诊断信息、疾病信息等临床信息提供医嘱推荐和审查服务。医嘱推荐与审查的最佳机制是与门（急）诊医嘱管理系统一体化设计或者通过中台架构来实现后端的融合。

（2）处方权限和流程管理：门（急）诊处方要有严格的权限管理制度，门（急）诊医嘱管理要按照处方管理、抗菌药物管理、麻醉类药品管理、精神类药品管理和医用毒性药品管理的有关规定执行处方权限和流程管理，形成门（急）诊医嘱的闭环管理机制，在规范门（急）诊医嘱管理的同时，确保门（急）诊诊疗的质量和安全。

门（急）诊处方的开具执行严格的权限管理，对于未取得处方权的实习医生等人员确实需要参与开展处方录入工作的，系统应具有主管医生审核签名机制。

抗菌药物、麻醉类药品、精神类药品和医用毒性药品等药品在开具处方权限的基础上，应有完善的信息化支撑使用审批流程。为了提高审批各环节的高效协同，可借助手机等移动终端突破时间、空间限制，实现基于互联网开展处方审批工作。

（3）电子病历的结构化设计：电子病历结构化的主要目的是满足医疗卫生机构之间临床诊疗信息的互联互通、数据共享以及实现以健康档案和电子病历为基础的区域卫生服务协同。

电子病历结构化元素的设计标准必须严格执行国家卫生健康委（原卫生部）颁布的《电子病历基本架构与数据标准》及 WS/T 303－2009 卫生信息数据元标准化规则、WS/T 305－2009 卫生信息数据集元数据规范、WS/T 306－2009 卫生信息数据集分类与编码规则，以及健康档案基本数据集编制规范等相关标准制定临床数据元素集。每一个结构化的数据元素都要含义准确，不能有歧义，不能与病例中其他内容发生混淆。数据元素的颗粒度与结构化程度，必须满足后期数据统计查询分析的基础要求。

结构化模版是电子病历结构化的基础，它具有高可复用性，同时根据不同专科的业务特点设计不同专科模板。模板可涉及不同病种、不同专业，模板的制定上必须满足统一性及差异化的要求，必须在遵循全院统一模板的基础上强调专科的差异性。

（4）多元化的电子病历录入方式：由于医院门（急）诊存在就诊人数多、就诊时间短的特点,医生要在短时间内完成高质量的门(急)诊病历录入,必须有一系列快捷高效的病历录入方式。

①结构化元素值域选择式快速录入:利用结构化文书的标准化设置以及数据元之间的数据跳转配置,实现只通过键盘操作达到文书快速录入的目的。

②语音识别技术:让计算机能够"听懂"人类语音的技术,它采用国际领先的流式端到端语音语言一体化建模算法,将语音快速准确识别为文字。

③智能联想输入:病历的智能联想输入是对专科专病进行深度学习、语义理解分析后的产物,它融合海量的病历业务数据、结合机器学习技术,以及相关的标准数据元、医学术语库等内容对输入引擎进行训练,根据一定的算法权重计算实现高频词汇、段落模板联想输出。

④数据的引用:充分利用预检、医嘱、检验、检查、治疗等信息系统产生的医疗数据,结合患者主索引技术实现患者诊疗信息共享,减少重复劳动。

⑤支持医学特殊表达式应用。

(三)急救管理

急救管理主要分院前急救管理、急诊预检分诊管理和急诊留观与抢救管理。院前急救是指由急救中心(站)和承担院前医疗急救任务的网络医院(以下简称"急救网络医院")按照统一指挥调度,在患者送达医疗机构救治前,在医疗机构外开展的以现场抢救、转运途中紧急救治以及监护为主的医疗活动。急诊预检分诊是指在急诊救治前根据患者主诉、症状和体征等条件,对急诊患者病情的急危重程度进行科学评估,给出建议就诊科室、病情危重分级,以此决定患者就诊的先后顺序,实现快速分级分流。急诊预检分诊是急救医疗的首要环节,是医院高效抢救急危重症患者的关键。医院急诊救治对于病情较重或者危重的患者需要实施留观和抢救。

1. 系统架构

急救管理平台由院前急救、急诊预检分诊和急救留观与抢救室管理三部分组成(如图3-1-5所示)。

院前急救基于无线网络,由数据对接与共享、流程衔接与协同、病历创建与维护、管理与质控等部分组成,与院内和"120"平台互联互通,支持医护人员随时随地开展院前急救工作。

急诊预检分诊总体上由预检、分诊两个业务单元组成。预检业务通过读取就诊卡信息,快速识别患者身份,区分急危重患者,针对危重患者直接进抢救室,其余患者则通过分诊叫号实现有效分流,使得就诊井然有序。通过一体化部署模式,在急诊区域均可对患者进行分诊或者信息补录,实现急诊各区域之间信息的无缝衔接。

急救留观与抢救室管理总体上由医生工作站、护士工作站和科室管理三部分组成,医生工作站与护士工作站之间业务高度协同,形成一个整体,并与医院其他临床信息系统对接和共享数据。

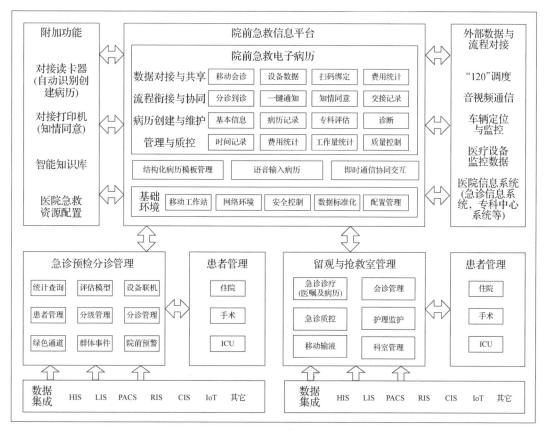

图 3-1-5　急救管理平台的系统架构图

2. 建设要点

(1)院前急救精准的信息获取、院内高效的业务对接

①信息交互与音视频联通:灾难事件中需要快速做出需求评估,患者生命体征监测与传输是实现快速评估必不可少的手段。将现场转运车辆图像及患者监护数据自动采集并实时共享给医院急诊科,实现救护车与急救医疗单位之间信息交互,通过医疗监护信息对患者实施全程监护,可以最大限度争取患者抢救时间,提高救护车调度、院前急救的准确性和及时性。

②救护车定位及路径规划:提供救护车地理定位,自动标注接车位置,自动进行路径规划,并遵守最快、最短的原则进行路径推荐。

③院前急救知识帮助:提供院前急救知识库和辅助决策支持,可为急救人员在紧急

情况下提供帮助。

（2）预检分诊病情评估模型的建立

分诊判断的结果直接作用于治疗行为,通过病情分级知识库和病情分级模型,可对急诊患者进行病情分级并实现预警服务,为患者下一步救治流程所需的用药准备、诊室准备、手术准备提供技术支持。分级的准确与否与病情评估模型具有紧密的关系,在信息化实践中,应着重考虑建立一套科学的、合理的病情评估模型。

（3）结合急诊留观与抢救的业务特点

①诊疗业务全覆盖:系统需要全面覆盖急诊留观与抢救室所有医生、护士业务操作,包括护理监护、急诊诊疗(医嘱及病历)、会诊管理、急诊质控、科室管理、移动输液等核心诊疗护理业务,以信息技术手段支持其智能化、便捷化的开展临床业务工作,满足急诊留观与抢救室不同专科不同诊疗模式的功能需求。

②数据互联互通:数据的互联互通是诊疗业务便捷开展的前提。在软件层面,急诊急救医学管理软件系统应能借助标准数据接口建设实现与医院信息系统、实验室信息系统、放射信息管理系统的对接,实现患者基本信息、病历信息、费用信息、医嘱信息、检验报告、检查报告、检查影像等数据在急诊科室的互通共享,减少信息重复录入工作。同时,通过与急诊科抢救留观病区的监护设备进行联机对接,实现患者监护数据的自动采集和运算,保障数据获取的及时性和便捷性。

③支撑科室管理:系统还需对科室的运营管理起到辅助与支撑作用,包括监护设备管理、科室交接班管理、急诊科室运营监控大屏管理等。同时,对存储的各类诊疗、运营数据进行实时的分析,自动生成报表和图表,满足急诊专科质控要求的同时,为科学决策提供全面、精准、直观的数据支撑。

三、常见问题与对策

1. 医保管控背景下门(急)诊医嘱管理系统升级压力大

随着国家医疗保险制度改革的深入,各地区的医疗保险制度都处在不断发展和完善的过程中,而门(急)诊医保政策的变化,往往带来医院的医保、医务、药学、门诊等不同部门的管理需求,门(急)诊医嘱管理系统也常常需要针对这些政策性的管理需求进行相应的升级,这给系统运行的稳定和管理都带来压力和挑战,因此,系统要具备灵活配置能力。

2. 门诊自助服务无法完全普及

门诊患者来自社会各个层面,其文化水平、对新事物的使用和接受能力都不相同,特别是中老年患者,习惯了传统的就诊模式,对门诊自助服务的接受比较困难。因此,医院应加大对新型就诊模式的宣传,利用电子横幅、宣传屏等方式提醒、引导患者使用信息设备;同时,自助机应尽量使设备界面更友好、操作更便捷,让患者能从直观的画面提示中完成自助操作;在推广阶段,确保志愿者的数量,让患者在有疑问时能第一时间能得到帮助并顺利完成自助服务。医院门诊就诊系统要不断进行升级换代,让操作更加便捷,让患者通过一部手机或者自助机就可以完成预约、挂号、建卡、就诊、缴费、查询等。

3. 门(急)诊病历模板的维护困难

病历模板的制作及应用是提高门(急)诊病历录入效率的一种常用方法,而病历模板的专科专病化也是必然的趋势。在项目的实施过程中发现,一个科室的病历模板往往是这个专科的某位医生负责编写,但在模板应用中,该科室其他医生对科室统一模板常提出各种修改意见,对信息管理部门病历模板的维护造成一定的压力。

4. CA USB-KEY 身份认证对门(急)诊医生造成困扰

门(急)诊病历实现无纸化后,CA 电子签名成为保证门(急)诊电子病历法律效力的重要方式。CA 中心是颁发数字证书的机构,在门(急)诊电子病历实施过程中,医生要向 CA 中心申请办理个人的数字证书,数字证书通常存储在一枚 USB-KEY 中,医生登录系统时插入 USB-KEY 进行身份认证。这种方式在实际应用中存在一些问题,例如:① USB-KEY 是一个形似 U 盘的硬件,容易忘记携带;② USB-KEY 的故障率相对较高,补办也需按相关流程花费一定时间;③个人数字证书的使用存在过期问题,一旦到期则需要续期。由于门(急)诊医生人数多,在 USB-KEY 有效期的维护上给医院信息管理部门造成较大压力。以上这三个问题都影响了门(急)诊医生的正常出诊。为此,目前推出了手机端二维码认证以及语音等生物识别的身份认证方式。

5. 急诊患者的病情分级和科室分配不准确

急诊预检分诊系统的关键是病情分级知识库和分级模型,分级结果直接影响了急救工作的安排。如何提高病情分级的精准性,是急诊预检分诊信息系统运行中需要重点关注的问题。同时,因为急诊患者来院时很多人对自身病情的描述不清楚,有时会出现分诊不准确、需要重新分诊的情况。由于该患者已被分诊叫号,如果系统重新分诊选择就诊科室,会出现患者信息无法进入新科室候诊队列的现象。因此,在系统实施期间,病情分级知识库和分级模型应经过医院急救部门、医务部门反复讨论和审核。系统运行初期甚至全生命周期,应在分诊护士的配合下,持续收集分级精准性问题,经医务部门和急救部门讨论后持续调优病情分级模型。同时,安排高年资的急诊科护士担任分诊角色,并完善分诊系统自身的疾病分类知识库,通过病症的描述自动给出相对精准的就诊科室建议,减少分配错误。急诊叫号系统模块应完善队列管理机制,杜绝接收不到患者的情况。

6. 急诊抢救室、急诊留观室患者的住院管理模式问题

急诊抢救室、急诊留观室患者的住院管理模式问题是实施急诊留观与抢救室管理系统过程中遇到的主要问题之一。急抢、急观需要床位管理，医生开立医嘱、护士执行医嘱、书写每日病程记录等都是类似住院病区的管理模式，但急抢、急观患者开处方、结算、取药等都是门（急）诊的就诊流程，这种门（急）诊就诊流程＋住院病区管理的模式，在系统实施过程中就会出现一些问题，如急抢、急观医生希望引入住院长期医嘱的管理模式，医生开立长期医嘱只需一次电子签名，护士每日执行，工作效率较高，但按门（急）诊就诊流程，医生需要每日给患者开立处方并电子签名，所以不能照搬住院长期医嘱，而是要求系统兼具住院和门诊的功能。

7. 院前急救收费与院内收费衔接问题

院前急救出车多为突发意外事件，出车时间、地点均不确定，无法集中收费，并且收费项目也很难与院内的收费系统进行对接，大多数采取由出车医生或驾驶员向患者家属收费并开具手工发票，再定期向医院财务进行汇缴，既增加了急救人员的工作内容，又使急救人员的工作量较难统计，并且票据和费用的管理难度也较大。因此，可在急救车上部署相关收费系统，通过移动支付、移动 pos 机等直接将相关费用收取到医院财务账号内，提供车载发票及电子发票，并按照院内项目进行收费，通过移动信号将收费信息上传至院内收费系统，将收费内容电子化管理，减少急救人员的工作内容。

第二节　住院诊疗管理

住院诊疗管理是以患者为中心，以病区为单元的全过程诊疗活动。住院诊疗是医院的核心业务，患者往往病情较重且复杂，需要通过系统的检查和治疗而予以诊治，因此涉及多部门多学科协作。同时，住院诊疗中产生的信息量巨大，而这些信息对于临床、科研、教学等都具有很高的利用价值。所以住院诊疗系统需要能够辅助临床工作人员对患者进行全面、系统、连续、有计划的诊疗，科学、及时地录入数据，共享并充分地利用数据。

一、业务功能

住院诊疗管理有别于门诊、急诊诊疗，它需要连续地全面地对患者进行观察、检查和治疗，并在这个过程中得到较为实时的反馈。所以住院诊疗管理绝不是一个独立的系统，它与门诊诊疗、住院药房、检验检查、治疗手术等医院的各个诊疗模块相互

协同工作。对其诊疗的管理必须加强信息共享,相互衔接,保持不间断的状态。同时,随着人工智能、大数据等先进技术的迅猛发展,及其在医疗行业的深化应用,住院的诊疗也借助新技术,不断优化业务流程,提高医疗质量,从而对进一步提高病房的管理效率和服务水平、提高患者的就医满意度具有重要意义。

从住院诊疗的全过程分析,主要有入院、医嘱、文书记录、转科和出院、临床路径管理等多个业务功能模块。

1. 入院

患者从门诊、急诊等多途径入院,在入院服务中心(医院床位集中管理部门)进行住院预约、床位预约或直接办理入院、床位分配。结算处登记患者信息,办理住院账户,预存预交金等。而后,患者信息将转至收治病区。患者抵达病房后,由护士站核对患者腕带与基本信息、接诊患者、床位分配以及指定床位医生与责任护士,并对患者进行入院宣教、分组管理。

2. 医嘱

诊疗过程中,医生开立医嘱,包括药物、检验、检查、治疗、手术等多种类型,住院护士在护士工作站接收医嘱并进行医嘱核对,经过系统之间的交互协同,护理、医技、药品、治疗等部门执行医嘱。

针对医生开立的用药医嘱,可利用合理用药系统进行合理用药自动审查,对于系统审查有问题的医嘱,传递到临床药师工作站,只有经临床药师审核通过后,医嘱才能生效,否则医生需修改医嘱信息。护士核对并确认药品信息后发送到住院药房,住院药房再进行摆药、发药操作,而后由住院护士进行用药医嘱执行,并将医嘱执行结果反馈至临床医生。

对于检查、检验、手术、输血、治疗等非药品医嘱,护士接收后,处置信息发送到各相关执行科室。医技科室等执行部门接收处置医嘱信息,待患者到达后进行处置,根据医嘱处置信息进行执行操作,执行后将检查、检验、治疗等执行情况反馈至临床医生。

每一步执行情况、相关报告结果都会实时同步到病区,医生可以调阅患者检查、检验、治疗等相关报告结果,查看药品发药、执行信息的功能,全面了解医嘱执行情况及患者病情变化,并根据患者病情变化对医嘱做出相应的调整。

3. 文书记录

在诊疗的过程中,电子病历文书记录与医嘱紧密联系。医护人员通过记录患者疾病发生、诊疗过程、病情变化、治疗效果等,作为医疗、教学、科研以及管理不可缺少的资料。文书记录主要包括患者入院记录、病程记录、患者授权书、同意书、护理文书、护理评估、体征记录、医嘱记录等多类病历文书。同时,对于需要外出检查、治疗、转科等患者,其外出、回室、流转等时间节点也会在文书中进行相应的记录,实现闭环管理。

4. 转科和出院

患者如有转科(转病区)需求,根据医院患者流转管理制度,患者因病情变化需要经目标科室会诊同意后,可以申请进行转科(转病区)操作,入院服务中心根据转入病区的床位情况对申请信息进行审核,审核通过由申请科室开立转科医嘱,护士站接收医嘱并进行转科(转病区),目标病区接诊患者。

出院阶段,医生开立出院医嘱,护士站接收医嘱、核对账务信息、办理出院登记,并进行关账。最后患者在结算处进行费用结算。

5. 临床路径管理

临床路径是一种预定义的标准化临床诊疗流程,是由各学科的专业人员根据循证医学原则将某种疾病或手术的关键治疗、检查检验和护理活动标准化,按照预计住院天数设计成诊疗方案表格,并作为执行参考。实施临床路径的目的是促进临床各专业协作配合,确保临床治疗和护理的连续性、一致性,使患者能够获得规范的医疗服务,同时有利于持续改进医疗服务,保障医疗资源合理、有效使用,减少医疗资源的浪费,缩短患者住院时间。

整个住院诊疗流程如图3-2-1所示:

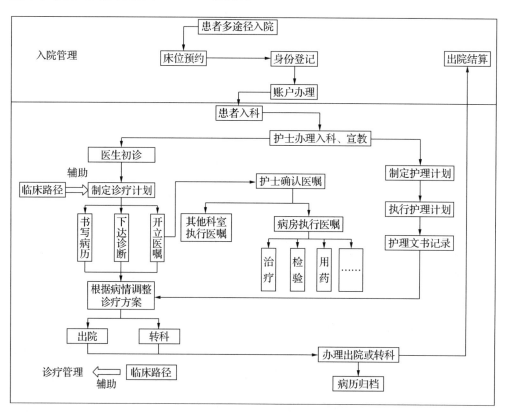

图3-2-1　住院诊疗流程

二、系统设计与实现

住院诊疗管理主要从患者入、出、转管理,医生工作站,护士工作站,临床路径管理四个主要功能模块的系统构建进行讨论。

(一)入、出、转管理

患者入、出、转管理主要包含患者入院、转科以及出院三个重要阶段,通过信息系统实现患者、床位、诊疗信息的管理和流转。患者入、出、转管理关联了患者的医疗、费用、床位等关键信息,所以保持数据的准确以及较高实时性至关重要。

1. 系统架构

患者入、出、转管理模块主体功能架构(图3-2-2)由入院服务中心(医院床位集中管理部门)、出入院结算处、护士工作站三部分功能构成。由于不同医院的管理模式、结算方式差异,所以该建设要求应在遵循医疗信息化数据标准及安全标准框架体系下,充分考虑不同医院的需求和流程进行设计。入院服务中心模块连接门诊入院及住院、患者入院信息等。结算处模块主要包含系统维护、患者管理(档案管理、入院登记等)、账户管理(缴费、结算等),需对接医保结算、自助打印等辅助系统。护士工作站模块根据医院入、出、转管理制度,实现患者入院、转科、出院全流程闭环管理。

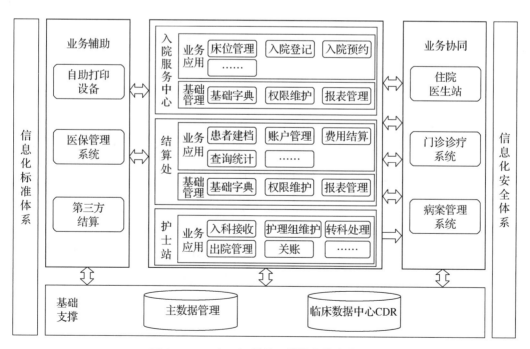

图3-2-2　入、出、转管理模块主体功能架构

2. 建设要点

(1)转科数据同步:患者因病情变化需要,医生将实时调整诊疗计划,有时对患者进行转科操作。转科操作不仅仅是人员的流转,所有患者的医嘱、病历等相关信息都会进行流转,这个过程中的数据同步和变更是至关重要的,它关系到诊疗方案改变、诊疗组变更、权限变更,是患者诊疗中的关键环节。在入院管理中心完成转科审核后,转出科室进行转科操作,病历、医嘱应检查进行校验,病历完成提交,并进行电子签名,医嘱进行执行,或停止。转入科室对患者身份信息进行核查,接收转科,转出科室将不能对该患者信息进行操作。

(2)系统操作灵活、便捷:入院服务中心以及结算处是患者入院、出院的关键环节,关联了患者的医疗、费用、床位等关键信息,是面向患者的应用,往往工作较为繁琐、重复性高,并且,受到场地、窗口数量等限制,容易出现人流拥挤、等候时间长的问题。所以,在其系统的设计上需注重简化操作环节,根据实际情况优化录入的方式,提交工作效率,同时,保证数据的准确性以及实时性,对于量大或者是重复性高的操作,多使用模板化、程序化或借助工具(读卡器、扫码枪)等进行快速、有效的输入,从而提升工作效率,改善患者的就医体验和提高患者满意度。

(二)医生工作站

住院医师工作站是协助住院医师进行诊疗活动的信息系统,能为医生提供医嘱开立、诊断、病历书写、查询统计等功能。医院的各个部门间通过信息传递而协同工作,形成大量信息,从而辅助诊疗。在此过程中,医生是主要的信息记录者和使用者,所以住院医生站的构建至关重要。

1. 系统架构

在遵循医疗信息化数据标准及安全标准框架体系下,医生工作站包括数据资源层、基础管理、业务应用三部分,分为医嘱管理和病历管理两个关键模块。其中,医嘱处理与临床路径管理系统、护理管理系统、住院药房管理系统、医技系统等相互协同工作。医院主数据管理平台根据信息化标准建立人员、科室、标准项目字典、术语字典、元数据字典等主数据,对电子病历系统提供基础数据支撑。电子病历系统与其他临床业务系统密切相关,电子病历数据来源于 HIS、LIS、PACS、病理、医嘱、护理、输血、手术麻醉、治疗等临床业务系统,各临床业务系统与电子病历系统高度集成或通过数据中心进行数据交互,为电子病历系统提供患者基本信息、人员、科室等基础数据,检查检验结果、医嘱、体征、治疗等临床数据调用。

医生工作站整体架构如下(图3-2-3):

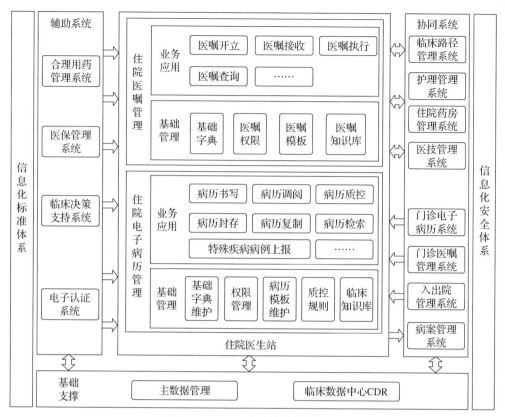

图 3-2-3 医生工作站整体架构

2. 建设要点

(1)处方权管理:医院需制定严格的处方权管理规定,不同级别的医师有不同的权限。随着医院精细化管理要求,管理者对信息系统提出更高的处方权限管理要求,除实现传统处方权管理,如实习医师没有处方权,开具医嘱需要上级医师签字才能生效之外,还要能够提供更加细化的权限管理功能。系统需支持对抗菌药物、贵重药品、特殊药品实行医师分级权限管理,具备相应授权管理功能,且有严格的剂量限制,如无精神、麻醉等特殊药品处方权的医生开立相应药品时,系统必须禁止开立。处方权管理可进一步提升医疗质量、提升医疗效率,防止医疗差错,保障患者医疗安全。

(2)医嘱闭环管理:是指医嘱生命周期内的每一个执行环节上都形成闭环链路,对医嘱执行过程实施监督和反馈,包含完整的用药、检查、检验、手术、输血医嘱等,供医务人员实时查看医嘱每个关键环节的时间点、执行人及执行结果等信息,保障医疗质量和患者安全。

随着医院信息化水平不断提高,无线网络、物联网、自动识别等技术在医院中的应用逐渐普及,为住院医嘱闭环管理提供了有利条件。除了直接通过信息系统记录从医生开立医嘱、护士接收医嘱、执行医嘱的各环节时间节点及执行情况外,可在不增加医护人员工作量的前提下,增加记录节点的精度和准确度,并且通过规则设置,在环节中进行质量管理,从而实现医嘱闭环管理,提高医疗质量。

(3)医嘱知识库:在医务人员处理医嘱时,提供医嘱相关知识,如疾病知识、药品知识、检查知识、检验知识、护理知识等各种类型的医疗知识,以及一些基础医疗术语服务。医嘱知识库不仅面向临床医师,还为护士、药师等其他医务人员提供服务,医嘱知识库以疾病诊疗为核心,遵循疾病诊断和治疗的客观过程,为医务人员提供诊疗知识相关数据服务。在本章第六节医疗支撑信息管理的临床决策支持系统中就包含医嘱知识库的构建和应用,将进行详细讨论。

(4)病历书写的便捷性、灵活性:电子病历是临床诊疗工作的记录载体,要体现并符合临床工作特点,操作便捷,同时要能满足电子病历相关的法律、法规、标准和规范要求。首先电子病历模板应能够很好地适应病历书写规范的变化,在此基础上能够满足临床医生操作简便、书写快捷的要求。其次要能够实现图文病历,不仅可以嵌入上下标、复杂表格、图形,还可以嵌入音频、视频等多媒体内容,体现诊疗记录的完整性。同时,系统应具有自定义结构化病历模板维护功能,病历内容可自由新增和扩展,适应不同专科不同病历的个性化需求。通过运行时(病历书写时)的可变化样式、动态段落模板和术语模板、基于医学术语关键词感知和识别的自动搜索功能(引导用户将非结构化的文本变成结构化的术语模板),以及基于大数据技术的自动联想功能(对历史病历结构及内容的自学习)等,实现病历书写的完全动态化,从而达到真实客观记录病情又方便快捷的目的。同时,电子病历模板还应该具有可灵活组合的结构化元素属性控制功能,以满足病历质量控制需求。

(5)标准规范病历数据:系统的结构化要能符合 HL7 V3 CDA level 3 的结构标准。其结构为树状可扩展的结构,具有可扩展的层次化 Section 和可扩展的层次化 Entry,而且具有符合 HL7 V3 CDA 定义的标准化 Section content module 和 Entry content module 类型。采用 HL7 模型,系统可获得前所未有的抽象性、可扩展性、灵活性,可以适应临床需求的不断变化,而不会导致系统数据模型的不断臃肿、退化。要能符合国家卫生健康委(原卫生部)发布的 EHR/EMR 数据元标准,通过元数据绑定对 Entry(EMR 和 EHR 的最小结构化单元)进行标引的方式实现数据的结构化和标准化。数据绑定的实现方式使得系统可以适应数据标准的迅速变化。除此之外,最小化结构单元(Entry)还可以绑定到除国家卫生健康委(原卫生部)数据元标准以外的任何国际标准、行业标准、地方标准和自定义标准;同时,可以在多个数据标准之间进行术语的映射,以实现跨越不同标准的数据转换。

(6)新技术应用:目前,大部分医院的病历采取结构化和半结构化相结合的录入方式,医院为了保障重点病历数据规范录入,将部分病历拆解成一个个结构化元素,即前结构化。前结构化就是事前控制,医生书写电子病历时,系统提供一套结构化模板,医生根据结构化字段完成病历书写。另一部分病历则根据医疗机构及各专科管理要求,采取半结构化或非结构化录入模式,方便医生书写。半结构化和非结构化病历数据也是二次利用的重要医疗资源,这一部分数据需要通过后结构化技术进行后结构化处理并加以利用。后结构化技术利用大数据挖掘、自然语言处理等技术结合结构化数据标准将数据规范化,针对业务场景抽取相应的知识点让系统进一步分析和推理,进而将非结构化数据转变为结构化数据。目前,大多数医院采用后结构化技术结合人工智能来实现知识点抽取和数据内容的深度理解,并应用于临床辅助决策支持,提高医疗质量和医疗管理水平。

(7)系统可扩展能力:随着国家深化医药卫生体制改革,政府层面大力推动医院电子病历信息化建设,电子病历管理相关标准、规范相继出台,对电子病历系统建设提出了更高的要求,如互联网＋医疗、跨机构业务协同和数据共享、高级医疗决策支持等,这就要求电子病历系统具有可扩展性,能够不断适应当前的应用要求。

(三)护士工作站

住院护士站是以护理学理论为基础,以护理管理模式和流程为规范,利用信息技术、计算机技术和网络通信技术对护理管理和临床业务信息进行采集、存储、处理、传输、查询,以提高护理管理质量与护理安全为目的的信息系统,具有来源广泛、信息复杂、相关性强、随机性大、质量要求高等特点。

1. 系统架构

住院护理管理系统以临床护理业务为中心,遵循护理信息化标准及安全标准体系,以医院主数据管理平台和临床数据中心为基础支撑,其主体功能架构(图3-2-4)分为基础管理和业务应用两部分。基础管理主要由基础字典维护、权限管理、文书模板维护、质控规则维护以及护理知识库等功能模块组成。护士站业务应用主要由患者、医嘱、体征、护理文书、移动护理管理以及决策支持等功能模块组成。

住院护理管理系统与其他临床业务系统密切相关,一方面是业务协同系统,包括入出院管理系统、住院医嘱管理系统、住院药房管理系统、临床输血管理系统、病案管理系统等,通过与各协同系统进行数据交互、业务联动,形成覆盖诊疗全周期的临床护理闭环。另一方面是业务辅助系统,如临床决策支持系统和CA电子签名系统辅助作用于住院护理管理系统,提供实时的临床辅助决策支持和身份认证。

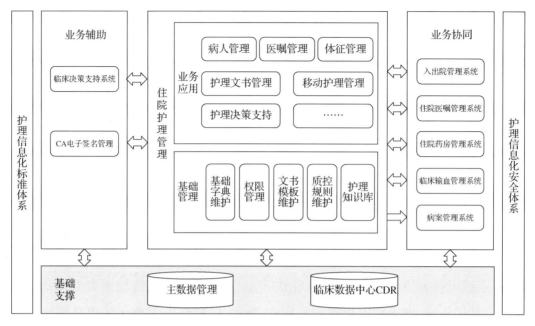

图 3-2-4　住院护理管理系统主体架构

2. 建设要点

（1）护理闭环管理：护理闭环管理是通过信息化手段，帮助护士对各护理环节潜在的护理风险进行识别、评估、评价和处理，将终末护理质量监管转变为环节质量控制和日常的持续改进，对不安全因素进行动态评估，及时弥补漏洞，加强防范，有效促进护理安全、提升护理质量。护理闭环管理包括患者入出转闭环、医嘱执行闭环（如输液、口服药、输血、检验、危急值等）、手术交接闭环等。它对提高护理风险的控制力，减少护理不良事件发生等都具有重要意义。

（2）患者临床信息智能采集：患者临床信息主要分为患者基本信息和患者体征信息，对于患者基本信息的采集，基于 RFID、条形码等技术形成的患者标签可记录患者的姓名、年龄、性别、药物过敏等信息，在日常护理中，护士通过连接无线网络的移动终端识别患者标签，从而查询患者的相关数据和医嘱信息。

对于患者体征数据的采集分为两种模式：一种是与前端设备保持连接，前端设备主动发送数据到采集系统中，采集系统接收命令并回复；另一种是采集系统设备检测新设备接入，主动发送请求，设备收到命令后主动返回数据。目前主流采集模式是通过 Webservice 与移动端接口对接，医护人员将监护设备 ID 与患者 ID 绑定后，就可以自动获取患者的生命体征数据（如体温、脉搏、血压、血氧饱和度等），并能够将这些体征数据自动反馈进文书记录中，省略了人工转录的步骤，大大节约了人、物力成本，提高工作效率。同时根据个体运动状态、情绪波动、药物干预等因素相关性，实现精准化护理与健康监测，提升了患者的临床护理体验。

（3）护理知识库构建：以护理程序"评估—诊断—计划—实施—评价"为框架构建NDSS知识库,包括护理评估项数据库、护理问题数据库、护理措施数据库、护理活动数据库以及相应的匹配关系规则库。在知识库构建过程中遵循两大设计理念:一是精准护理,根据患者的个体特征（评估项）触发相应的护理问题、护理目标、护理措施和活动,通过对评估项进行量化和分级,匹配不同的护理措施和活动,自动推导出精准化护理方案的决策。二是数据共享,实现医院各系统之间双向数据交互,可提取医疗信息系统、实验室信息系统、检查信息系统等系统中的患者信息,实现数据互通、平台一体化操作。

（四）临床路径管理

临床路径管理通过标准化医疗计划,使患者能够获得规范的医疗服务,同时有利于医疗服务的持续改进。

1. 系统架构

临床路径管理系统主体架构包括基础管理和业务应用两部分（如图3-2-5）。基础管理主要由临床路径模板维护、权限管理、质控规则、临床路径知识库等组成,业务应用主要由路径设计、路径审核、入径评估、路径执行、变异处理、路径调整、路径停止、变异分析、质控分析以及统计分析等业务模块构成。医院信息集成平台根据信息化标准建立各类标准项目字典、元数据字典等主数据,对临床路径管理系统提供基础数据支撑。临床路径管理系统与其他临床业务系统密切联系,通过业务系统间集成交互或临床数据中心整合交互,为临床路径管理系统提供患者基本信息等数据。临床路径系统总体架构如下:

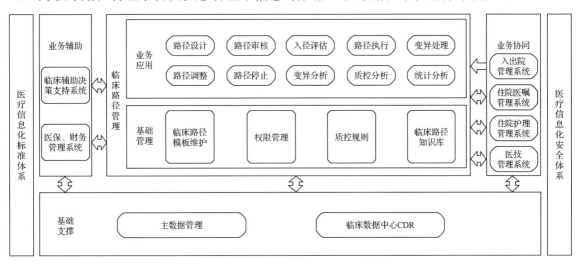

图3-2-5 临床路径管理系统主体架构

2. 建设要点

（1）规范临床医疗管理:针对临床医疗过程,临床路径管理系统可以进行事前预测评估、事中监测提醒、事后统计分析,实时监测整个临床医疗过程,避免出现用药不合理、重复治疗、过度治疗以及治疗遗漏等现象。

(2)临床路径知识库支持:根据国家卫健委发布的临床路径,建立临床路径模板库以及临床路径知识库,辅助并监测医嘱的开立执行。对于临床路径入径数据,系统提供统计分析功能,并基于数据挖掘技术进行知识提取和管理功能,从而提高临床路径的应用价值。

(3)临床路径全程管理:在临床路径实际的实施过程中,临床路径管理系统通过相对标准化和精细化的管理来优化和提高临床的诊疗过程,从路径的制定、执行、变异处理、质量控制和数据挖掘进行全程监控。在临床路径的执行过程中,通过对患者某一治疗方案的长期效果、远期并发症等情况进行研究,归纳并建立知识库,掌握疾病发展规律,帮助医生筛选出更有效的治疗方法,提升医院的研究和发展水平。

三、常见问题与对策

1. 医嘱精细化闭环管理

住院医嘱闭环管理涉及多科室、多部门、多环节,是一项基础建设投入大、信息化水平要求高、参与人员众多、分工细致复杂的工程。存在管理难度大,并且受限于医院信息化建设水平和原有的业务流程,医嘱处于"开环"模式,无法实现医嘱全过程追溯等医疗安全风险。实现医嘱精细化闭环管理要不断建立医嘱管理机制、完善医院信息系统,需要相关部门密切配合,做好任务分解、执行,保证各环节医嘱处理的连贯性和信息解析的一致性。同时,做好医嘱知识库的建立,实现对医嘱的检查、提醒、警告,提高医嘱开立的规范性、合理性。

2. 文书质控问题

住院电子文书的应用极大地提高了医疗文书的书写质量,同时也产生新的问题如模板复制、书写不及时或代签等现象。住院电子文书是处理医疗纠纷的重要法律证据,因此,加强文书质量控制具有重要意义。

在设计电子护理文书时,需将环节质量控制的理念融入设计中,利用信息化手段对文书内容的时限性、逻辑性和合理性进行监测,做到及时提醒、预警和反馈,将质控工作前移到环节中,从而最终提升终末护理文书质量。时限性质控将其中有时限书写要求的条款纳入文书质控规则,实现文书书写时自动提醒。逻辑性质控,进行文书录入时根据性别、年龄、诊断等信息进行逻辑性质控,如"男性"患者中出现"子宫""怀孕"等字样,系统自动报错。合理性质控,如:患者生命体征波动均在一定范围内,通过设置生命体征阈值,当超过时,系统自动警示提醒。

3. 数据安全问题

患者医疗数据是最重要的隐私数据之一,医疗数据的安全性必须得到保证,因此操作医疗数据的临床医护人员需要进行可靠的身份认证。部分医疗机构,因人员编制不足、临床工作量大,病历处理时间不足,在实际工作中,电子病历大都是实习生、进修生、规培生、研究生等人员负责书写。同时,由于"四生"病历书写权限限制,存在电子病历质量与书写权限很难监管问题。

利用技术手段保障电子病历的质量与安全。硬件层面,建议硬件架构要在网络中心设计体系上加载防火墙、行为管理、堡垒机、病毒墙等达到国家三级网络安全防护要求配置。软件层面,需要系统后台配置不同模块的准入管理机制,分级分权限管理,并有时间、操作内容、操作人员等记录备查。针对"四生"书写电子病历的质量与安全,可以采用数字签名技术、密钥技术等信息安全技术进行防范。系统不能简单地使用用户名、密码登录进行病历书写,通过 CA 身份论证技术,管控用户名、密码滥用,保障电子病历的质量与安全。

4. 数据结构化和标准化问题

不同业务系统产生的海量数据,分为结构化数据与非结构化数据,结构化数据通过集成成为可分析利用的数据。非结构化数据指临床诊疗过程中产生的非结构化文本、图像及语音数据,其提取存在一定的难度,需要利用自然语言处理技术对文本进行挖掘,通过模式识别对图像及语音特征进行提取,将上述处理后的数据构建成标准规范的数据集,与集成的结构化数据结合形成可分析数据。

同时,结构化的临床数据也需要遵循各类基础标准,如:疾病分类编码、手术分类编码、卫生信息数据元值域代码等,数据标准化也是电子病历广泛应用的基础。随着国家医药卫生体制改革的深入,医学信息化标准越来越完善,但仍存在编码版本多、系统参照标准不一致、信息化标准的执行力度不够等诸多问题,大部分医疗机构在系统应用和集成的过程中,需通过对照关系进行数据转换,转换后的数据质量参差不齐,电子病历数据的利用价值会受到很大影响。

所以,结构化、标准化的电子病历建设为数据利用和数据共享提供保障,真正成为患者全生命周期的电子病历。

5. 移动护理网络部署

现有的移动护理信息系统、病房移动设备大多基于无线网络,无线网络覆盖采用无线 AP 方式,导致移动端在 AP 切换区域应用时容易发生中断,影响护理工作的连续性。

目前主流的移动网络方案分为两大类,一是 Wi-Fi(无线通信技术)方案,该方案优点是可以保证病房 Wi-Fi 信号的强度均匀,维护方便。缺点是 AP 的分布位置对信号的稳定性、连续性影响大,成本高。另一类是基于 4G 网络的部署方案,该方案的优点是覆盖面全,投入成本低。缺点是一旦运营商网络故障,会造成全院移动护理业务瘫痪,问题排查和解决周期长。结合以上两种方案的优势,目前部分医院采取两种方案并行的模式,一方面能保证网络的全覆盖,传输稳定,如遇到网络故障后,两种方案优势互补,能够保障移动护理业务连续不中断;另一方面医院网络设备投入及运维成本相对较低。

第三节　实验室信息管理

医学检验是对取自人体的材料从微生物学、生物化学、免疫学、遗传学、血液学、生物物理学、细胞学等方面进行检验,从而为预防、诊断、治疗人体疾病和评估人体健康提供信息的一门科学。随着医院信息化建设工作的开展,为了规范检验管理、完善服务,各医院都需要建设实验室信息系统,使检验向高质量、高效率、高自动化的方向发展。

实验室信息系统(Laboratory Information Management System,简称 LIS)是指为医院检验业务设计的软件系统,贯穿整个检验流程,广泛应用于检验科、护士站、临床医生站等业务场景。LIS 系统实现检验仪器设备与软件的连接,对检验环节中样本采集、样本核收、报告审核、检验数据存取和查询、检验数据的统计分析、质量控制等整个流程进行信息化、自动化、规范化的管理。通过构建一套符合标准规范的实验室信息系统,可以实现检验标本的全流程信息化管理,提高检验科室与临床科室的工作效率,更好地为患者服务,满足医院科、教、研以及管理的相关需要。

一、业务功能

(一)业务流程

医院检验业务的开展由门诊医生和住院医生工作站发起检验申请开始,主要包括检验申请、医嘱执行、标本采集、标本流转、接收及分发、上机分析、报告审核、报告发送八个步骤,部分步骤根据医院具体情况可以调整。下面根据业务场景介绍以下检验业务流程。

1. 门诊业务流程

门诊检验业务主要发生在门诊诊室、抽血处、检验中心三个场景。首先,患者至门诊诊间由门诊医师开立检验申请,开立申请时系统应能实现根据患者年龄、性别、诊断、以往检验申请与结果等信息,对不合理检验申请给出质控提示。医生站系统可以实时查看检验医嘱执行状态、标本状态以及检验进程状态,同时报告审核后医生站可调阅检验报告。

随后,患者至抽血处打印抽血条码并排队等待抽血,抽血处需提供排队叫号、自助打印条码、标本采集、送检等服务。检验中心接收标本后,进行检验并生成检验报告。当接收标本不合格时,检验中心进行登记并发送消息通知标本采集部门,标本采集部门查看并给予反馈,形成闭环。检验中心主要实现标本接收、检验、报告审核、危急值管理等流程。医院需提供检验报告线上查询和自助打印服务,便于患者及时查看检验结果报告(图3-3-1)。

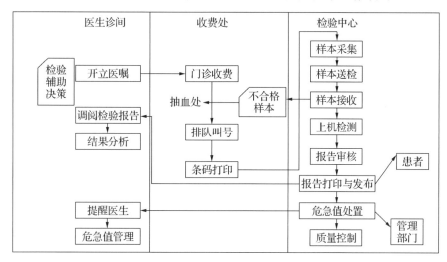

图3-3-1 门诊检验业务流程

2. 住院业务流程

住院检验业务主要集中在住院医生站、护士站、检验中心三个场景(见图3-3-2)。医生在医生站开立并实时查看检验医嘱执行状态、标本状态以及检验进程状态,检验完成后医生可实时调阅检验报告。住院护士站执行医嘱核对、条码打印、标本采集、标本送检、不合格样本处理、危急值处理等操作。为避免获得不恰当的标本,在护士站采集标本时系统需自动核对患者用药、生理周期、检验项目等信息并给出提示,其他流程同门诊业务。

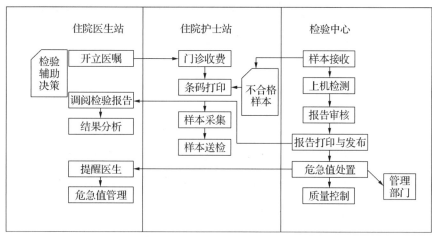

图3-3-2 住院检验业务流程

3. 危急值业务流程

危急值是指某类检验异常结果,而当这种检验危急值出现时,表明患者可能正处于有生命危险的边缘状态,临床医生需要及时得到检验信息,迅速给予患者有效的干预措施或治疗,否则就有可能出现严重后果,失去最佳抢救机会。国家卫生健康委员会将危急值报告制度纳入国家十八项医疗核心制度中,作为国家高度重视的医疗核心制度之一,危急值管理被列入全国医院信息化建设标准,同时也是三级医院评审的重要条款。

危急值闭环管理是电子病历评级和互联互通测评中的要求内容,是闭环管理的重要环节,同时也是医院医疗质量管理的重要内容之一。为提高对危急值的管理能力和响应效率,大部分医疗机构都使用信息化技术对危急值进行管理。当患者的检验结果出现危急值时,系统将会自动发送信息至护士工作站和医生工作站,以工作站弹窗、发送图文消息、电话短信通知及声音提醒等多种通知方式将数据反馈到临床,临床收到危急值消息后,处理意见自动同步且可记录相关操作人员,检验科室可及时查看危急值处理进度,实现从危急值发现、接收到处理的全流程闭环管理(图3-3-3)。

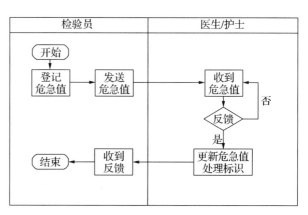

图3-3-3 危急值闭环管理流程

危急值闭环管理功能为检验科室建立临床反馈机制、形成内部快速联动反应机制提供有力支撑,帮助医院实现危急值业务全流程、可追溯的闭环管理。危急值功能所实现的对患者危急情况的及时通知、医生的快速处理、处置的闭环管理等都可有效避免了危急值管理的差错,从而有效地提升了医院危急值管理水平,降低了医疗风险、保障了医疗安全,最终提升医疗服务质量。

(二)业务管理要求

检验业务管理主要分检验前、检验中和检验后的管理。

检验前管理:包括采血排队、标本采集、条码打印、标本转运等流程,同时考虑医院作为检验中心,还需要接收外部机构所运送的检验标本,在检验前设置标本签收和标本送检等相关区域检验协同功能。自标本采集开始后,为了保证患者信息和样本管理的唯一性,实现整个检验流程的信息化管理,提高检验各环节的工作效率,减少检验过程中因人为因素造成的差错,统一使用条码作为标本的唯一识别码进行信息核对。条形码可以作用于电子申请单、检验工作任务单和检验报告单上,伴随电子申请单的申请、执行、流转、接收、处理、完成和标本的采集、流转、接收、处理、完成、存储、销毁一系列流程,最终为相应的检验结果报告打上唯一标识,方便患者和医生进行查询和档案管理。随着物联网技术的不断发展,现如今也有越来越多的检验机构使用物联网的技术,通过射频识别(Radio Frequency Identification,RFID)来实现标本的转运,通过对RFID信息的自动识别,可以提升信息核对的效率。

检验中管理:结合检验科对常规检验、微生物检验和免疫检验等不同业务管理需要分类进行检验管理。在常规检验中对标本接收、检验操作、报告审核、标本后处理等各环节进行信息化管理,而对微生物检验等特殊检验项目需特殊处理,如微生物检验需要进行细菌培养,要求对冰箱的温度和湿度等进行监控。在标本的运送和保存过程中,温度、光照和湿度等都会对标本造成影响,需要严格遵守不同标本的管理要求进行。对"高危"标本,如乙肝患者标本、艾滋病患者标本等要注明标识,急症或危重患者标本要特别注明。实验室接收标本后,应立即对条形码和标本质量进行验收,对于不合格的标本要及时退回并做出解释,对于不能立即检测的标本需要按照要求保存。达到标准的样本可以通过相关仪器设备进行检测,检测结果导入系统上机分析,并利用信息系统的智能化优势,辅助检验人员对结果进行更加有效、细致的审核,最终生成检验报告。

检验后管理:主要包括标本后处理、标本销毁、菌种保存、科研管理和一些辅助诊断的支撑。标本用后均要做消毒处理,盛标本的器皿要消毒处理或毁形、焚烧。尤其是在2020年新冠疫情发生后,通过使用物联网、互联网和自动化技术,利用机器人或冷链进行检验标本的转运,可以有效降低传染性标本对人体的伤害。在完成检验后,主要通过仪器的通信和系统的互联互通,将检验报告发送至医生工作站、自助打印机和患者移动端,以提高报告的获取效率。

另外,围绕检验的全流程,实现以大数据技术为核心构建知识库,并依托人工智能算法实现对检验过程的质量控制。如围绕检验全程提供各环节操作时间和各环节负责人的检测周转时间(Turn Around Time,TAT)管理;通过知识库规则提供检验开立、检验结果和检验结果预警等智能辅助诊断。

(三)功能要求

LIS系统的功能模块主要由以下部分组成:条码管理、常规检验、微生物检验、质控管理、主任管理、查询统计、试剂管理、样本管理。

条码管理:提供对于门诊、住院、体检、外送等多种患者来源的条码打印管理功能,模块中可以完成条码打印、样本送检、采集时间确认、检验项目知识库查看、项目合并、人工组合等功能。

常规检验:LIS系统的核心模块,该模块包含了生化检验、免疫检验、血液检验、体液检验等大部分检验科工作内容。通过该模块的应用可完成包括:样本接收、样本核收、检验单录入、结果录入、检验单审核、检验单打印、结果查询、危急值管理等检验科核心工作内容。

微生物检验:微生物检验模块根据其工作特点作为一个独立于常规检验而存在的一个模块,通过血培养三级报告管理,室内条码应用,检验单工作记录电子化,对检验项目按自定义类别方式的管理。

质控管理:完善的质控管理为检验科工作质量提供保证,质控管理包含报告审核预警、过程数据管理、质控数据审核、失控报告管理、双向条码质控等。质控管理数据需形成多种形式的质控图展现,定期形成单日质控、质控月总结报表。

科室管理:满足科室管理人员如主任、组长、办公人员对于日常工作事务的管理需要,为各类统计、报表、查询等提供数据支持。可对检验业务、TAT管理、质控、试剂等进行查看,可对危急值、工作情况跟踪进行提醒、预警等工作内容。

查询统计:包含不合格样本查询统计、危急值查询统计、样本操作日志查询统计、科室工作量及收入统计查询、微生物相关统计查询、TAT信息查询统计、外送标本查询统计等。

试剂管理:包含试剂入库、试剂出库、试剂报损、采购订单、库存报警、出入库查询等功能。

样本管理:支持对TAT信息的详细记录,详细记录的TAT时间包括:医嘱时间、条码打印时间、采集时间、送检时间、接收时间、核收时间、审核时间、打印时间、后处理时间、销毁时间。同时操作人、操作IP等均要进行记录,对相关操作时间可以进行详细查询、统计、超时管理等。支持对样本进行后处理和销毁操作。

二、系统设计与实现

(一)系统架构

基于多层架构的实验室信息系统体系结构有四层,分别是:支撑层、数据知识层、应用功能层及用户层(图3-3-4)。

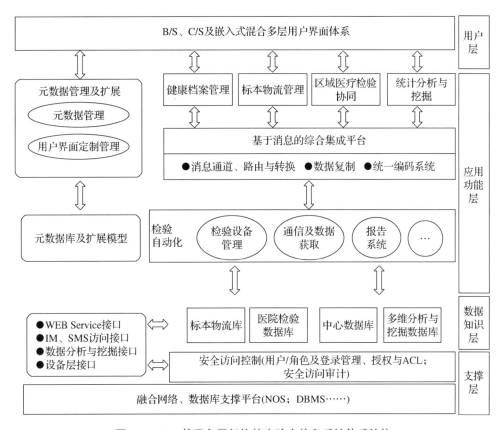

图 3-3-4 基于多层架构的实验室信息系统体系结构

支撑层:包括融合网络、数据库支撑平台及安全访问控制(如用户或角色及登录管理、授权与访问控制、安全访问审计等)。

数据知识层:包括检验事务数据库、多维分析数据库等,可以为检验系统提供数据与知识库的支持。

应用功能层:是系统核心层,包括现场检验自动化、基于消息的综合集成、标本物流管理、区域检验协同、健康档案管理及统计分析与挖掘 6 个分系统组成。其中检验自动化系统是传统实验室信息系统实现的基本功能,包含检验流程管理、检验设备管理、检验报告管理等内容;基于消息服务的集成平台通过数据封装,消息格式转换、路由及消息通道(WEB Service 通道、SMS 通道等)方式集成到检验中心数据库中。该平台实现了区域范围内不同实验室信息系统、医院信息系统的综合集成;检验标本物流管理包括物流标识(一维条码、二维条码、RFID 等)、物流调度、交接及跟踪等功能;健康档案管理包括档案分类编目、档案生成(PDF 格式)、授信访问、借阅管理以及与电子病历集成;区域医疗检验协同则通过集成平台实现区域医疗检验标准化管理,支持信息访问权限移交,即随患者转移的检验数据移交,统筹区域内的检验资源,如设备、人力等;统计分析与挖掘则通过建立分析主题相关模型,对数据进行提取与过滤从而支持耐药性、质控数据等分析。

用户层：是通过 B/S、C/S 及嵌入式混合界面来展现系统功能，其中嵌入式界面基于 PDA 系统运行，用以实现标本物流的跟踪、交接等在线或离线应用。

系统还可以通过元数据定制实现扩展，以支持不同区域的个性化应用需求，包括元数据建模、界面定制等。

(二)业务架构

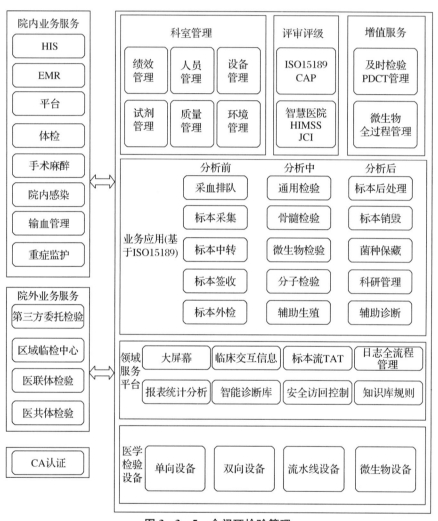

图 3‐3‐5　全闭环检验管理

LIS 核心系统功能以国际标准化组织 ISO 15189 的管理要求为指导，围绕检验过程的分析前、分析中和分析后构建各系统功能，为检验科提高科室管理水平。

与医院内部信息系统的对接是 LIS 系统建设的重点，系统需对接 HIS、EMR、集成平台、体检等医院信息系统，实现患者信息、检验申请、医嘱状态信息、检验结果等医疗信息的互联互通，医护人员可以及时掌握患者检验进程、查看检验报告，及时处理不合格样本、危急值等情况,严格执行检验闭环管理。系统对接微信公众号、自助报告等系统,患者可以多渠道获取检验报告。系统对接院感系统,院感控制部门随时可查询到临床科室微生物样本的送检情况,了解院内耐药菌的分布,逐步使临床抗菌药的使用走向规范化。LIS系统建设需符合国家互联互通及电子病历应用评级标准的要求。

此外,LIS系统还需与院外其他机构进行系统对接,打造围绕院内检验业务的协同应用,实现如第三方委托检验、区域临检中心、医联体检验、医共体检验等多种应用场景。

LIS系统还需对接CA电子认证服务,保障医务人员数字身份真实可信、医疗行为责任可追溯、电子病历的完整可信,构建网络安全与数据安全体系。

(三)建设要点

1. 系统需要建立与检验设备之间的通讯

系统需要建立与检验设备之间的通讯,实现数据的采集,主要有几种采集方式:串口通讯、USB端口通讯、TCP/IP通讯、定时监控数据库、手工录入。其中串口通讯最为普遍,一般采用RS-232标准,大部分检验仪器都支持此标准;定时监控数据库方式主要针对有些仪器管理机上已有的检验信息数据定时读取,然后发送至LIS系统;手工录入方式主要针对一些手工测试的检验项目。

2. 系统需要和医院相关信息系统进行集成

与医院信息系统的交互是实验室信息系统建设的重要环节,通过双向通讯,可实现检验系统与各系统之间数据的定向传送。LIS的建设需要和HIS、EMR、体检系统、标本前处理系统(流水线)、其他独立实验室信息系统及医院集成平台等进行集成以及内外网数据通讯的建立。其中与医院信息系统、体检系统、电子病历系统无缝集成,实现检验科与临床的相互协作;与标本前处理系统(流水线)集成时,可以实现集成自动化,包括非在线式前处理系统、在线式流水线系统、血球工作站、尿液流水线、条码自动生成流水线等;与医院集成信息平台进行对接,将检验结果注册并存储到平台,从而形成检验数据中心;与独立实验室信息系统集成,根据标准流程进行业务流通,从实验室标本接收到外送标本送出交接、信息从系统发送到外网工作站、再从外网工作站上传到独立实验室系统,独立实验室完成数据分析后检验结果传送到外网工作站,再从外网工作站传输到系统,系统会自动导入报告进行审核,审核后的报告将会进行发放。

3. 满足ISO 15189的建设规范和要求

随着时代的发展,医院对检验质量及服务质量的要求越来越高,大部分医院开始执行ISO 15189标准,标准化的管理要求对每个执行过程都有记录,这样能及时发现存在的问题,这就要求检验信息管理系统在设计初期就考虑到这一点。

(四)实施过程

医院实验室信息系统建设要求较高,需要对项目实施的每一步制定标准。具体关键步骤包括实验室内部系统建设、与医院 HIS 等相关信息系统的接口设计、条形码数据维护、条形码系统测试、病区条形码试运行、病区条形码应用、门诊条形码应用、双向仪器通讯调试、外围系统应用、系统整理总结验收(图 3 - 3 - 6)。

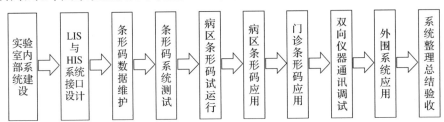

图 3 - 3 - 6 项目实施步骤

三、常见问题与对策

1. 新增检验组套维护

医院常会根据科室实际业务需求新增或调整检验组套,组套在 HIS 系统中维护后,LIS 系统要根据 HIS 中的新增组套编码同步调整,对于新增组套要在 LIS 中维护具体检验项目以及检验项目对应的设备,建立新增组套、检验项目、仪器设备中检验项目的对照关系,保证检验业务的正常运行。

2. 设备连接异常

检验设备与 LIS 系统的连接往往需要多种测试,要验证检验结果是否传输成功、结果的正确性、识别标志的准确性等。在设备日常使用中,通常会发生因监听程序未打开导致设备连接异常检验结果无法传送的情况。仪器设备生成结果格式的变动,也会导致监听无法正常解析结果,而造成 LIS 系统中结果异常。日常巡检中要关注监听程序,设备要按照约定模式传输检验结果,有变动需提前告知双方联调。

3. 新增点位

当科室新增一台仪器,首先要在 LIS 系统中将仪器增加至对应的科室以及小组,随后安装监听程序,配置仪器的传输方式,常见的传输方式有文件传输、网口传输、串口传输。文件传输即配置文件夹路径,仪器系统会将结果传至文件夹内,监听程序解析这个结果并传至 LIS 系统;串口传输是通过串口线直接传输,网口传输则是服务器端与客户端传输。最后,经过传输测试后需要在 LIS 后台中增加通讯仪器的点位来注册仪器,确保之后正常使用。

4.实验室报告发布环节的信息化支持程度不同,缺少统一的对外窗口

不同实验室采用不同的报告系统,甚至有的实验室因为检验过程和报告类型特殊,缺少相应的软件支持,只能打印纸质的报告给病人,难以形成一套完整的线上闭环管理方式,不利于问题的追溯。医院可建立一套院内的报告管理系统,为院内各个实验室系统提供统一的报告文件上传、查询服务。该系统可为检验科室提供统一的文件上传接口,为病房提供统一的报告文件浏览页面和打印功能,为门诊提供统一的报告查询和打印接口。患者无需从实验室取报告,可通过互联网、自助设备、移动设备、医护工作站等线上或者线下渠道获取自己的检验结果。所有报告文件以及结果的发布过程,均可在系统中进行查询。

第四节　检查信息管理

在医疗诊治过程中,需要使用大量的辅助诊断措施作为临床诊疗依据,以便获得更为准确的诊疗方案,为患者展开更为有效的治疗措施。各类检查是医院辅助诊断的重要组成部分,包括放射检查、核医学检查、超声检查、内镜检查、病理检查、电生理检查(心电图类、脑电图类、神经电生理类、电测听、眼压监测、肺功能等),共同组成了医院医疗检查体系。

检查信息管理系统是优化检查科室工作流程的管理系统。检查信息管理系统一般包含登记预约、收费确认、患者与影像信息关联、报告发布、报告审核、结果查询等功能。

一、RIS/PACS 系统

(一)业务功能

医学影像信息管理包括医学影像计算机存档与传输系统(Picture Archiving and Communication System,PACS)和影像科室信息管理系统两部分。PACS 系统实现不同医学影像(MRI、CT 等)设备间的影像传输、存储和调阅,同时提供一些辅助诊断和设备管理功能。放射科信息管理系统(Radiology Information System,RIS)和 PACS 的结合构成完整的放射科医学影像信息管理系统,不仅实现影像的存储和共享,还实现了患者在影像检查整个流程中的管理和控制。

PACS 医学影像主要包含 CR、DR、CT、MRI、PET/CT、SPECT、乳腺钼靶等放射设备产生的影像,主要服务于影像检查为主的医技检查科室。总体业务流程为:临床医师

开立影像检查申请,患者缴费后至医技预约窗口进行预约,检查当日放射技师通过Worklist服务刷新检查列表选择患者进行检查,检查完成后影像设备生成的图像发送到PACS影像归档服务器,RIS工作站回传检查状态至集成平台,阅片室的报告医生通过PACS/RIS影像诊断工作站,调取患者的检查影像资料,通过PACS影像浏览功能处理分析得出诊断结果,最后使用RIS报告模块进行报告编写,对于低年资医师写的初诊报告或者疑难的病例影像,通过高年资诊断医师会诊、审核后出具最终审核报告。在完成审核之后,RIS/PACS系统将报告和影像上传至影像中心系统,供临床医生诊断参考。临床医生根据影像诊断报告,或者调阅数字影像和报告给出具体诊断治疗方案。

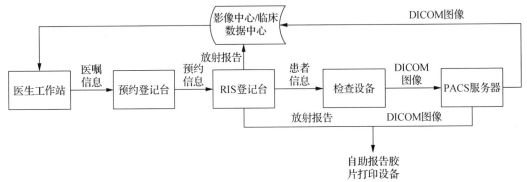

图 3-4-1 放射业务流程图

系统功能主要分为 PACS 及 RIS 两大系统:

1. PACS 系统

PACS 系统一般由以下几个部分组成:影像采集系统、数据处理与管理系统、影像通讯网络、影像显示系统、影像存档系统、影像打印和输出系统。

(1)影像采集系统:影像采集系统是医学影像进入 PACS 的传输接口,能够接收各种数字化成像设备生成的医学影像的数据。数字成像设备主要包括 CR、DR、CT、MRI、DSA,以及核医学的 SPECT、PET/CT 等。

(2)数据处理与管理系统:负责接收、存储和管理影像采集系统获取的图像,承担各种影像数据和相关信息的管理、分配,连接科室信息管理系统(如 RIS)和医院数据信息管理系统(HIS),并实现与相应影像的整合。PACS 服务器的另一个功能是将接收到的图像文件和患者相关资料进行定位和归档,同时服务器还将处理、执行来自显示工作站的影像调取请求,传送指定的影像及患者资料至显示工作站。数据管理系统服务器必须能提供短期存储和长期存储,短期存储通常以硬磁盘实现,主要存储新近的或需频繁调用的影像和数据,其特点是存取速率快,但容量有限;长期存储常采用光盘库系统,其容量较大,但存取速率慢。

(3)影像通讯网络:实现 PACS 局域网的节点间传递影像数据资料。网络通讯指影像、文本数据和系统指令通过局域或广域网络传送、交换。

（4）影像显示系统：PACS显示工作站除了用于显示图像及其相关信息之外，通常还应该具有图像处理（图像增强、边缘提取等）、图像测量（测量长、宽、面积等）、二维/三维可视化、图像标注和医学影像诊断报告书写等功能。影像显示工作站是放射医师和临床医师与PACS之间联系的主要构件，由带有局部存储能力的计算机、图像和文本显示器以及用户界面软件组成。

（5）影像存档系统：实现影像数据短期或长期归档存储，数字影像的长期存储及调用是目前PACS很重要的功能。目前的PACS系统通常采用的长期存储系统主要是光盘库和磁盘阵列。①光盘库（Optic Disk Library or Optic Disk Jukebox）：包括一个CD-R驱动器（光盘写入装置）、光盘自动加载装置和光盘自动更换装置。主要有CD-ROM式光盘库和可读写式光盘库，后者价格较贵，而CD-ROM式光盘库因其较低的价格以及工业标准，成为大量归档存储的理想方案。光盘存储的主要缺点是速度较慢。②独立磁盘冗余阵列（Redundant Array of Independent Disk，RAID）：RAID因其高性价比、大容量和具有容错功能成为大型存储的主要选择，其主要的优点有：a. 安全：除了RAID 0外，RAID 1～6均具有一定的安全冗余；b. 高数据传输率：RAID的数据传输速率一般在100～300MB/s，大大超过了光盘驱动器的数据传输速率；c. 容易扩大存储器容量：只需增加另外一个机框就可增加4～5台以上驱动器。

（6）影像打印和输出系统：尽管PACS以数字形式储存和显示影像资料，但现在大多数医院仍需提供常规胶片的影像资料给患者，多幅照相机和激光照相机是目前最常用的打印设备。

2. RIS 系统

RIS系统一般由以下几个部分组成：预约登记模块、检查报告模块、统计报表模块、教学模块、web浏览等模块。

（1）预约登记模块：用于患者基本信息管理，实现患者基本信息的登记、查询、管理、统计以及检查预约等功能。

（2）检查报告模块：主要功能是供放射科医生创建、提交、审阅报告。①通过不同的报告状态颜色标记区分报告状态，根据医院需要提供标准化诊断报告模板、医学的特殊字符及常用计算公式等，在允许的范围内支持个性化模板设置；②智能提醒功能、危急值信息自动提醒和上报功能、CA数字签名功能和根据用户权限调用患者相关诊断病历的功能；③具有严格的软件模块使用及诊断报告分级用户诊断权限管理；④具有查看患者临床诊断、详细病史，查看电子申请单的功能；⑤能够对检查影像进行质量控制。

（3）统计报表模块：统计模块供放射科管理者跟踪了解放射科的运营情况，对工作量、设备、疾病、开单、阳性率、胶片等数据进行统计,同时系统还可以根据使用者编辑的统计条件生成统计报告和统计图表供管理者参考使用。

(4)教学模块:提供灵活易用的教学科研模块,可以方便地帮助医院建立数字化的诊断资料库,按照科室的需求对各类教学、科研病例进行个性化的管理,并可以在系统内的任何工作站上随时查询、调阅、对比,提供灵活的病例查询条件,可以在任何工作站上对教学、科研资料库进行检索查询。

(5)web 浏览模块:与 HIS 或数据中心对接提供影像及报告查询浏览界面,便于临床浏览查看。

(二)系统设计与实现

1. 系统架构

随着门诊量、住院床位数的不断增长,影像设备数量的增多,存储容量也快速递增。PACS 主要是对各种医疗影像的集中存储和归档管理,PACS 接收的数据是以连续、集中、突发等方式进行存储的,临床的调阅是随机、频繁调阅,所以 PACS 存储的规划和设计是建设中非常重要的部分,关系着 PACS 后期使用性能和可扩展性。RIS/PACS 架构图如下所示:

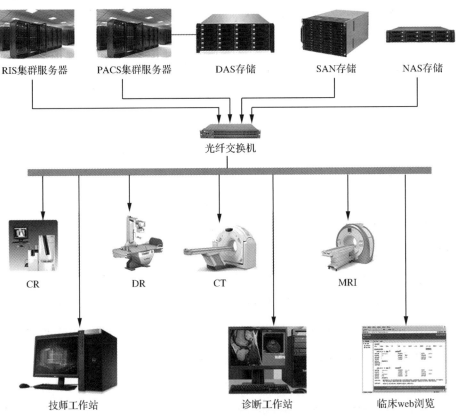

图 3-4-2　PACS 系统架构图

根据国内大多数医院影像诊疗使用的特点,大多数患者的影像三个月内会经常被访问调阅;其次是一年内的影像数据调阅频次比较高;对于一些慢性病的影像数据,在三年内也会被调阅,但频次较低;而三年以前的图像调阅较少,主要是在医院做科研分析等用途时调阅。表3-4-1对PACS图像存储时间段与被访问频率关系进行了总结。

表3-4-1 PACS图像存储时间段与被访问频率关系

时间(月)	调阅频率	主要用途
<3	最高	放射医师阅片诊断出报告,临床调阅浏览
3~12	较高	放射医师和临床医生做历史、多检查影像比较
12~36	低	放射科医师对比判片、业务学习和全院科研使用
>36	非常低	科研查阅使用,历史数据存档备份

2. PACS存储结构

(1) 需求分析:PACS图像网络存储硬件结构大致分为三种:直连式存储(DAS:Direct Attached Storage)、网络连接式存储(NAS:Network Attached Storage)和存储网络(SAN:Storage Area Network)。DAS是一种直接与主机系统相连的存储设备。NAS是一种采用直接与网络介质相连的特殊设备实现数据存储的机制。SAN是指存储设备相互连接且与一台服务器或一个服务器群相连的网络,其中的服务器用作SAN的接入点。在有些配置中,SAN也与网络相连。

根据影像科室业务流程特点的研究,通常按影像数据使用频率从高到低依次分为:"热线存储""在线存储""近线存储""离线存储"。医院在实际PACS系统建设的时候,根据自身的情况和项目预算,有的将在线和近线合并,有的使用"在线+离线"的二级存储或"在线+近线+离线"式的分级存储模式。

表3-4-2 影像数据的特点和分类

类型	特点及要求	存储选择
热线存储	影像科写报告经常访问的影像数据,对数据访问速度、时效要求高的数据	直连磁盘阵列
在线存储	用于不常用的历史数据和容量较大的数据的存储	SAN存储、NAS存储
近线存储	影像科医师和临床医生做历史、多检查影像比较的数据	SAN存储、NAS存储
离线存储	长期的历史图像数据进行归档,要求存储设备容量大、成本低,可靠性、安全性好	NAS存储、磁带存储、光盘存储

（2）PACS 多级存储结构：在全院 PACS 影像管理中，放射科检查的影像数据占据了全院影像约 90% 左右的存储容量。放射科检查设备类型多、数量多、数据吞吐量大，需要较大的网络带宽。"热线存储"：在机房设计多台前置影像服务器，每台容量在 2TB 以上，针对不同的检查设备分工，保存最近 1 年的影像数据。相关数据经科室确认上传至第二级存储设备。"在线存储"：存储设备放置在医院数据中心机房，作为全院主影像库，容量为 20TB 以上 SAN 存储，可以保存最近 3 年的影像数据。"近线存储"：也在中心机房，作为副影像库，容量为 100TB 以上，可以保存全院 10 年以上完整的影像数据，使用 iSCSI 协议，由容量大、价格低的 SATA 磁盘阵列组成高性价比的 SAN 存储架构，向全院提供影像服务。"离线存储"：使用光盘库或磁带机作为全院所有影像数据的离线容灾备份，相当于近线存储的一个完整拷贝，放置在异地灾备机房，不作为日常调阅服务使用。

3. 建设要点

PACS 项目的建设，不仅要满足影像科的正常业务工作，还要能够满足临床不断增加的影像诊断需求，因此对系统也提出更高的要求。具体表现在：

（1）高可用性：系统的设计需考虑负载均衡集群，正常运行时多台服务器同时提供服务，在出现某台服务器宕机的异常情况下，所有访问请求可以实时转移到另外一台服务器，做到毫秒级无缝切换，保障科室业务的连续性。

（2）高可扩展能力：系统架构上能够支持在原有的软硬件基础上进行扩容，检查设备、数据的增加不会带来系统运行变慢的问题。

（3）高安全性：设计要考虑到各种异常突发情况，影像数据能够有多份冗余备份，一旦发生故障，系统能够及时恢复到正常点，保证数据的完整性，防止数据的丢失。

（4）新技术的支持：虚拟化、超融合技术的大量成熟应用，已经成为信息化建设的趋势，因此 PACS 系统也需考虑对虚拟化部署的支持，满足 PACS 应用服务多、单个文件大、访问 I/O 不频繁但持续时间长的客观实际需求。

（三）常见问题与对策

1. 服务器宕机

主要表现为服务器不能正常完成系统工作。该问题的产生主要是服务器端负责管理图像、报告、存储的服务卡顿或停止，造成整个系统不能正常使用。一般情况下手动重启服务后，PACS 服务即可恢复。通过分析服务器相关日志，可以找到服务停止的原因，并根据具体原因做相应处理和预防。

2. 客户端不能调阅影像

RIS 和 PACS 系统配合使用时,不能调到影像的原因很多。通常是由于影像 DICOM 信息与 RIS 登记信息不匹配造成的。每次检查都有唯一检查号,有时因为 Worklist 服务不正常,技师采用设备上手工登记,图像上传服务器后造成 RIS 无法将检查记录与影像记录关联。这时 RIS 系统可以通过患者 ID、姓名等调取所有影像,再手工选择关联;有时也可能是 PACS 查询服务停止或者数据量大堵塞,重启服务或者清除堵塞下载影像队列恢复正常调阅。

3. 设备不能传图

PACS 实施的时候,都会配置所有设备的 DICOM 相关参数,每台设备查询 Worklist 和传图服务器都会及时响应。如果图像上传异常,首先要检查网络情况,其次检查 PACS 服务器接收服务,最后再核对设备和 PACS 相关参数设置。对于像 256 排 CT、双源 CT 等检查精度高、图像序列多(上万幅图像),服务器有时在网络运行高峰期容易堵塞,需要在服务器上清除上传的不完整数据,技师在设备上手工操作补传图像。

4. 系统运行缓慢

除了硬件、网络等瓶颈原因外,大多数都是和数据库有关系,所以要定期检查服务器和数据库,对数据库进行备份、收缩等操作,必要的数据库的维护计划是保证数据库可靠性和不间断性的关键。服务器要建立定期重启、日志缩减等日常巡检维护机制,影像工作站也要进行必要的系统优化,对于影像传输的网络需划专用的 VLAN,避免在高峰期高并发、网络风暴等造成拥堵。

5. 安全管理问题

网络安全非常重要,如果系统网络管理不好,引起病毒入侵以及系统文件损坏、丢失,会造成系统运行报错、操作缓慢。服务器、客户端要定期进行系统补丁更新,杀毒软件的病毒库也要及时升级。更重要的是,系统的用户管理也要落实到人,影像数据的删除操作要慎重,要定期进行数据和数据库的备份。

二、超声检查信息管理系统

(一)业务功能

超声医学是超声学与医学结合而形成的学科,包括超声在基础医学、临床医学、卫生学及其他医学领域中的研究与应用,其中发展最快的是超声影像诊断学。超声影像诊断具有实时动态性、检查过程损伤性小、价格低廉、易被患者所接受等特点,已广泛应用于全身各器官系统以及产前筛查,是医疗诊断中最常规的检查项目之一。

超声影像信息系统,包括了超声影像归档与传输系统和超声信息系统两部分,是专门应用于建立超声检查流程,管理超声检查图像、报告和规范超声检查质量的专业化软件系统。该系统可以提供规范化的超声检查流程,大大地提高了医生的工作效率,节省患者的诊疗时间;同时该系统还可以提供专业的图像管理分析系统以及诊疗报告管理系统,为医生提供规范化的诊疗流程和功能强大的图像辅助分析工具;此外该系统还提供了多站点质量控制系统,可以帮助年轻的超声科医生迅速提高诊断经验,增加诊断精度,同时还可以为远程医疗提供服务。

超声影像信息系统管理需遵循预约、报到、排队叫号、检查、审核、结果发布的流程。整个流程包含以下六个参与主体,分别是:登记站护士、检查技师、报告医生、超声室主任、管理员、患者。登记站护士负责患者的超声预约、登记服务;检查技师负责患者的超声检查、图像采集及录像;报告医生负责患者超声报告的填写;超声室主任负责患者超声报告的审核、科室管理和质量控制;管理员负责系统的维护;患者负责提交预约或登记申请,并可以自助查询、打印超声检查报告。

超声影像检查的工作具体流程如图 3-4-3 所示,患者在门诊开立检查后,需要

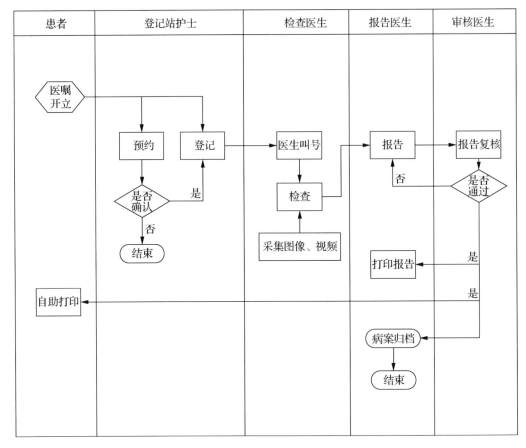

图 3-4-3 超声管理系统工作流程

在预约系统预约检查日期和时间,根据预约的检查日期和时间段到自助报到机上报到排队,诊室根据当前可做的检查项目自行选择患者排队的队列,开始呼叫患者,并将呼叫信息推送到大屏显示和门头小屏显示,当患者进入诊室后,医生确认患者信息和需要检查的项目,确认后进入报告工作站,同时设备通过 DICOM Worklist 获取患者检查登记信息。医生在检查留图,图像采集完成后,告知患者在自助报告打印机上打印报告。医生在工作站中根据图像所见、得出检查结论,确认无误后发布打印报告到自助打印机。患者到自助报告打印机上扫描条形码或者输入就诊卡号,自行打印出报告。

超声影像信息管理系统将上述功能模块根据需求组合,形成以下几个主要结构模块:影像采集系统、服务器系统、预约工作站、超声报告系统、主任管理工作站和远程浏览服务软件等。

1. 影像采集系统

影像来源包括超声影像科、超声心动图、妇产科、急症、体检以及病区各科室的超声影像检查和治疗设备的数据,是进入超声影像信息系统的传输接口,该系统能够接收各种数字化成像设备生成的超声医学影像数据。遵循 DICOM 数据通讯标准,支持 DICOM 标准数据和非标 DICOM 数据采集和归档,通过视频信号采集医学图像时,图像的几何分辨率应不低于原始图像的分辨率,灰阶分辨率应不低于 256 级,对于彩色图像采用 RGB/YUV 的方式描述,图像清晰度不低于图像源的质量。

2. 服务器系统

服务器系统遵循 DICOM 3.0 标准,包含所有的 DICOM 服务:ECHO SCU/SCP、Store 、Query/Retrieve SCU/SCP、Storage Commitment SCU/SCP、Storage 、Modality Work list SCU/SCP 、Print SCU/SCP、Verification SCU/SCP 等。操作系统支持 WIN2008 及其以上版本或 UNIX/LINUX。数据库支持 SQLSERVER 2008 或 ORACLE 10G、My SQL 等。

服务器系统硬件采用集群体系架构,支持负载均衡或者双机热备,服务器后台遵循全天候守候服务原则,支持自动修复各子系统服务。支持超多个客户端的动态并发操作,支持多个用户对同一影像数据的同时读取操作。

服务器系统具备完善的用户管理功能,包括用户管理、设备管理和数据管理、系统管理等。用户管理涉及用户权限配置,设备管理涉及设备接入、网络配置、权限配置,数据管理涉及数据的删除、恢复、还原、系统容灾的安全恢复以及严格的用户分级数据访问安全管理机制,系统管理涵盖系统的升级和扩展,支持客户端自动从服务器端获得程序的更新包,同时包括完整的日志记录和管理功能。

3. 预约工作站

预约登记工作站对来进行检查的患者进行基本信息管理,实现患者基本信息的登记、查询、管理、统计以及检查预约等功能。

(1)登记工作站需要遵循 DICOM 3.0 标准,需要针对配置 DICOM Modality Worklist 服务的影像设备提供 Worklist 服务,提供高效方便的检索服务,优化工作流程,提高工作效率,对于 DICOM Worklist 支持的设备,提供本检查室的任务列表功能。

(2)工作站需支持多种患者信息录入方式(包括患者的基本信息及申请单信息):可通过对接 HIS 系统获取、磁卡读取等,同时支持通过扫描仪、数码相机采集图片申请单,保存临床申请信息,并与患者信息、影像信息关联归档及患者密级管理、检查优先级管理和多媒体查询功能。

(3)需满足患者可通过一卡通、条码、ID 号等进行个人诊断状态查询,科室工作人员可按多种方式进行全科信息资料检索、查询及统计工作。

4. 超声报告系统

超声报告系统根据医院需要提供标准化诊断报告模板、医学的特殊字符及常用计算公式等,在允许的范围内支持个性化模板设置,允许自定义报告板式,可按需选择打印图像。

(1)具有智能提醒功能、危急信息自动提醒和上报功能、CA 数字签名功能和根据用户权限调用患者相关诊断病历的功能。

(2)一次检查的图像可以分布显示于多个显示器上。

(3)具有严格的软件模块使用及诊断报告分级用户诊断权限管理;具有多种权限管理方式,可以使用个人、用户组等管理策略,用户权限可继承,便于系统管理。

(4)具有查看患者临床诊断、详细病史,查看扫描录入的申请单的功能。

(5)支持灵活的定义打印诊断报告。

(6)支持患者随访记录的编辑。

(7)支持病理诊断结果调阅及阳性符合率统计。

(8)提供多种国际标准编码录入,并支持自定义编码。

(9)确保使用过程中的安全管理机制。

5. 主任管理工作站

主任管理工作站可提供给主任及授权给申请需要查阅患者病历资料的医务人员随

时查阅,并对出现有争议问题的病例做出审核批示,提醒检查医师做出相应处理。

(1)自动完成各种查询、统计的报表功能,可以有效检查各科室或各医师的工作量等情况,有效节约工作时间,提高工作效率。

(2)管理用户,分配权限。

(3)维护系统设备、工作站,根据需要设置相应配置信息,管理患者资料。

(4)病例追踪。对于复诊的患者支持使用相同的超声号进行管理,并可以同时显示已经做过的历次检查情况。

6. 远程浏览(报告查询)服务软件

(1)可以和医院已有的 HIS 相连,临床可查询超声报告,具体浏览权限由超声科控制。

(2)可以和医院已有的 PACS 连接,查看超声科室的超声图像。

(3)该功能可以与医院电子病历系统融合,通过电子病历直接读取指定信息并显示。

(二)系统设计与实现

根据不同类型医院需求不同,具有不同的形式:一类方案是影像直接由 PACS 来进行管理,其归档和传输过程直接由 PACS 服务器负责,超声信息管理系统通过通用的 PACS 接口与 PACS 中的超声图像进行交互;另一类方案是超声影像与超声信息系统融合,独立于 PACS 系统,单独进行自身的影像管理和信息流控制,同时也预留接口与 PACS、HIS 和 EMR 电子病历通讯,进行超声和患者影像数据的交互。两种方案各有所长,且在各家医院都有成功案例。

1. 系统架构

超声影像信息系统设计采用 B/S 和 C/S 双重架构模式,同时支持浏览器和客户端对服务器的访问和数据获取。系统同时采用模块化分层设计,每个模块独立设计和完成,各个模块之间通过标准接口实现信息沟通,保证系统运行的稳定性、良好的扩展性以及系统运行中出现错误时的精确定位能力。根据各个模块的功能不同,构建系统的软件架构(如图 3-4-4 所示),底层为数据支持层,中间层为网络层,上层为业务管理层,业务管理层又分为客户端管理和 WEB 端。系统管理层统筹管理所有层次结构,在上层业务管理层上预留多种其他专业系统接口,如 PACS、HIS、EMR 等,同时预留多种扩展接口,支持各种智能软件的接入功能,也可为后期的软件智能化扩展留下空间。

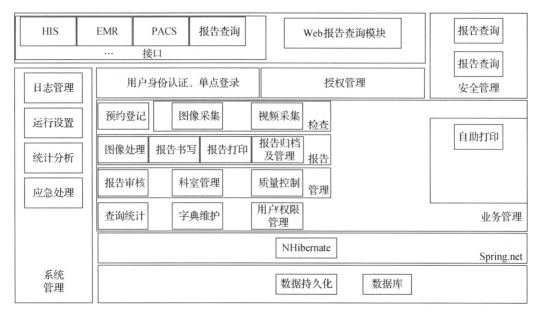

图 3 - 4 - 4　超声影像信息系统架构图

2. 建设要点

(1) 对接院内预约系统:超声系统通过与院内医技预约平台的对接,能够将超声检查资源纳入医院统一管理,提升资源利用率。超声系统与医技系统的对接,包含医嘱预约、到检信息、检查状态回传等接口。医嘱开立后患者通过预约系统自助/自动预约,通过对接接口,预约系统将医嘱信息及预约信息传至超声系统。待检查时,患者在自助机报到后,预约系统将到检信息发送至超声系统。超声系统根据收到的信息将患者信息上屏,当排到该患者时技师叫号。患者检查结束后超声系统将状态变更信息发送至预约平台,同时将报告上传至数据平台,完成检查闭环。

(2) 质控功能:质控技师选择报告进行质量评分,可以对所采集的图像进行标注、评分并总结。相关质控信息会存入数据库,可在质控模块中进行查看。图像标注只在质控界面可见,方便科室归纳总结。

(三)常见问题与对策

1. 业务高峰时期,超声系统无法正常接收来自其他系统的预约或者申请信息

该问题主要是因为服务假死,无法正常接收来自其他系统的数据流。为此,可优化排队叫号服务的队列程序。此外,可采用消息集成的方式,借用集成平台对相关的业务消息进行队列管理。结合平台的报警机制,可提醒相关系统恢复自身服务后,继续处理队列中等待的消息,逐步恢复业务。

2. 超声检查结果不回传,不能正常完成系统工作

该问题主要出现在回传报告服务未检查到超声报告接收服务,回传报告服务报错

后停止工作。为此,可以建立服务的监听程序,一旦检测到服务异常或者错误,自动重启相关服务。另外,还可以结合负载双活技术,当一台服务停止后,另一台依旧正常运行,保证业务的正常运转。

三、心电信息管理系统

(一)业务功能

电生理检查作为医院重要的检查组成部分,它包括了心电图类、脑电图类、神经电生理类、电测听等检查项目,与放射检查、核医学检查、超声检查、内镜检查、病理检查共同组成了医院医疗检查体系。心电信息管理系统率先实现了将医院种类繁多的心电检查设备连接入网,采用创新式的通用网络虚拟输出技术实现统一存储,采用 Web 方式发布到临床共享。为心电检查建立全新的集中式工作模式,有效改善了以往单机版心电工作站发送报告速度慢,工作效率低下的问题,并且提高了报告的质量。并在此基础上建立了心电信息数据库,并提供更加安全的存储空间,可以通过网络实现心电信息的资源共享,为心电信息利用者提供更为方便的服务,也为心电学科更好的发展提供了基础。随着分级诊疗的推广,心电信息管理系统逐渐向院外延伸,通过移动心电设备、互联网、人工智能等技术建立区域心电中心,远程进行心电诊断。

1. 院内心电管理信息系统业务要求

在医院的信息化建设中,心电检查全流程的数字化闭环管理是医院建立完整电子病历管理的必要组成部分,与影像数据和检验数据的数字化管理具有同等重要的地位。实现心电的全院数字化管理,既可以减少患者预约、叫号的等候时间及以往去功能室检查的奔波,方便就诊,也可以解决长期困扰医院的心电图资料无法有效保存的问题;既可以通过有效的分工提高检查医师和报告医师的工作效率,也可以支持医生通过与既往检查对比,更好地观察病情和治疗效果,提高医院的临床和科研水平。

心电管理信息系统实现了从预约登记、操作检查、编写报告、集中存储、网络传输、临床共享、医生会诊、工作量统计全过程的数字化管理,是心电图数字化存储、信息化共享、医生协同工作能力的信息化工作平台。心电管理信息系统在门诊、病区、心功能检查室之间建立起心电信息传输与报告发布的网络化流程,解决了长期困扰医院的门诊心电图检查排队无序、急诊心电图诊断效率低下,病区心电图人工穿梭检查效率低,心电图纸备份繁琐、会诊调阅困难等问题。

2. 院内心电管理信息系统业务流程

院内心电管理信息系统包括心电检查申请、预约、排队叫号、数据采集和报告管理等工作内容,实现心电检查工作的信息化、规范化,并可以与医院的其他信息系统进行数据共享和互联互通。具体工作流程可以根据门诊、住院两类就诊类别分别介绍。

(1)门诊心电检查业务流程(见图3-4-5):临床医生在门诊开具申请单,内容包括患者信息及检查项目。心电系统通过接口获得申请单进行登记和预约,并生成排队号,患者按照排队号在检查室等待检查。检查医生依序叫号,系统会在叫号屏上显示并播报检查患者姓名、流水号和检查室。患者按照顺序依次接受心电图检查,心电信息系统采集心电图数据并保存至服务器中。

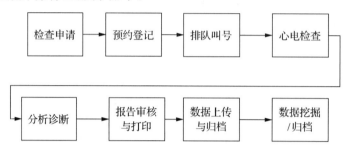

图3-4-5 门诊心电管理系统业务流程图

在上传到服务器之前,检查医生可以预览上传的心电图,保证传送到服务器的图形清晰。如果干扰大,可以删除该数据后重新采集上传。医生通过提供的专用的工具分析采集到的心电图并生成报告。报告审核后,通过网络发布,临床医生就可以调阅该心电图报告,门诊患者也可以自助打印报告等。

检查医生判定检查结果为危急报告时,可以在系统中标注报告结果为危急类型,系统将自动以短信、微信或系统弹窗提醒等方式及时反馈给临床医生。临床医生收到危急值时,也需要及时反馈给检查医生,系统记录危急值处理全过程数据。

(2)住院心电检查业务流程:床边心电采集模式改变了将患者送至心电图室检查的方式,避免了不必要的运输时间,可以缓解大量心血管疾病患者集中在医院排队等待的情况,极大缩短了等待时间。

在医院开展床旁心电检查业务后,病区医生能够在心电检查平板扫码患者腕带获取患者检查申请信息,并在床旁进行心电采集。采集过程中,可以在平板上实时查看心电数据质量,检查完成后,通过医院的无线网络,将采集的数据上传到心电系统的服务器上,心电图室医生可及时进行分析、诊断,审核后的报告通过网络发布,临床医护人员等即可在办公电脑上直接查看或打印报告,帮助医生高质量高效率地完成心电诊断报告。

(3)区域心电业务流程:区域心电业务需要依托于区域心电平台,实现基层医院和会诊中心的业务协同和数据共享。基层医院一般指乡镇卫生院和社区卫生服务中心等,一般基层没有专门的心电图医生,实施区域远程心电系统后基层医疗机构只需要基本的操作人员,实现心电图数据的采集工作便可。会诊中心一般指县市级以上医院,实现基层心电数据采集后传给会诊中心出具相应的报告。

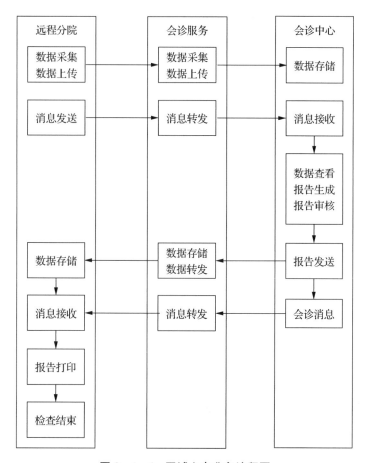

图 3 - 4 - 6　区域心电业务流程图

(二)系统设计与实现

1. 系统架构

系统总体架构以满足心电检查和心电处理为核心,并通过与其他系统的对接,实现心电整体流程的任务管理(见图 3 - 4 - 7)。

医院通过建立心电管理信息系统,实现心电图数据数字化管理,实现门诊、病房、急诊、体检中心、分院院区的全流程管理。包括:实现门诊、病房、急诊、体检中心,总院与分院院区之间心电数据的实时互联互通,信息共享;实现心电设备的数字化管理,直接采集心电设备的数据应用于数据分析;实现与其他信息系统之间的数据共享;能够最大程度地提高心电科室及相关科室的工作效率、管理效率,为患者带来便捷。

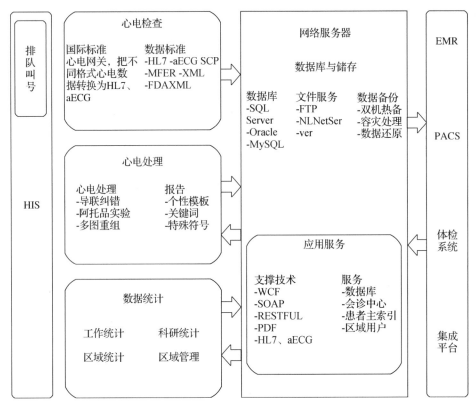

图 3-4-7 系统总体架构

2. 建设要点

（1）心电管理信息系统的数据存储：为保证所有心电资料可以快速调阅，需要实时存储数据，并进行集中存储、集中管理，利用医院指定的网络进行数据交互。需要具有可靠的备份容灾方案，确保在极端情况下业务不中断、数据不丢失，也保证数据的安全性，且患者资料具有延续性和完整性，方便操作和查询统计。

（2）心电管理信息系统软件架构：需要按照医用信息系统集成（Integrating the Healthcare Enterprise，IHE）规范推荐的流程和交互方式，设计心电系统软件架构及数据交换接口，采用面向服务架构（Service-Oriented Architecture，SOA），实现各系统之间的松耦合，方便系统流程的重组和优化，以及和不同系统之间的对接，实现心电申请、报告与其他系统之间的双向传递。

（3）心电管理信息系统的安全体系：心电管理信息系统对数据的访问具有严格的权限设定，并要求具有安全审计和日志记录，针对数据的修改、删除、访问等操作都要具有相应权限，权限由上级部门严格分配。系统同时记录操作人、操作时间等信息，明确对数据的任何一次操作的详细情况都经过安全审计记录并保存相关的日志，用于数据操作的安全保障。

（4）心电管理信息系统的实施步骤：心电管理信息系统的上线实施，主要包括基础数据准备、业务流程确认、接口对接、系统安装准备、系统初始化、用户培训、系统上线等步骤,并按照先完成基础平台建设,接着推广至全院,然后推广至区域的进度推动。

第一步,完成心电管理基础信息系统的建设:搭建心电管理信息系统,将医院的心电图机接入平台,实现心电数据的自动采集;建立心电分析工作站,心电诊断医师可以出具心电电子报告;对接院内其他信息系统,实现患者信息、心电报告等共享。接入心电图室的设备,实现心电数据自动采集;实现心电诊断医生使用专业心电分析工作站完成心电报告;与医院其他信息系统对接,实现心电检查的申请、预约、计费确认和心电报告发布;最后,实现心电数据的容灾备份。

第二步,完成全院心电管理信息系统的上线:通过有线或无线网络的方式接入急诊、病房、体检等其他部门的心电设备,采集设备数据,由心电图室统一出具诊断报告。

第三步,完成区域心电诊断中心的建设:成立区域心电诊断中心,打通社区、分院等其他医疗机构的网络,接入对应的心电设备,采集设备将数据传输至诊断中心,由诊断中心的医师统一出具心电报告并发布至对应的医疗机构。

(三)常见问题与对策

1. 网络环境不稳定

系统建设过程不仅依靠软件系统本身,更依赖于网络等基础条件,尤其是病区床边心电数据的采集,对医院无线网络的要求较高,稳定的网络环境是保证软件稳定使用的关键。考虑到床边心电检查的数据不能因为网络问题无法将数据传递到心电诊断中心而影响临床使用,所以要求系统在网络不稳定时,能够提供应急解决方案,使用床边心电设备进行检查时可以将心电数据存储在采集平板上,在网络恢复后再将数据重传至服务器存储。

2. 医务人员操作不规范

由于医务人员流动性较大,容易导致在操作床边心电系统时不熟练、不规范,应定期对医务人员进行培训并加强对医务人员检查操作的考核和指导,以此规范医务人员操作。也可以成立质量管理小组负责监管。通过多种手段提高医院质量管理效率,规避不必要的医疗纠纷。

3. 数据质量与安全问题

区域心电管理信息系统实现分院远程和会诊中心的业务协同和数据共享的同时,存在数据质量与安全问题。

(1)区域内医疗机构之间心电数据无法有效共享:导致协同诊断存在问题,对各个医疗机构的心电系统按平台要求进行标准化,以满足协同应用的需要。尤其是基层的心电系统较弱,需要达到会诊中心的诊断要求和标准,需要按规定的水平进行建设。

（2）区域心电数据安全问题：由于区域心电经常会通过互联网交互数据，所以需要针对网络安全进行详细管控。另外心电管理信息系统设计需要支持基于组件的 SOA 架构，应用服务功能可通过 Web Service 等技术发布，并可以被第三方调用，所以应用架构设计要求两层或多层，具有良好的安全机制，包括完成用户认证、授权和数据保密等。

（3）患者多次心电数据的整合问题：构建基于平台的 EMPI 主索引系统，使每位区域内的患者都有唯一的标识，从而减少患者检查记录的重复性，实现多次检查记录的数据调用、比对和整合。

四、内窥镜检查信息管理系统

（一）业务功能

内镜检查基本工作流程先由管理员或值班医生对患者的基本信息（如镜检号、姓名、性别、年龄、诊断日期、送检部门等）进行登记并排队（同时也包括预约的患者），将患者的基本信息写入数据库，由此创建了与每位就诊患者相关的镜检记录。通过与 HIS 的连接，患者基本信息直接通过 HIS 得到，这样可以保持整个医院管理数据的一致性与管理效率。

医生为患者做镜检时调出其镜检记录，能够随时地将镜检中的拍片（已数字化的镜检图像）与镜检过程的数字化视频录像与患者的镜检记录关联，据此可生成一份图文并茂的电子镜检报告。有时需要将医生在镜检过程中的影像实时地通过医院内部的局域网传输到不同地点的客户工作站，以方便远程教学观摩和视频会议。综合以上的业务需求，内窥镜信息系统的业务流程如图 3-4-8 所示。

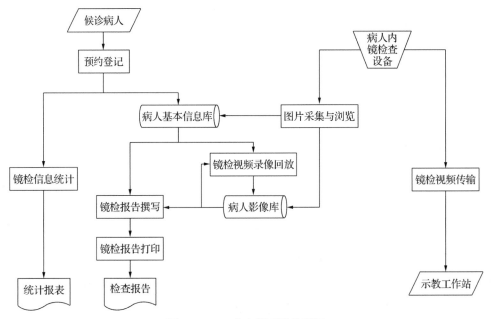

图 3-4-8　内窥镜系统流程图

根据系统的功能需求分析结果,系统功能包括镜检记录管理、内镜影像管理、镜检报告管理、检索统计、系统管理、远程视频教学六个模块。系统在实际应用中需要两种专用硬件支持,一是使计算机与电子内窥镜硬件系统进行接口的视频采集卡,通过采集卡,完成内窥镜输出的模拟视频信号的 A/D 转换,数字化后的影像数据由计算机系统做进一步的处理;二是为系统添加脚踏开关作为医生现场拍片用的操作控制器,脚踏开关直接与计算机的串口(RS232)连接。以下对每个模块的功能做简单介绍:

镜检记录管理:实现对患者基本信息的登记、修改、删除和查询。

内镜影像管理:①视频预览:在屏幕实时显示镜检中不断传导过来的内镜视频,可通过该视频窗口观察当时镜检部位的实际状况。②影像拍照:通过点击保存按钮或触发与计算机 COM 口连接的脚踏开关,完成实际工作中的拍片操作,保存该图像到当前患者记录。③拍片管理:图像显示列表,浏览,选择打印、添加或删除关联的拍片图像文件。④视频录像:在医生对患者做镜检时,可以选择对镜检过程的视频进行录像、存档。⑤视频会议:将镜检过程的视频实时地传输到客户端,以支持远程的诊断、观摩和教学。

镜检报告管理:①标注镜检部位:对拍片图像反映受检器官的镜检部位进行标记,并可注释说明。②撰写镜检报告:包括镜检记录的基本信息、内镜所见、内镜诊断、建议、活检部位、HP 实验、镜检图像和病理结果八项内容。③镜检报告模板管理:镜检报告模板是对以往镜检病例的镜检症状、诊断结论、治疗建议以至相似病案的文字描述进行重新组织与归档,以便调用。

检索统计:各种检查部位,项目的统计报告形成。

系统管理:包括系统备份、系统配置及用户管理等。

远程视频教学:可实时选择接收不同内镜系统的视频信号,也可以发送命令进行拍片(冻结图像和保存图像)、录像等;可临床查询内镜报告;可察看内镜科室的内镜图像等。

(二)系统设计与实现

1. 系统架构

内镜影像信息系统基于客户机/服务器构造,运行于支持 TCP/IP 协议的医院内部局域网(目前通常是 100M 或 1000M 的以太网),实现镜检影像信息的数字化处理,实时传输归档与共享,可完成远程医疗诊断、观摩与教学功能。系统的体系结构如图3-4-9 所示。

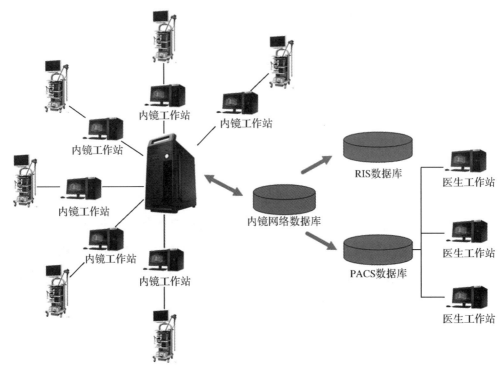

图 3-4-9 内镜影像信息系统的体系结构

2. 建设要点

(1)视频回放:内窥镜检查系统作为专科化的信息系统,在建设过程中需对接多种医疗设备获取内镜图像、X线图像和超声图像等,需支持内镜、X光、超声多路视频高清录像和回放,实现检查视频及图像数字化、持久化存储,并能够与示教转播系统联动,方便临床医生进行科研教学。

(2)系统集成:需与院内其他医疗信息系统进行集成,实现各系统高效的互联互通,充分利用信息化的手段实现内镜专科检查的全流程可追溯管理。与 HIS 或集成平台对接实现自动登记、自助到检、自助打印等功能,实现内镜报告全院共享与浏览;与预约平台对接,实现系统自动化智能化分时预约及患者手机端自助预约;与清洗消毒系统对接,实时获取洗消状态的各环节的时间点、清洗人员信息,便于对洗消信息追溯管理,规避风险;与高值耗材管理系统对接,管理内镜中心的各种耗材的供应商信息和出入库情况,便于对耗材使用情况进行追溯统计;与专科手术麻醉系统、病理电子申请系统对接,便于医师对检查时间、麻醉时间、病理申请及报告进行检查全过程的质控管理。

(三)常见问题与对策

1. 服务器图像归档异常

表现形式是所有报告终端不能正常显示患者刚采集的图像。首先检查网络交换机是否工作正常,其次是图像服务器是否正常。在二者都工作正常时,检查服务器存储空间是否已满而导致图像无法归档,如存储空间已满,则可以更换新的存储位置或申请添加存贮,并重新上传一遍未归档图像实现归档。若不是存储空间问题,则检查服务器端DICOM归档服务是否正常,若不正常,则重启服务器端DICOM服务,观察系统归档服务是否恢复。

2. 单台内镜工作站归档异常

内镜系统依赖工作站进行图像采集和归档,工作站提示报告和图像保存失败时,检查工作站与交换机之间的网络连接是否异常,是否存在网络端口故障;或本地网络受限导致连接不到服务器数据库。其他原因还包括数据库服务器是否正常,可能是服务器数据库死锁或者数据库服务宕机;检查本地防火墙是否打开,上传图像端口是否放行。检查以上项目都正常后,打开该检查报告,打开本地临时缓存文件夹 temp,找到该检查对应的图像,点击"打开"—"保存",即重新上传该次检查图像。

3. 本地图像无法加载

检查本地电脑网络是否连接上服务器,若正常则检查本地电脑空间是否已满,导致工作站图像无法加载。若本地空间已满,则删除本地临时缓存目录下的临时文件,重启工作站后,再尝试图像加载。

4. 本地工作站终端影像异常

工作站影像区图像偏色、白屏、黑屏、花屏,考虑采集卡驱动丢失,除出现上述现象外还可能出现报错信息;采集卡接触不良,可用酒精清洗采集卡"金手指"部位,反复拔插采集卡或者更换插槽;工作站影像区域显示蓝屏,检查视频接口设置,检查视频线是否松动,接触不良或视频线断路。工作站采集下来的图像大小异常,检查内窥镜设备显示图像大小情况,可能是内镜设备图像大小改变了,如有改变,调整工作站采集区域;查看工作站裁剪参数情况,如果是裁剪参数变化了,需重新设置。

5. 脚踏开关无法采集图像

检查脚踏开发接头是否松动;检查脚踏开关连接线是否有损坏的地方;检查电脑com端口是否被占用。

五、病理信息管理系统

(一)业务功能

病理检查以明确疾病诊断为主要目的,主要是通过活体组织学检查,采用钳取、穿刺、局部切除等方法,从患者体内获取器官、组织、细胞、体液为研究对象,进行病理形态学观察的实验方法。

病理信息系统主要包括电子病理申请单管理、标本接收登记管理、标本取材管理、蜡块制作管理、切片制作管理、术中冰冻快速病理管理、病理诊断管理、免疫组化及特殊染色管理、病理质量控制管理、病理标本归档管理等信息化功能模块。随着物联网、5G及人工智能的发展,病理远程诊断及实时会诊、病理图像 AI 辅助诊断等信息化产品相继投入医院数字化应用中。

如图 3-4-10 所示,病理科的业务是接收来自临床医生的标本病理申请,通过病理科内部系统的标本接收登记、取材、包埋、制片、病理诊断、免疫组化(特检)等工作环节,最终生成病理报告,将报告反馈给临床科室和患者。同时要求与医院的其他系统进行数据共享和互联互通,要求病理科内部要有明确的工作流程,责任分工,对各工作流程要求明确的质量控制要求,对外部系统的集成要有良好的沟通和及时反馈途径。

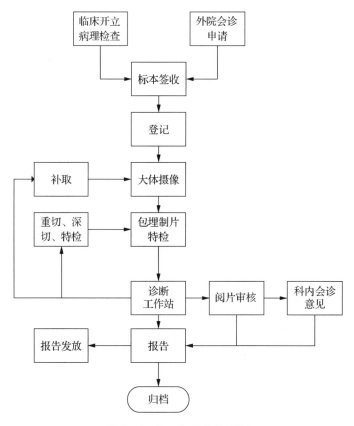

图 3-4-10　病理业务流程

临床医生开具电子病理申请单,护士根据申请单号提取患者手术信息,登记患者标本信息并打印标签贴至标本袋上。快速病理标本直接送至病理科,常规病理先送至手术室的标本间,由专人集中送至病理科。病理科对标本进行核对、签收、大体取材、组织块脱水、蜡块包埋、切片制作及染色切片的图像观察及图像获取和保存、病理诊断报告的书写、病理诊断的内部医嘱处理(重取、重切、免疫组化和特殊染色处理)、病理资料的归档保存、病理的会诊等。

(1)标本获取与接收:病理标本由手术室采集,加入 10％中性缓冲福尔马林浸泡,粘贴明确的病理标签后,统一送至病理科标本取材室。病理标签包含了患者的基本信息和标本名称、标本离体时间等;在标本离开手术室前,在标本管理系统中进行扫码登记,运送至病理科后,由病理科工作人员和手术室工作人员同时核对标本,在标本管理系统中进行标本接收登记,完成标本接收过程。

(2)标本大体取材:病理标本的大体取材首先描述病理标本的肉眼所见,包括标本的颜色、尺寸以及剖开后的质地。病理科医生根据送检标本的类型及临床诊断,根据病理标本规范性取材要求进行取材,如肺癌根治术的标本,需要描述肺组织的大小,形状、质地找到肿块后依次描述肿块所处的位置、颜色、形状、质地大小等,根据规范切取组织;由于根治术包括淋巴结清扫,所以在标本取材时还应该取材送检标本袋中各组淋巴结。

(3)蜡块包埋制作:取材医生处理过的标本经全自动组织脱水机处理后,形成脱水后的组织块;经石蜡包埋后,形成石蜡组织块。

(4)切片制作:处理过的蜡块冷却后,在轮转式石蜡切片机中进行组织切片,切片厚度为3～5微米,选取切片厚度均匀、平整无褶皱的蜡片,贴附于已编号的病理载玻片上,待表面水分蒸发烤片后,置于全自动染色封片一体机中进行组织切片的染色、封片。

(5)病理诊断:染色后的切片置于显微镜载物台上,根据需要选择适当的物镜倍数进行观察,保存典型部位的图像,根据镜下所见进行病理诊断,初级医生的病理诊断报告需经高级职称的医师进行审核后,方可发布报告。

(6)病理诊断的内部医嘱:由于经典 HE 染色不能满足全部的诊断需要,还需进行其他的染色方法进行辅助诊断,如免疫组织化学染色和特殊染色处理等;如果还不能明确诊断,则需要进行重取等处理。

(7)病理资料归档保存:诊断完成、报告发布的所有病理资料都要按照一定顺序进行归档保存,患者的组织病理切片至少需要保存 10 年,根据患者需要,可随时前来借阅并及时归还。

(8)病理会诊:由于病变的多样性及复杂性,部分病例无法给出明确诊断,需要会诊,书写会诊意见。

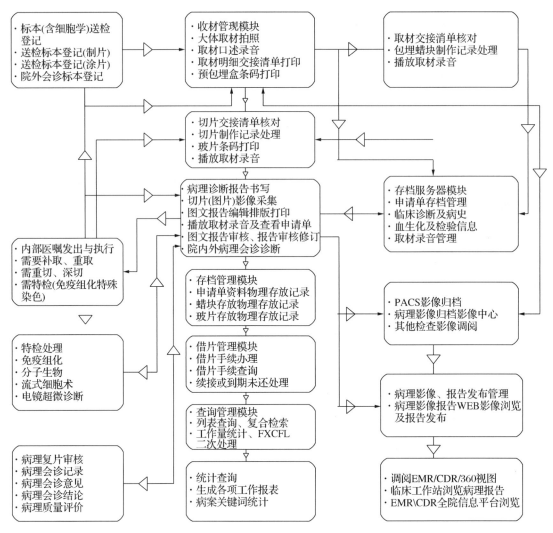

图 3‐4‐11　病理科信息系统功能模块图

(二)系统设计与实现

病理图像区别于放射超声内镜等检查科室图像,病理图像的主体不是患者自身,而是从患者身上取出来的"样本",并且样本需要经过取材、脱水、石蜡包埋、切片处理、染色、免疫组化等制作成"切片",这才获得病理的图像。因此病理科不仅仅是要获得病理图像,还要制作病理图像——切片,这样就产生了样本的管理和制作切片的工作流程,最后还有样本、蜡块、切片、申请单、报告的归档管理和切片借阅管理等重要环节。这就意味着病理科的信息系统与放射、超声、内镜等影像检查科室信息系统有明显的差异。

1. 系统架构

围绕着病理科的工作业务需求进行构建和配置,主要有以下功能模块:电子申请单管理、标本登记获取、取材管理、包埋管理、切片管理、诊断报告管理、特检管理、科内会诊、病理资料档案管理、借片管理、查询统计、与医院其他信息系统集成等业务工作单元。

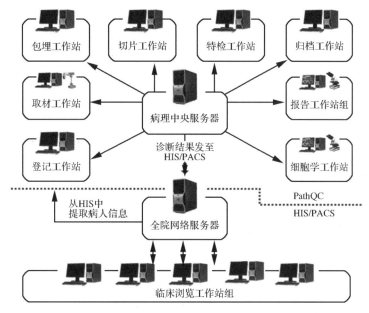

图 3 - 4 - 12　病理科系统架结构示意图

　　病理信息系统以 B/S 或 C/S 模式进行部署和构建,部署的节点以病理科实际工作单元进行配置,提供并安装必要的软件和硬件的环境,通过数据的分节点采集和数据集中存放和科内院内数据共享。病理科信息化系统拓扑结构如图 3 - 4 - 13 所示:

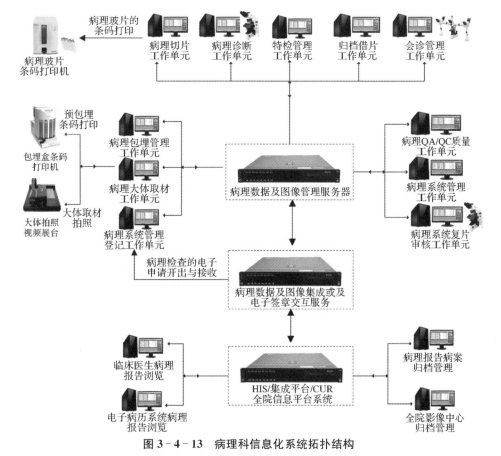

图 3 - 4 - 13　病理科信息化系统拓扑结构

2. 建设要点

（1）全流程病理质控的内涵建设：全流程病理质控系统的建设要点就是建立满足全院电子化流程，实现统一标本条码跟踪管理功能，使得病理检查从申请开单到报告发放全流程责任化、标准化、规范化，可追溯管理。

全院化的电子申请流程，能够实现患者信息在检查全流程共享，因病理样本采集覆盖面较广，电子申请单应支持多种类型的申请开单模式，提供术中冰冻标本、常规病理标本、细胞学病理、分子病理、免疫组化等多种申请单模板，自动带入患者临床数据，提高医务人员工作效率。此外，病理检查自标本采集开始，需实现病理标本及申请单条码化跟踪管理，标本在检查全过程通过扫码流转，规避因流程过多，样本经手人数过多导致的人为失误，保障医疗质量安全。全过程的条码登记能够记录标本的流转状态，便于病理科内部质控管理，追溯标本检查记录。

（2）远程病理的建设，与院内病理的衔接：区域病理远程会诊主要负责实现区域内病理信息、检查报告、患者信息等数据存储，并对区域内患者信息及检查数据完成统一管理以及区域跨机构共享调阅管理。远程会诊与院内病理的衔接过程，主要由院内病理系统和前置机构成，通过前置机上传和下载患者信息，医院端通过前置机实现整个区域内病理信息共享和病理检查报告跨机构调阅。

在区域病理会诊建设的过程中，下级医院完成病理申请、标本采集，可选择自行制片并上传数字切片到会诊中心，或选择运送标本到指定上级医院。上级医院接收到数字阅片申请时，可通过区域会诊平台获取患者申请信息及切片图像，阅片后将诊断上传至会诊平台。或接收样本及申请单后，对样本进行取材、处理，最终集中镜下阅片和诊断，将结论上传至会诊平台。下级医院通过会诊平台下载报告，并发放给患者。

（三）常见问题与对策

1. 未能实现病理全流程的闭环管理

如果医院仅上线病理科内部信息系统，病理申请单仍由手工填写，标本运送及签收环节人工登记，病理报告打印后送临床科室，术中冰冻结果采用电话通知医生等，这样将存在如下安全隐患：①申请单手工填写，一旦标本信息错误，可能导致严重的医疗事故；②标本人工转送、标本签收手工登记，存在标本丢失风险，一旦丢失，无法做到记录追溯，重新采集标本十分困难；③报告打印送临床科室、术中冰冻结果电话通知医生等，都会导致临床医生无法及时查阅报告、无法及时调整治疗方案等后果。

为解决上述问题，可采用病理电子申请单，标本送出及送达扫码登记，病理报告结果通过网络或集成平台实时在线发布，临床医生可以通过电子病历、影像平台或医生工作站实时调阅,病理报告随电子病历一起归档,真正实现病理闭环管理。

2. 在病理科登记病例时,同一个患者有多个病理申请医嘱

当患者 ID 提取时会出现多条医嘱供选择,容易发生选择错误的风险。通过使用申请单号进行信息提取可以有效避免以上问题的发生,因为申请单号是针对本次申请,不但可以避免选错医嘱,还可以将标本信息提取出来,减少用户标本信息的录入,避免出错的概率。

3. 同一个病例在多个工作站同时打开,存在数据被覆盖的风险

由于病理工作环节涉及多种工作站,不同工作站的医生对同一个患者可能会同时操作。如医生取材时,可能会在取材工作站和报告工作站同时打开冰冻报告,取材完成并保存取材信息后,报告工作站如果不重新打开此病例而直接书写报告并保存,会导致取材信息被覆盖。一方面,需纠正临床医生的行为习惯,一个工作环节只打开一个工作站。病理科医生在修改报告前,刷新界面上的信息。另一方面,加强系统设计的鲁棒性,进行友好交互,程序友好地提醒用户"加载信息已经发生修改,是否重新加载?"这样让用户决定是继续打开,还是先将原来的保存下来,从源头避免问题的发生。软件要能预先考虑各种情况,能捕获各种异常,辅助用户,减少错误。

第五节　治疗信息管理

随着科学技术的进步和人类对疾病的认知深入,治疗的方法也日益更新。治疗技术的发展不断提升医疗质量,为疾病的治愈带来更多的可能。随着学科、专科发展,与之相适应的医疗信息系统也不断呈现出自身业务和技术的发展特点。治疗信息管理系统实现治疗业务的信息化管理,提高科室工作效率及质量管理水平。与电子病历系统进行整合,可有效辅助临床决策。

由于辅助治疗技术的高速发展和专业特异性,目前并未有全面定义治疗信息系统的相关功能规范与标准,但在国家卫健委的相关信息化标准和指引中均有相关涉及。在国家卫建委《电子病历系统应用水平分级评价标准(试行)》(国卫办医函〔2018〕1079 号)设有专门章节——《治疗信息处理》。治疗管理是面向一整类治疗行为的信息化管理,治疗管理信息系统是通过对治疗行为基本要素(患者、设备、专科知识)的管理,实现对治疗数据、治疗过程和治疗结果的管理。本节介绍治疗信息管理系统,主要包括专科治疗管理系统、手术麻醉系统、重症监护系统。

一、专科治疗管理系统

(一)业务功能

在以内科学为基础的药物治疗学科群和以外科学为基础的手术学科群外,还出现了物理治疗、放射治疗、介入治疗等新的治疗手段。且随着时间的前进,新的技术仍在不断涌现。治疗技术的发展不断提升医疗质量,为疾病的治愈带来更多的可能。

专科治疗管理系统需要按照治疗业务标准操作规程要求,以患者安全管理为核心,建立以专科电子病历为基础,结合物联网、互联网等技术,实现患者标准化、规范化治疗管理流程,帮助医护人员更加便捷高效地开展工作。利用信息化手段将医护人员从日常繁杂的工作中解放出来,将更多的时间精力投入到患者关怀、治疗质量提升上,实现医疗质控、科室整体医疗质量质的提升,让患者有更好的就医体验,帮助科室实现智慧专科治疗的管理和精细化管理。

从整体治疗过程分析,业务基本流程包括治疗预约、治疗登记、治疗执行和治疗结束四个阶段。

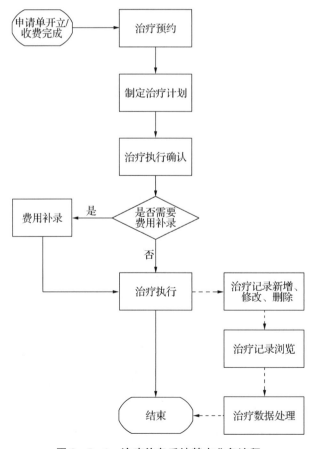

图 3-5-1　治疗信息系统基本业务流程

治疗预约是医生下达符合条件的治疗申请医嘱后,完成核对患者信息、治疗项目信息,准备和制定对应的治疗计划。门诊患者除绿色通道患者外应确认缴清费用后才能进入此环节。

治疗登记是对已经完成治疗预约的患者执行校对和验证的过程。在本过程中,治疗信息系统应完成对应患者的身份和相关治疗信息的确认。

治疗执行是患者的完整治疗过程。在本过程中,治疗信息系统应完成治疗过程中患者的体征数据、设备的操控、设备运行数据的接收、显示,并向治疗工作人员提供相关信息的警示和知识库参考。

治疗结束是治疗完成后的过程。本过程包括当次治疗结束后的费用计算、信息保存、报告发送等,也包括后期医生、护士、相关管理部门等针对治疗数据进行的调阅、分析和导出等。治疗信息系统应能够高效快捷地实现治疗数据和医院 HIS、EMR、PACS等中心系统的交互或在本系统内提供专业性的数据处理能力。

表 3‑5‑1　治疗管理基本功能清单

治疗管理基本功能清单		
模块	功能	功能描述
治疗预约	患者一览	列表展示患者基本信息,患者条件过滤支持患者列表导出
	治疗计划制定	制定患者治疗执行计划,智能预约计划制定 支持执行计划及指引单打印,预约并登记
治疗登记	预约登记	执行预约登记
治疗执行	执行确认	执行操作确认
	执行内容补录	对执行过程中可能产生的计费项目进行补录
	治疗记录列表	显示可提供治疗记录类型
	记录录入	录入治疗记录内容
	导出	导出报卡信息 Excel 格式
	信息引用	患者病历文书、医嘱、检验、检查、手术信息引用及查看
信息维护	设备维护	维护科室治疗设备
	治疗项目与收费项目关系维护	维护科室治疗项目与收费项目之间关系
	设备与治疗项目关系维护	维护设备与智联项目之间关系
排班管理	设备排班	对科室治疗设备进行排班管理
治疗记录统计	治疗记录患者统计	按病区、科室、患者类型等多维度患者统计
治疗记录浏览	治疗记录内容浏览	提供医护工作站治疗记录内容浏览

1. 治疗预约

治疗预约功能用以制定患者预约治疗计划。当医生下达符合要求的治疗申请,且护士站已核对条目信息,或门诊医生开立治疗申请且患者已缴费,或绿色通道患者开立的条目后,治疗信息系统实现患者的治疗预约。治疗预约应提供患者相关一览信息,包括但不限:就诊类型、姓名、性别、年龄、类型、门诊号/住院号、患者属性、诊断、过敏史、申请科室、申请类型、申请日期、申请医师、治疗项目名称、治疗部位、频次、疗程、疗程单位、总量、总量单位、治疗要求、主诉、症状和体征等。预约条目应通过列表呈现,显示信息包括但不限于序号、预约执行时间、疗程序号、次数序号、治疗体位、治疗室、操作等。

为了进一步优化工作流程,治疗预约可以通过智能预约等方式进一步简化预约所需的工作。同时,随着全预约、医技统一预约等工作的开展,治疗信息系统支持通过API、消息等方式与全院预约系统打通,实现治疗信息的全面可预约。

2. 治疗登记

治疗登记是对预约成功患者进行预约治疗登记的操作。预约登记是对已预约患者在进行预约登记确认和核验的功能,主要包含三个大功能:首先是预约患者概览,显示患者登记状态;其次是患者的预约登记功能,应完整反映患者在预约登记时记录的信息,以便进行患者身份、治疗方案的确认;在治疗开始前还应提供患者费用确认的功能,针对可能出现的治疗方案修改导致的费用变化,尤其是费用补录,提供相应的操作功能。

3. 治疗执行

患者预约后,治疗系统对排期计划进行治疗确认,并对住院患者的治疗计费及项目进行补记。治疗执行主要包括执行确认和执行内容记录两个部分。执行确认是对治疗登记中患者的相关信息作最终确认,主要包括:序号、预约执行时间、疗程序号、次数序号、执行时间、执行医师等信息。治疗科室可以根据患者的实际情况调整治疗计划,并对新增项目进行补录和收费。

执行内容记录是治疗过程记录的完整描述,在形式上主要分为两种:遵照病案文书格式或结构化表单的格式。以病案文书的形式则一般需要包括:病历首页、治疗知情同意书、病史记录、病程记录等,主要依赖操作人员的手动录入。以结构化表单的格式一般由专业厂商提供,基于治疗过程的各节点属性设计专科表单,通过设备数据的自动采集或操作人员的手动录入完成表单。在治疗内容记录中,除治疗流程的信息,治疗信息系统还应该引入患者其他关联数据,例如医嘱、病历文书、检查信息、检验信息、手术、护理等内容。

4. 治疗结束

当次治疗结束后,由医护人员填写并打印治疗记录,评估当次治疗结果,专科治疗管理系统进行信息保存、报告发送至临床数据中心等一系列操作,实现治疗数据和院内信息系统的交互。

5. 管理功能

针对治疗完成后不同角色的操作需求,治疗信息系统需要提供多样的管理功能,以形成治疗的闭环服务,包括但不限于设备/项目的信息维护、排班管理、查询统计功能等。管理功能的核心目的是帮助治疗信息系统的用户更好地使用和管理治疗过程,提升治疗效率的同时加强治疗效果。管理功能包括但不限于日常排版、耗材资产管理、科研教学、统计分析等。由于不同治疗、不同对象对管理的需求不尽相同,此处不一一列举。

(二)系统设计与实现

1. 系统架构

专科治疗管理系统架构可分为:数据/资源层、数据访问层、业务处理层、控制层、视图展示层。

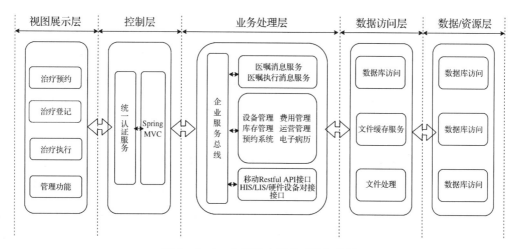

图 3-5-2　专科治疗管理系统架构图

2. 建设要点

随着治疗信息系统的不断发展,在系统的建设策略上有较大的区别。从目前市场的主流建设方式来看,主要包括三类:①以现有核心信息系统代偿;②设备厂商提供配套的独立运作机制;③通过专科治疗工作站的形式实现。

(1)以现有核心信息系统代偿:纵观专科治疗管理系统,主要有三个核心功能:预约收费、治疗记录和设备数据的记录。在治疗项目本身没有相应信息系统的情况下,三大功能均可以通过医院核心信息系统完成相应的代替功能。医院信息系统(HIS)作为医院主要收费管理系统,可以替代实现治疗系统中的收费相关功能;电子病历系统(EMR)作为医院主要病案文书记录系统,可以替代实现治疗信息系统中与文书病案相关的具体记录工作,并实现与患者整体病案文书相互调阅的需求;影像归档和通信系统(PACS)作为医院影像管理的核心系统,能够与符合医疗信息交互标准(如:HL7)的硬件设备之间完成信息交互,通过医学数字成像和通信格式(DICOM)存储、使用、传输和管理治疗相关设备图像信息。

通过核心信息系统代偿的方式能够满足治疗流程相对简单的治疗项目管理,但由于面向通用医疗,通用场景设计的医院信息系统(HIS)、电子病历系统(EMR)、影像归档和通信系统(PACS),并未针对具体治疗流程做相应的定制化开发,因此无法呈现专科治疗过程中的具体细节,容易造成治疗过程数据的丢失。

综上所述,此建设策略适用于治疗过程相对简单的治疗项目,或由于医院信息化规划导致治疗信息系统缺失时的替代方案。由于医疗信息化发展的整体水平与治疗手段发展水平的不匹配,从治疗项目的视角看,本方案也是治疗信息化管理最为普遍的实现模式。

(2) 设备厂商提供配套的独立运作机制:治疗手段的日新月异得益于医疗设备的发展。医疗设备也从单一的硬件设备转化为软硬件结合的综合信息化工具,信息系统成为硬件设备提升服务能力的重要途径。典型代表企业有奥林巴斯、西门子、GE 等治疗设备厂商。通过获取设备的监控数据(如血动工作站、DSA、电生理工作站、IVUS、OCT、FFR 等),结合设备的测量数据,以及术中手术记录数据,自动产生报告。基于同一个界面和统一的数据,建立起临床科室内部、临床科室与医技科室以及临床科室与患者沟通的桥梁。通过多学科会诊,为疑难杂症提供多形式多维度诊断。

硬件设备厂商提供的治疗信息系统服务往往以治疗设备为核心,其中心目标是降低设备的使用难度、优化设备及耗材的运维管理、提升专科数据的利用价值,并未从医院业务管理流程上实现闭环,因此仍然需要通过与医院信息系统(HIS)、电子病历系统(EMR)、影像归档和通信系统(PACS)等系统的对接,融入医院整体信息管理。除硬件厂商提供的专科系统外,随着学科进步,某些治疗学科已经逐渐发展出了符合自身业务需求的信息系统,专科信息系统的出现,极大地提升了治疗科室的工作效率和工作质量,符合治疗学科的进一步发展。

综上所述,专科治疗管理系统是以硬件设备或专科治疗需求为目标构建的符合需求的信息管理系统。专科治疗管理系统能更好地满足治疗的专科业务流程和个性化需求,但是,为了避免专科治疗管理系统成为医院整体信息化的孤岛,仍然需要通过和医院信息系统(HIS)、电子病历系统(EMR)或集成平台的互联互通,实现专科治疗管理系统的闭环管理。

(3)通过专科治疗工作站的形式实现:随着卫健委对智慧医院建设要求的进一步明确,以电子病历为核心的医疗信息系统建设已经逐步取代以收费为核心的 HIS 系统建设方向。以电子病历为核心的医疗信息系统更为关注医疗业务流程本身,对医疗流程闭环、医疗全流程的数据追溯提出了更高的要求,同时信息系统重塑也为治疗管理带来了信息化新的建设机遇。

专科治疗工作站的核心理念是打破原有医院信息系统(HIS)、电子病历系统(EMR)、影像归档和通信系统(PACS)的功能边界和系统边界,以专科业务流程中的患者收费预约、治疗登记、治疗执行及后续应用管理为线索,在统一的应用界面中完成治疗工作的所有流程。随着微服务架构、中台理念的深入应用,医院信息系统(HIS)、电子病历系统(EMR)、影像归档和通信系统(PACS)等传统业务系统的功能已经被服务化,拆分成计费、患者统一目录、排班、文书、医嘱、影像调用等服务组件。专科治疗工作站根据业务流程,设立治疗预约、治疗登记、治疗执行、信息维护、排班管理等基本场景,共用服务组件、共享业务数据,基于患者的状态差异,治疗工作站将会为医生呈现不同的业务处理界面。

专科治疗工作站由于在底层使用了与医院整体信息架构相同的业务流和数据流,因此天然地实现了与医院整体信息系统的互联互通。同时,基于服务编排的开发模式,能够在较低开发成本的模式下实现符合专科特点的治疗工作站。专科治疗工作站模式的建设需要先进的医院整体信息化技术架构,目前并未被广泛推广。随着医疗信息化水平的日新月异,专科治疗工作站模式或更为先进的模式将会不断革新治疗管理的信息系统建设。

(三)常见问题与对策

1. 治疗记录的电子化与结构化程度不高

由于治疗管理的信息化建设不平衡,在部分治疗科室中,治疗类文书还存在大量的纸质流程,或者结构化程度不高的问题。这会严重影响治疗过程的回溯和医院质量管理、闭环管理等工作。因此治疗管理信息系统的实施要充分调研和考虑相关流程设计,将治疗类文书统一采用结构化处理,合理设计数据元。结合医院整体信息系统的互联互通设计,对数据元进行标准数据集的管理,彻底解决治疗管理中各类数据的标准化问题,实现治疗系统数据与医院信息数据的全面互联互通以及治疗系统数据归一化,为后续的数据利用提供良好的基础。

2. 忽视治疗科室资产管理

治疗科室一般都会有大量的资产需要进行管理。治疗科室资产、耗材的合理管理是治疗科室提升科室绩效,实现科室资源效益最大化的重要指标。但大部分的治疗信息系统更关注治疗过程数据,而忽略了资产管理。在治疗信息系统的建设过程中,要特别关注治疗科室的资产管理需求,将资产维护与资源预约纳入治疗系统,逐步将设备折旧维护与物资管理系统打通,做到精细化管理。通过客观数据的全面收集,提供治疗科室资产管理的重要支撑。

3. 治疗项目由人工排班,工作量大,易出错

将治疗项目纳入全院检查预约系统中,全院共享预约资源。医生开立治疗医嘱后,将医嘱信息同步至预约系统,系统可根据患者的治疗方案和设备使用率,结合患者院内检查各治疗项目、治疗周期、治疗时段三要素统筹考虑,合理安排治疗任务,智能生成排班计划。

二、手术麻醉系统

(一)业务功能

手术麻醉信息系统是医院临床信息系统的一个重要组成部分,它替代了传统的手工记录处理方式。手术室和麻醉科实现数字化、智能化的管理,已成为现代麻醉学和手术室科学管理的必然,集临床科室、管理科室、质控部门及运营管理部门对于手术室的各种需求于一体,因此手术麻醉信息系统应运而生。

手术麻醉系统满足了手术室、麻醉科对于病历信息、手术排程、用药及操作记录的电子化要求,改变了传统手工记录的模式。它需要显示患者的基本情况、术前状态和相关病史资料,全程自动记录术中的各种生命体征和其他临床相关数据,通过系统后台调取密集的生命体征数据,用于分析术中患者发生的意外情况,记录术中事件和处理干预。术后进行麻醉效果和事件的回顾,做出麻醉总结、镇痛随访记录、麻醉质控,为医疗工作和临床科研提供准确的数据溯源。

系统需要与医生工作站、临床数据中心、消毒供应系统等配合形成完整的电子病历,建立有关麻醉手术患者的数据库,方便术前病情评价、术中麻醉用药与输血量评估、手术预后、麻醉方式选择和效果评价的研究。此外,系统可根据术前访视、术前检查、患者生命体征、用药情况、术中出入量、病案信息、麻醉总结、术后随访等记录信息进行深入分析,支持科学研究。

手术麻醉系统业务功能整体流程如图 3-5-3 所示:

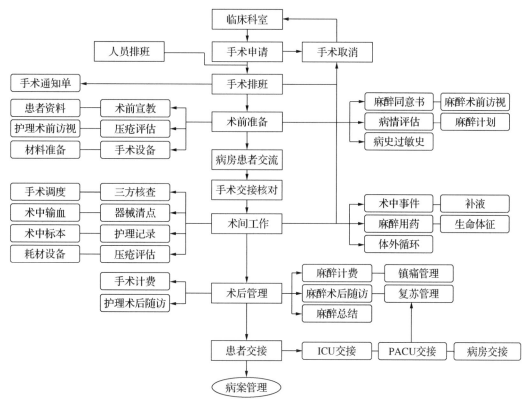

图 3-5-3 手术麻醉信息系统功能业务流程

手术麻醉信息系统由麻醉临床信息记录、护理临床信息记录、手术综合信息管理、手术综合安全管理、信息集成五大子系统组成。

1. 麻醉临床信息记录

业务功能主要包括：麻醉门诊评估；设备数据采集；术前/后访视评估单；麻醉治疗同意书；麻醉记录单功能；术后分析总结、随访功能；麻醉恢复室记录；专科外出麻醉病历；术后镇痛系统集成。

涵盖的麻醉临床业务流程：围麻醉期内麻醉医生参与的业务流程入口是从麻醉科住院总医生开始的，他需要在手术前一个工作日内，根据手术室安排好的手术台次和术间安排对应的麻醉医生；各麻醉医生在当日手术麻醉任务基本完成后，即可根据手术排程表，查询自己下一工作日的患者信息，并且到患者住院病房实施术前访视任务，并记录术前访视单，此部分业务要求能够对于患者既往病史、过敏史、手术史、住院检查结果、生命体征、各身体器官情况及口腔咽喉情况做综合评估，并制定合适的麻醉方案，进行相应的术前麻醉宣教工作，完成后会安排患者和（或）家属签署麻醉知情同意书并着手麻醉准备工作；麻醉手术当日，患者接入手术间后，麻醉医生会依次进行麻醉诱导、麻醉维持、麻醉复苏等工作，并记录麻醉记录单及麻醉小结、麻醉苏醒记录单等，这个过程中麻醉医生主要记录患者手术方式、麻醉方式、血气结果、生命体征、麻醉用药、输液、输血、出血、尿量、特殊事件、手术参与人员等信息,术中的穿刺操作和其他特殊操作也进行相应的记录。目前大部分医院的麻醉复苏工作已经在专业的麻醉恢复室进行(麻醉恢复室,简称 PACU),这里的业务可要求苏醒过程延续麻醉记录,形成一体化麻醉记录单。患者手术结束后几日内,麻醉医生会根据需要到病房进行患者术后访视工作,包括对术后镇痛的患者进行术后镇痛评估和记录。

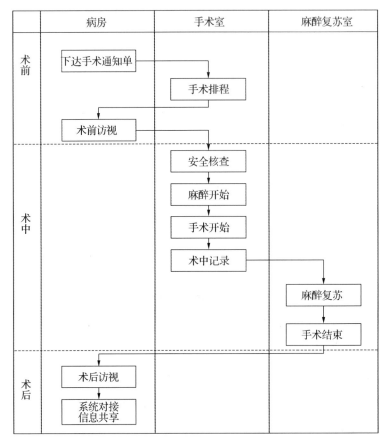

图 3 - 5 - 4　信息化覆盖的手术麻醉主要流程

2. 护理临床信息记录

业务功能主要包括:护理术前访视及术后回访功能;患者交接记录;手术清点记录;手术护理记录;术中时间点管理;术后病案登记。

涵盖的护理临床业务流程:在手术前一个工作日内,手术室护理人员将根据手术科室提交的手术申请单提前安排护士、手术间和台次,并将排班结果反馈到 HIS 或者 EMR 系统中供其他相关科室查询,如血库、重症监护病房(ICU)、手术供应室、病理科等。手术护士会在手术排程完毕后,提前到病房进行术前宣教和护理访视,并记录结果。手术护理人员会根据患者预期手术切口分类、年龄及麻醉风险 ASA 指数等评价以及手术风险分级标准(NNIS)评分,作为感染控制指标;部分患者还需要进行血栓情况评估。手术当日,护理人员到病房接患者,核对患者身份后需要与病房护士交接记录患者术中携带物及离开病房时间,将患者接入手术室入口换床区时,可根据需要记录患者进入手术室的时间并进行二次身份核查。手术患者进入手术间后,手术护士需要对患者进行再次核对,并辅助麻醉医生做术前准备工作,包括开放静脉通路、核对手术器械信息、准备液体等。在手术进行时,护理人员进行手术器械清点记录及手术护理记录,在这个过程中,病理申请、输血核对、费用记录、手术病案登记等流程是作为常规工作流程有序开展的。手术结束后,护理人员根据需要进行患者的术后访视记录。

3. 手术综合信息管理

业务功能主要包括:手术三方核查,手术排程,科室人员信息查询、统计,护理绩效,麻醉科绩效管理,麻醉手术计费,在线知识库,手术室仪器设备管理,麻醉药品管理,高值耗材管理系统,术中标本信息对接管理,术中血制品信息对接管理,手术信息及家属等候区信息显示。

手术麻醉信息管理系统是专为麻醉科手术室开发的围手术期临床信息系统,覆盖了从提交手术申请、分配手术、术前访视、术中记录、术后恢复的全过程。为麻醉科建立起以"手术麻醉患者为中心"的完善的安全质量监测体系及以"手术麻醉为核心"的安全管理数据库。通过实时分析、统计归纳手术麻醉的运行情况与医院及麻醉科医疗质量监控部门信息共享形成互动,提高监管质量,提高手术麻醉的管理水平和核心竞争力。

麻醉信息管理系统涵盖的部分管理流程如下:

(1) 参与手术人员的绩效记录和准入管理:可以将麻醉医生及护士的日常手术量、时长等综合工作量进行自动计算,再结合人员职称、手术分级及手术难度等系数折算成综合绩效清单,大大节省相关科室统计时间。通过对于参与手术人员的级别及手术分级进行智能匹配,还可以实现医护人员排班时候的准入管理,实现智慧化、高效化的手术人员综合管理。

(2) 手术麻醉用药、操作及手术费用、耗材费用记录:麻醉医生及护士在手术过程中录入的药品、耗材、操作等项目数量可以通过传输给 HIS 系统进行自动手术总费用计算。

(3) 手术室二级药品库、耗材库、无菌库房的综合管理:手术室用药流程一般与各病房不太一样,而且比较复杂,因此在手术室设立的二级药房需要进行基数管理、库存管理、出入库管理等综合信息化管理流程,还可以集成智能药车及智能药柜,实现毒麻药的精细化管理,减少非自然损耗带来的管理混乱问题。一次性灭菌物品、消毒手术器械或敷料包可以通过设立在手术室内的信息化系统进行追溯化记录。

(4) 手术室设备管理:手术室、麻醉科所负责管理的监护仪、麻醉机、输液泵、显微镜、电刀、腔镜等设备种类型号多样,且位置不固定,经常需要移动手术间使用,因此这些设备的当前位置、数量、备配件情况、使用时长、维修情况等,可以通过信息系统进行记录和管理。手术室环境综合评估和巡检管理,对于手术间空调、层流、各电器设备的巡检情况可以进行信息化管理。

(5)手术病理及检验管理:包含手术中的检验申请、病理申请、标本流转管理、检验及病历报告的回传及核对进行追溯管理。

(6)手术排程变化统计管理:对于手术已排程后,由于患者或者手术科室的特殊情况,出现的手术临时取消情况时有发生,可以对变更情况做统计,以改进手术申请流程及审核机制。

(7)患者危急值及应急管理:通过大数据及智能化算法,可以在术前对患者进行智能评估。术中对患者体征的异动作智能化预警和报警,并通过专家咨询系统给予一线手术及麻醉医生提示或建议。

(8)手术进程和手术室利用率综合评估:对于患者入出手术室、麻醉诱导及维持过程、护理操作等各个时间点的记录,自动计算手术间利用率和周转率,为管理部门优化手术室资源分配提供重要参考依据。

4. 手术综合安全管理

业务功能主要包括:麻醉安全质控;护理及手术安全质控;感染控制。

其涵盖的安全管理流程如下:麻醉及护理质量控制管理:可以通过数据自动统计,生成符合国际、地区及医院要求的麻醉、护理质控报告;手术感染控制管理:将定期的手术室感染控制细菌培养结果作为医院感控信息化追溯管理环节,另外术前可以加入NNIS 手术风险评级及术后的感染意外事件报告的信息化流程,对手术感控做综合智能评价;手术输血安全管理:对于手术中申领用血、取血、用血核对做信息化追溯管理;手术不良事件管理:包含跌倒、感染、麻醉、药物、护理等在手术过程中发生的不良事件做智能化记录并生成报告供管理部门监督。

5. 信息集成

与 HIS/EMR/LIS/RIS/PACS/移动护理等系统数据集成;各子系统互联互通;CA及电子签章。

(二)系统设计与实现

1. 系统架构

手术麻醉系统一般采用三层架构体系技术来实现。基于 SOA 架构实现服务,并具备易部署、易管理和易使用的特点,各系统通过发布和获取服务来对外提供和获取信息。一般来说,C/S 或 B/S 的体系设计均可以灵活选用,有时还需要考虑近来快速发展的移动端应用部署问题。一般采用基于 Windows/Linux/MacOS 等主流操作系统,数据库平台:SQL Server 或者 Oracle 等关系型数据库,前端开发工具一般采用面向对象的编程语言。手术麻醉系统逻辑架构如图 3-5-5 所示:

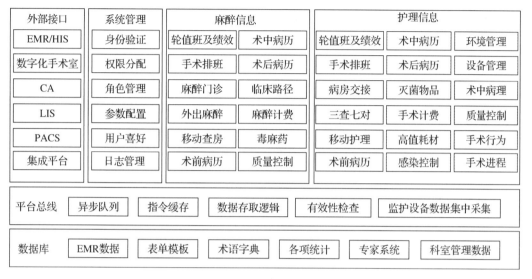

外部接口	系统管理	麻醉信息		护理信息		
EMR/HIS	身份验证	轮值班及绩效	术中病历	轮值班及绩效	术中病历	环境管理
数字化手术室	权限分配	手术排班	术后病历	手术排班	术后病历	设备管理
CA	角色管理	麻醉门诊	临床路径	病房交接	灭菌物品	术中病理
LIS	参数配置	外出麻醉	麻醉计费	三查七对	手术计费	质量控制
PACS	用户喜好	移动查房	毒麻药	移动护理	高值耗材	手术行为
集成平台	日志管理	术前病历	质量控制	术前病历	感染控制	手术进程

平台总线	异步队列	指令缓存	数据存取逻辑	有效性检查	监护设备数据集中采集

数据库	EMR数据	表单模板	术语字典	各项统计	专家系统	科室管理数据

图 3-5-5 逻辑架构图

2. 建设要点

(1) 系统及设备对接:在手术麻醉系统建设过程中,以"数字化手术室"为整体理念,实现与医院现有的信息系统及多种医疗设备(监护仪、麻醉机、输液泵、呼吸机等)无缝集成、无缝链接,充分共享各种设备资源和信息资源。为保证数据的稳定、可靠传输,实现数据传送不重复、不漏包,特别是在设备数据采集和数据库字典同步时,需要灵活选用同步/异步模式,还需要采用 FIFO 队列算法优化大量待传输数据,实现高效、稳定、完整传输。此外,系统需要考虑与医院各相关信息系统的互联互通,引入条码识别设备或 RFID 技术实现患者的腕带信息自动扫描和身份识别,支持一对一、一对多与多对一的数据传输模式、数据的群发功能以及文本、字节流、文件及流媒体等多种格式的数据传输。能定向传输变更数据,也可临时指定任意数据的传输。

(2) 智能监测管理:随着人工智能技术的不断发展,智能监测已成为手术麻醉系统建设要点之一,支持系统的智能监测管理。系统事件提供对异常和系统状态的处理,包括消息事件、连接事件、应用事件等。当系统出现异常时,能通过事件功能及时提供报警信息。

(3) 日志记录:在实施运维过程中,系统需要考虑完整日志记录,对数据传输、加载、查询及增、删、改的情况进行记录。对于交换中心,能记录本系统内所有经过交换的数据的基本信息;对于某一数据而言,能对数据的传输、访问路径进行追溯,以检查此数据交换的历史痕迹。同时,系统本身支持主流开发工具实现二次开发,根据业务应用的需要,支持相应数据应用的接口开发,可为其他应用和管理系统提供数据集成功能。

（4）数据安全:手术麻醉系统建设、实施过程中,需要注意数据安全性,能对进行传输的数据进行加密、解密,以保证数据安全;数据交换服务器提供多种安全机制以保证数据安全。

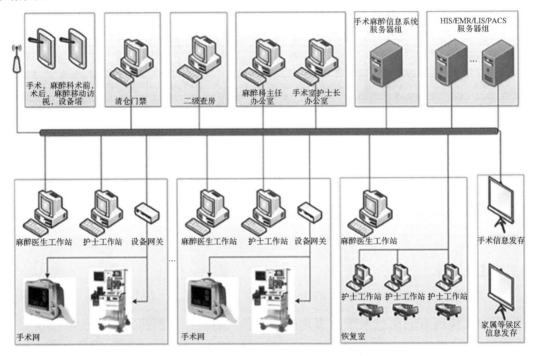

图 3-5-6　手术麻醉信息系统网络部署架构

(三)常见问题与对策

手术麻醉信息系统是医院信息系统的一个重要组成部分,集中了临床科室、管理科室、质控部门等多部门业务要求,需要高效实现围手术期管理。

1. 如何进行麻醉临床相关信息管理

需要结合围手术期麻醉医生的全流程工作进行相关的信息管理。

①术前:与医院信息系统高度集成,获取患者既往病史、过敏史、手术史、住院辅助检查结果等开展术前访视评估、术前麻醉宣教、签署术前麻醉知情同意书。

②术中:与医疗设备高度集成获取术中血气结果、生命体征等数据;完成麻醉记录单、麻醉小结及麻醉苏醒记录单等。

③术后:患者手术后,麻醉医生需要进行术后访视,并获取术后镇痛设备信息对患者进行术后镇痛评估和记录。

2. 如何进行护理临床信息管理

需要结合围手术期护理全流程工作进行相关的信息管理。

①手术前：与医院信息系统高度集成，获取手术申请信息，进行手术排台排期，供全院相关科室查询，进行相应术前准备；进行术前访视、宣教；进行相应评估。

②手术当日：需要引入条码识别设备或 RFID 技术实现患者的腕带信息自动扫描和身份识别开展手术病人交接身份核对、病人进入手术室二次身份核对、进入手术室后三次身份核对；术中需要进行手术器械清点及手术护理记录。

③ 术后：术后访视记录。

3. 如何利用新技术完善系统功能

随着人工智能技术的不断发展，智能监测已成为手术麻醉系统建设要点之一，支持系统的智能监测管理。系统事件提供对异常和系统状态的处理，包括消息事件、连接事件、应用事件等。当系统出现异常时，能通过事件功能及时提供报警信息。

4. 如何保障系统安全性

需要注意数据安全性，能对进行传输的数据进行加密、解密、以保证数据安全；数据交换服务器提供多种安全机制以保证数据安全；系统需要考虑完整日志记录，对数据传输、加载、查询及增、删、改的情况进行记录。对于某一数据而言，能对数据的传输、访问路径进行追溯，以检查此数据交换的历史痕迹。

5. 如何支持科研研究

手术麻醉系统需要建立有关麻醉手术患者数据库，根据术前访视、术前检查、患者生命体征、用药情况、术中出入量、病案信息、麻醉总结、术后访视等记录信息进行术前病情评价、术中麻醉用药与输血量评估、术后预后、麻醉方式选择和效果评价的科学研究。

三、重症监护系统

（一）业务功能

作为医院现代化和医疗救治水平重要标志的重症医学（critical care medicine）学科，需要信息化手段对重症监护病房（ICU）的患者信息进行实时采集、整合、处理、分析，有效提升工作效率和诊疗水平，为 ICU 和医院的整体发展提供客观科学的决策支持。ICU 医生通过先进的监护仪器和抢救设备，对患者进行严密的监测和评估，以及早期积极干预治疗，在危重患者救治中承担着重要责任。重症监护管理系统是以 ICU 患者为中心的医护一体化解决方案，通过与相关医疗设备集成，与医院信息系统的整合，实现重症监护患者信息的自动采集，通过 IT 技术将 ICU 的日常工作标准化、流程化和自动化。同时嵌入大量早期预警模型和诊疗规范知识体系,以期智能化管理患者、规范化开展救治、精细化科室运营,最终在提高救治水平、降低病死率和医疗成本方面产生积极的影响,通过监测设备、诊治数据实时采集分析(MDI)、高效临床决策支持(CDSS),实现危重患者全周期智能监护,院内危重患者早期预警和快速干预(CCRRT),区域危重患者远程协同救治(TeleICU),构建从单个危重患者、院内危重患者至区域危重患者管理同质化的救治体系。

重症监护系统业务功能整体流程见图 3-5-7 所示:

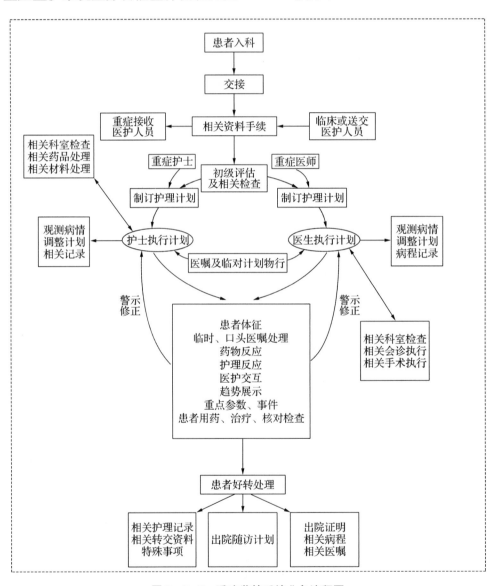

图 3-5-7 重症监护系统业务流程图

以患者为中心的业务流程设计包括:

1. 入科路径

系统自动识别重症患者入科的预约状态(已预约、未预约、紧急),分别进行信息处理和记录。对入科患者的基本信息,系统自动进行校对和提取,并确认入科后的经治医师和责任护士,以及影响治疗的身高和体重信息。对紧急入科患者进行特殊处理。入科后,对患者病情进行交接,包括:对手术患者的手术相关信息的记录;对急诊患者相关病情,如皮肤情况、口腔情况、医疗处置情况等信息的记录;此外,对患者生命体征、随带输入液体信息、静脉通路的位置及状态、患者皮肤的完好性、用药等各类信息的记录;在知识库的支撑下,信息记录符合诊疗记录的规则。对患者入科所移交的历史病历和相关资料建档存储,并打印清单签字。最后,系统对所有交接内容,自动合成交接记录,自动生成首次护理或入科记录在特护单上,并支持编辑功能。

2. 治疗计划与护理计划

由医生与护士进行初步的评估评分,满足 ICU 综合和专科需要,形成初步的治疗计划与护理计划,生成的任务列表包括需要提供给患者的治疗、护理项目、频次、预计执行时间。并依据频次与预计执行时间记录执行结果。最后,由医生进行治疗计划执行,包括进行医技科室检查、相关会诊、手术等操作;由护士进行护理执行计划,包括医技检查预约、陪护、药品处理、相关材料处理等。在执行过程中观测病情变化、调整相应计划并进行相关记录。

3. 执行计划

执行计划包括:医嘱管理与护嘱管理、管路管理、皮肤管理、抢救管理等。

患者入科并进行初步的评估评分后,进行治疗计划与护理计划的执行,医生进行医嘱管理、护士进行护嘱管理,医生完成医嘱开立,系统将医嘱进行分类显示(泵入医嘱、静脉输液、口服、吸入、肌内注射、皮下注射、治疗、检验、检查、手术等类别),便于随时查询需要执行的医嘱。执行的医嘱由护士完成,护士通过对条码或二维码的识别,系统自动给出互动操作内容,由护士记录医嘱执行内容并生成操作记录。护嘱管理,主要由护士完成患者的生命体征记录、神志观察、晨午晚护理,并对护理中发生的事件和患者反应进行观察、记录。管路管理是指护理人员进行管路相关信息的操作,对管路护理过程中发生的事件进行规范记录,如管路名称、部位、描述、周围皮肤护理以及相应结论。皮肤管理是指护理人员进行皮肤相关信息记录,包括:皮肤名称、部位、描述,以及压疮情况记录、评分。抢救管理主要是指在患者发生病危情况下,医护人员需要通过快速进行护理、药物、处置、检验、插管等迅速及时的医疗操作,挽救患者生命,并对操作事件快速记录。

4. 患者好转处理

当患者病情好转，进行转病区操作，包括：①出科路径：首先核查患者身份，对基本信息、诊断、过敏、经治医师、责任护士、接收科室、接收护士等确认；其次，进行患者转运准备，对转运信息确认，并对转运装备进行核查；然后，进行患者病情交接，将转科所需要的患者病情交接单与转入科室对接。②进行物品交接：依据患者入科物品交接记录，核查移交资料及物品，并生成记录单。最后，生成出科交接单，护理人员打印和形成电子文档被相关科室调阅共享。

业务功能主要包括医生站和护士站两部分：

（1）医生站功能：系统通过床旁监护设备自动采集患者的心率、血压、呼吸、指脉氧饱和度、体温等生命体征数据，为重症监护的临床医生提供患者的生命体征趋势变化曲线图，医生可以实时浏览 ICU 患者体征、护理、病程等信息，自动完成补液平衡计算，并完成 APACHE Ⅱ 评分、Glasgow 昏迷评分等重症评价，及时掌握患者的用药和病情，帮助医生为患者制定最佳治疗方案。

（2）护士站功能：系统提取、转录重症监护病房医生下达的医嘱，床旁监护设备自动采集患者生命体征数据，提取护士的护理数据，整合、分析 ICU 患者的监测项目、出入量、病情及用药等数据，生成生命体征观察单、医嘱执行单、危重患者记录单、特护记录单、基础护理观察单等护理文书。系统采用护理知识库和模板的方式记录护理记录、交班记录、护理措施、护理提示等护理数据，规范了文档格式，又提高了工作效率。

(二)系统设计与实现

1. 系统架构

重症监护系统一般由重症监护数据库服务器、医生站、护士站及监护数据采集系统等部分构成。系统将医院的监护仪器与 ICU 的信息系统相结合，完成与危重患者相关的各项临床工作环节，实现 ICU 日常工作标准化、流程化和自动化。建立 ICU 临床信息数据库，对患者生命体征数据自动联机采集、整合、分析和输出，自动生成体温单、护理记录单等，实现医疗效果定量评价功能。实时监测这些危重患者的病情变化过程，减少 ICU 护士以往手工记录患者体征和医疗护理文书等造成的医疗差错和事故。系统一般采用多层架构设计，应用服务功能可通过 Web Service 技术发布，采用 Oracle 等主流数据库，支持主流厂商的硬件及操作系统平台，支持数据库并行操作和多服务器协同技术及事务处理的完整性控制技术，系统总体架构见图 3-5-8。

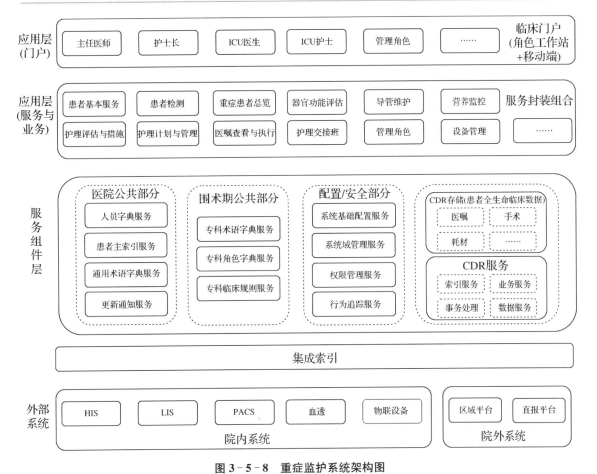

图 3-5-8 重症监护系统架构图

2. 建设要点

（1）重症患者的床边系统设计

医院重症医学科室所具有的特点以及对患者抢救、治疗、康复过程的不确定性、复杂性和连续性，决定了它的工作模式、治疗与护理方式与其他科室不尽相同。对重症患者治疗的临床业务，主要在患者床边实施。同时，源于患者的各种临床信息（仪器信息、观察信息、管理信息）以及医护人员对临床信息的处理（查看、处置与输入），也在患者床边进行。所以重症患者的床边系统设计（包括医疗设备、电脑键盘摆放位置、网络预留情况、支架使用情况等）是重症系统完成构建的重点之一。

（2）数据和业务驱动服务的重症系统平台构建

重症科室的专业分类包括：心内科 ICU（CCU）-、呼吸 ICU（RICU）-、外科 ICU（SICU）-、急诊 ICU（EICU）-、儿科 ICU（PICU）-、新生儿 ICU（NICU）-、神经外科 ICU（NSICU）-、心胸外科 ICU（CPICU）-、心脏大血管外科 ICU（CSICU）-、肾病 ICU（KICU）-等，每个专业又有自己独特的业务特征和方式。完整的重症系统不仅仅是完成护理过程中的文书单据和医嘱的抄录与执行，而且是覆盖重症科室业务管理的多个方面,如:患者的评估、治疗计划和护理计划、医疗的管理、床位与手术管理、医嘱的处理、急救、物资与药品管理、科室内外的信息交互、成本核算、质量考核与控制等等一系列工作。因此,为适应现实需要并满足未来的发展趋势,重症系统应该架构成数据和业务驱动服务的平台形式,构建成多层结构;形成一个柔性的系统,适应业务发展和变化的需要,业务的变化最少限度地影响系统的适应性,具有良好的延展性;系统价值的体现在业务进行的过程中;围绕医生、护理、物流、管理,形成一个重症科室闭环的管理系统。

（3）重症监护系统与相关软件及硬件接口的对接

为了实现患者医疗数据共享,重症监护临床系统要与医院的 HIS、LIS、EMR 、PACS 等系统无缝对接,实时扫描采集的数据,同步主服务器的患者信息、医嘱、病历、检查、检验结果等数据传到重症监护临床信息系统服务器,并实时将重症监护数据写到HIS 服务器中,与医院现有的信息系统无缝连接,实现患者各种医疗信息数据共享。硬件接口:系统监护设备接口采用相关的采集程序完成与 ICU 病区的监护仪、呼吸机、血气分析仪、体外循环机、输液泵等监护设备相连,采用国际标准 HL7、DICOM、ICD－10等进行系统集成,让监控设备延伸到 ICU 患者的床边,实现了患者床旁监护设备数据采集,自动获取患者生命体征数据并传至 ICU 医护人员专用采集电脑上,重新整理分析,形成符合要求的医疗文书的基础数据,实时记录并自动生成各类护理记录单以及电子病历,使患者的各种医学影像及检查、检验报告资料、手术、麻醉、护理等记录实现信息共享。

（三）常见问题与对策

科室设备采集的网络部署与资源环境适配问题

如重症监护系统等治疗系统涉及接入的医疗硬件设备比较多,如呼吸机机、监护仪、血气机等,设备的更新换代、维修都会一定程度影响局部系统的正常运行,因此冗余系统的设计是需要的。医疗设备信息采集如果需用到网络,需要医院信息管理部门参与设计,划分 VLAN,思考选择有线还是无线网络接入及如何优化等一系列问题。具体网络部署实现需要核查设备布线情况,然后确定采集方式,再测试网络是否联通,最后校对采集数据是否正确。通过核查服务器、客户端等硬件的资源配置,以及操作系统版本,确认是否需要打补丁包,环境满足后才能部署程序。当设备发生采集故障时,需要检查监护仪网线是否插好,网线接口是否正常,中央监护站是否正常运行;呼吸机网线是否正确连接好,检查集线器电源线是否连接正常,集线器指示灯是否显示正常。

第六节　医疗支撑信息管理

随着临床诊疗对医疗质量安全和医疗服务品质的要求不断提高，以及医疗信息技术的不断发展，多种医疗支撑信息管理系统应运而生。医疗支撑信息管理指利用信息技术对临床诊疗中的用药、用血、人员数字认证、临床决策支持等支撑业务进行管理，实现医嘱合理性审核、抗菌药物监控、药物专项评价、不良反应上报、全流程临床输血闭环管理、电子签名CA（证书授权中心）认证管理、临床决策支持等功能，从而规范医务人员的诊疗行为和用药行为，保障患者合理、安全、高效、经济、方便应用药品、输血、临床诊疗等，改善医疗服务。本节针对药事管理、输血管理、CA认证管理、临床决策支持介绍常见医疗支撑信息管理系统的业务功能和系统设计与实现，并就系统建设过程中出现的常见问题进行分析，提出针对策略。

一、临床药事服务系统

随着时代的发展，医院对药品的管理从局限于对药品单一的管理，逐步转变为对"人"用药的管理，并提出以患者合理用药为中心的临床药事服务理念，故称作医疗机构药事管理。根据《中华人民共和国药品管理法》《医疗机构管理条例》《麻醉药品和精神药品管理条例》《医疗机构药事管理规定》《药事管理专业和护理专业医疗质控指标（2020年版）》等有关法律、法规文件精神，医疗机构药事管理定义为医疗机构以患者为中心，以临床药学为基础，对临床用药全过程进行有效的组织实施与管理，促进临床科学、合理用药的药学技术服务和相关的药品管理工作。临床药事服务包括两个方面：一个是对药品在医院内的流通进行管理，包括药库、药房及发药管理；另一个是对药品的合理使用进行监管，包括处方的各种审核及用药咨询与服务。

下面将聚焦如何对药品的合理使用进行管控，详细介绍临床对合理用药过程管理的业务功能和系统建设。

（一）业务功能

世界卫生组织（WHO）对合理用药的定义是患者依照临床需要接受药物治疗，其剂量与疗程要满足患者的需要，对社会和个人都是最低的价格。合理用药的要素和目标是：安全、有效、经济、适当。在临床上，可以通过事前审方和事后处方点评实现药品使用的规范化控制。

针对临床合理用药流程,临床药事服务基本功能包括处方审核管理和处方点评管理。

1. 处方审核管理

当医生开立处方时,通过对处方进行审核,发现不合理的用药情况加以干预,可以有效降低不合理用药的发生比例。处方审核过程中,数据流在医生工作站和药师工作站之间流动,由医师和药师协作完成处方的开立。如图3-6-1所示,当医生提交处方时,自动触发处方审核,基于审核方案进行合理用药的判断。当存在问题时,会给出问题的详细说明及不合理的原因。医生可根据情况返回修改处方或提交药师进行人工审核。由于患者情况比较复杂,基于规则的知识库难以覆盖所有情况,因此当发现违反合理用药规则的情况,应允许医生继续提交处方,由药师进行人工审核,药师处方审核通过后处方提交成功。

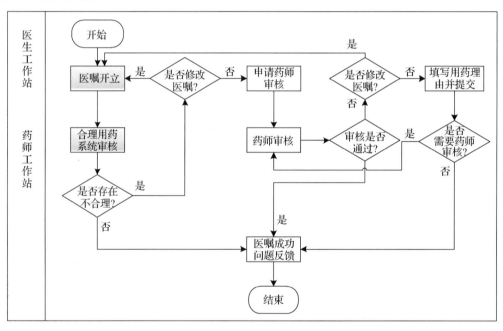

图3-6-1　处方审核的业务流程

2. 处方点评管理

由于处方预警是不干预医生开具处方时决策,这样也会造成一些不规范或不适宜处方产生。在事后对一段时期内的处方进行点评,可以通过回顾性分析发现更多潜在问题,推动合理用药水平的持续提升。处方点评是事后药师对一段时间内产生的处方进行抽样点评。如图3-6-2所示,处方点评时,首先通过系统对处方科室、处方医师、医师级别、药品属性、药品类型如抗菌药物类型等条件进行处方抽样,并根据系统及药师设置的规则进行自动点评并生成点评结果,药师对程序生成的点评结果进行审核确认,确认无误后可提交处方点评意见。当遇到病情复杂难以判断的患者,可以请求专家进行复核点评;点评结果反馈到医生工作站,医生可查看点评结果并对不认可的点评进行申诉;在医生使用药品之前,通过给予合理用药指标和药品消耗情况的超标预警,从根源上防止不合理用药的发生。

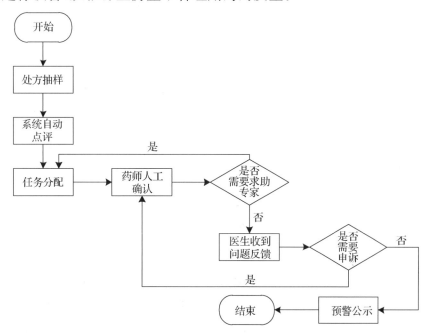

图 3 - 6 - 2　处方点评的业务流程

(二)系统设计与实现

合理用药系统是通过信息学技术,以临床药学理论为基础,对患者诊疗过程中的用药信息进行收集、存储、处理、分析、利用,从而辅助医院合理用药监管的系统。医院通过建设合理用药系统,可以加强医院合理用药监督,优化用药处方、处方点评审核的业务流程;可以优化临床用药信息管理,提供医院自查、卫生主管部门检查的业务支持;可以提高医院药师工作效率,实现临床用药全过程监督管理,加强临床用药干预和药事管理,支撑患者安全诊疗和合理诊疗。

1. 系统架构

合理用药系统的系统架构如图 3 - 6 - 3 所示。HIS/EMR 系统中医生工作站通过集成平台以 Web Service 服务的方式将处方信息推送给系统,保存在系统的数据库中。合理用药系统服务程序通过 ADO 连接访问数据库,进行处方审核和处方点评等功能。处方审核和处方点评结果可通过集成平台以 Web Service 的方式推送给其他系统,进行医师、科室、医院的考核。

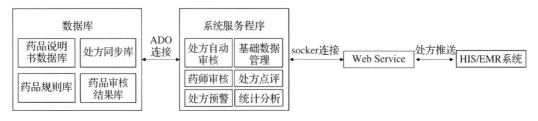

图 3-6-3　合理用药系统的总体架构

2. 建设要点

（1）系统自动审核：当医生提交处方时，自动触发系统审核，基于合理用药审查规则进行用药合理性的判断。当存在问题时，会给出问题的详细说明及不合理的原因。医生可根据情况返回修改处方或提交药师进行人工审核。由于患者情况比较复杂，基于现有规则的知识库难以覆盖所有情况，因此当发现违反合理用药审查规则的情况时，应允许医生继续提交处方，由药师进行人工审核。处方自动审核的关键是合理用药审查规则设置，用户可通过审核模块审查数据来源，警示级别等参数配置，来完成合理用药审查规则的创建。还可对模块特殊规则，如检验指标有效期、年龄标准等进行个性化设置。

（2）药师审核：医生开具处方后，系统自动审查，并给出审查结果，医生自查，若不返回修改坚持下达，可提请药师审核，将处方推送到药师端进行审核处理，并支持不同科室设置不同的审方时长。药师在审核处方的过程中，应能够一体化展示患者的基本信息、处方信息、检查信息、检验信息，药师根据各类信息进行综合判断，对系统自动识别的不合理问题给出审核意见。药师对于处方的审核应包含多种处理方式，如返回修改、双签执行、双签复核、通过。当医生多次提交修改的处方时，药师可通过版本比对功能快速定位修改的内容。

（3）处方点评：处方点评应支持多种抽样方法获取点评结果，可支持处方科室、处方医师、医师级别、药品属性、药品类型、抗菌药物类型等条件的过滤。处方点评任务分配时，应支持多种分配方式。当遇到病情复杂难以判断的患者，支持对患者进行标记，请求专家进行点评。点评结果反馈到医生工作站应有实时提示功能（包括但不限于工作站内消息和手机短信提醒等），医生可实时查看点评结果并对不认可的点评进行申诉。处方点评系统还应实现各类药物实时监控，例如抗菌药物监控，通过对门（急）诊、住院抗菌药物用药监控，使得医院管理部门及时、准确地掌握本院目前抗菌药物的监管情况，包括抗菌药物使用占比、抗菌药物使用排名、抗菌药物使用强度、门诊/住院抗菌药物使用人次、医生日均抗菌药物总费用等。

（4）处方预警：支持在医生使用药品之前，进行合理用药指标和药品消耗情况的超标预警,规范医师处方行为,从根源上防止超指标用药的发生。具有对处方点评结果及用药指标进行反馈和公示的功能,加强医生和药师之间的沟通和交流,真正通过点评来提高医生合理用药的水平。预警包括高值预警和低值预警,预警信息的发送对象包括医院管理部门、科室和医生个人,可分别对医院、科室、医生不同层面的统计指标进行预警。进行预警时,支持预警指标的设置,通过定义指标,设置预警目标值和预警属性,指定统计的时间周期和对象,即可实现监测预警。

（5）统计分析:支持各项合理用药指标的统计,提供审核干预情况分类表和审核干预情况汇总表以及药品使用相关情况统计表,如科室审核干预情况分类统计表、医生审核干预情况分类统计表、药品审核干预情况分类统计表、药师工作量统计表、审核科室数、审核医生数、审核患者数、审核药师数、药品使用强度统计、药品消耗情况及使用量DDDS统计、药品使用金额及数量排名统计、药品使用人次统计、药品品种/费用构成/大容量注射剂统计等。提供不合理问题统计表和不合理问题处方清单。不合理问题分析可对系统审核问题和药师添加问题分别进行统计。可按照问题类型、警示级别、科室等维度分别进行统计。对不合理问题可提供干预效果追踪分析,包括系统审核不合理药师审核合理的处方数量及占比、系统审核不合理药师审核不合理的处方数量及占比等。

（三）常见问题与对策

1. 如何进行合理用药审查规则的更新

合理用药知识库应随着使用时间的增加而不断完善,提升智能化处方审核与点评水平,降低错误发生率。系统在建设的过程中,应构建多个合理用药知识库,包括公共库和私有库。公共库由合作公司维护,定期进行更新。私有库提供添加规则界面,提供规则表达式符号说明,由用户或公司进行维护,将新的规则及该规则相关的临床指南和文献资料等判定依据材料及时添加至私有库中。在后续公有库更新的过程中,某些私有规则可能会变为公有规则。通过定时对比公有库和私有库,对私有库中的重复规则进行检测和删除,可以避免规则的重复存储。

2. 如何选择处方点评抽样方法

进行处方点评时,通过抽样的方法进行分析统计,提供可靠的统计结果,进而基于该结果进行科学的推断和预测,为卫生主管部门和医院进行下一步的政策制定和决策提供依据。处方点评进行抽样时,要保证有足够的抽样样本数量,当总体数量过少时,抽样的处方点评结果不具有普适性;抽样时还要确保被抽查的处方具有代表性,避免点评结果以偏概全;在抽样时,选用的抽样方法要科学,应根据抽样方法的适用场景进行选择,不可盲目套用;处方点评的结果要有可比性,点评统计指标应消除不同医疗机构规模等因素的影响。

3. 第三方接口建设的必要性

处方点评的结果用来反映一段时间内医疗机构合理用药的情况,若要实现持续的改进,提升合理用药水平,除了预警公示,还应增加考核手段来增强改进动力。例如通过不合理用药情况与个人绩效挂钩、限制不合理用药医师的处方开立权限等。要支持此类应用,应实现个人层面不合理用药情况的查询统计结果的获取,需对外提供丰富的接口,通过该接口,其他系统可自定义查询获取数据,从而满足不同的查询需求。

4. 临床药师服务系统的实施过程中,如何建立多部门协作机制,保证系统实施质量

临床药师服务系统涵盖临床药学、医务规则、用药规范、管理细则等多维度知识面,实施过程需要多部门共同协作完成。由药学部门牵头、信息、医务、质控等部门共同配合,明确项目中各部门职责,建立周例会制度,定期开展药学服务质量持续改进会,形成问题追踪反馈机制。

二、输血管理信息系统

输血作为能挽救生命的干预支持在临床治疗中非常重要,所以需要输血的患者应该有可信赖的途径以获得安全的血液制品(包括全血、各类成分血液与血浆成分衍生制品)。医疗机构输血管理是指医疗机构参照有关法律法规对临床输血全过程进行管理,主要包括输血前检测管理制度、临床输血前评估制度、临床输血后效果评价制度、临床输血适应证、临床输血指征综合评估指标、输血后效果评价管理要求、自体输血和围手术期血液保护输血技术管理制度、临床医师输血权限认定等。随着临床输血学科的发展,并根据《医疗机构临床用血管理办法》和《三级综合医院评审标准实施细则(2020版)》的要求,目前对输血管理信息系统也提出了越来越高的要求。

(一)业务功能

随着医疗技术的不断进步,安全输血越来越受到人们的重视,作为医院医疗管理体系中的重要内容,输血管理是医疗机构自我监管合理用血,确保临床安全用血,防止医源性感染的重要抓手。输血管理主要通过对血液发放过程进行严密监管、统计血液供需库存等手段实现。

从整体输血过程分析,业务基本流程包括血液库存管理、输血过程管理、输血检验管理(图 3-6-4)。

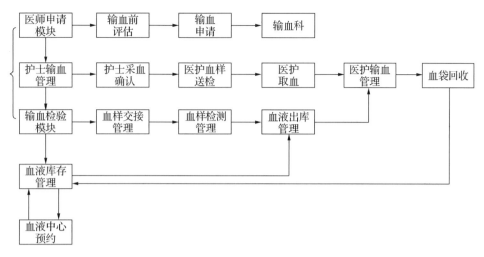

图 3-6-4　输血管理的基本业务流程

1. 血液库存管理

库存管理是对医疗机构血液存储情况进行量化管理,具体包括:入库、出库、清库、退库等。入库是指医院输血科从血液中心或血站预约申请血液成分以补充血液库存,申请通过后需要在输血科办理入库,以确保库存,并能够给临床医生申请用血提供参考。血液出库是输血管理中最为关键的一步,输血科根据血样检测审核通过后开始配血,配血完成后通知临床护士打印领血申请单到输血科领血,输血科工作人员扫描领血申请单进行确认发血,包含的业务功能有临床发血出库功能、临床紧急发血功能、自体用血出库功能、调血出库功能。清库是指对可用库存中的退回但不可再用的血液、过期血液、报损血液执行清理,并备注清库原因。退库是指领取出去但并没有使用而被退回的血液,血液必须是完好可被继续使用的。

2. 输血过程管理

输血过程管理包括医生工作站、护理工作站和医务科工作站管理。具备各类血液成分的电子申请与分级审批、输血治疗的记录和效果评价等功能;具备医嘱执行、输注流程执行、输血反应执行等功能;具备大剂量输血申请的审批、临床申请审核、血袋回收、输血反应管理等功能。首先,临床医师进行输血前评估,并根据需要向输血科开血型等常规检验鉴定申请,由护士进行血液标本采集;输血科完成输血前检验后向临床医师反馈;临床医师根据检验结果和患者病情,向输血科进行输血申请,输血科受理临床输血申请按照规定进行配血、发血;临床科室护士取血后对患者实施输血治疗,输血完成后完成血袋回收。

3. 输血检验管理

输血检验管理包括临床申请审核、患者标本管理、实验检测等。输血科接收临床医生的检验申请后,对样本进行常规检验,包括血型鉴定、不规则抗体筛选、抗体效价测定、新生儿溶血病筛查等检测,并及时将报告发送临床医生;在医生提交输血申请后对受血者血样进行血型复核,并进行交叉配血。此外,血浆、冷沉淀一般不需进行交叉配血,可根据患者血型按照规定直接发血。

(二)系统设计与实现

通过建立输血管理系统,保证临床用血科学、规范化管理,实现血液从献血者到受血者的信息化管理和追溯,达到闭环管理,提高临床输血科工作效率和服务水平,加强了医疗质量管理水平,也提高了医院整体管理水平。

1. 系统架构

输血管理涉及用血申请管理、标本管理、报告管理、血库管理、配血、发血、输血记录等业务流程。在设计输血管理信息系统时,需做到与输血业务相关系统的集成。目前输血管理系统多与医院现有的电子病历系统、移动护理系统、检验科实验室管理系统、手术麻醉系统等进行业务集成和数据共享,实现临床输血闭环管理,平台示意图如图3-6-5所示。

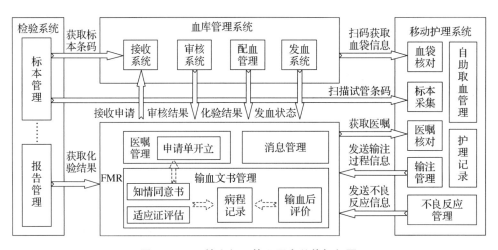

图3-6-5　输血闭环管理平台总体框架图

2. 建设要点

(1)血液管理:支持血液需求分析,可基于历史数据,分析可能影响输血决策的变量;支持血液预定管理,通过与血站血液管理信息系统对接,实现常规和特殊血液成分的预定;支持血液入库管理,通过与血站血液管理信息系统对接,实现常规和特殊血液成分的入库信息和实物信息的校验;支持血液预警管理,提供设置血液库存预警线的功能,血液库存不足时提醒功能,支持库存预警时通知输血科(血库);支持库存管理,提供库存查询,支持血型复核、库存盘点、有效期预警、血液调剂等功能;支持温控管理,具有冷链设备的温度实时监控功能；支持血液追踪管理，能够根据血液唯一性标识追踪到该血液状态。

（2）临床用血管理：支持临床输血申请管理，提供输血前评估模块，能够自动提取各项检测结果，校验输血申请单、输血审批单等相关输血文书的完成情况，具有对用血权限、输血申请填写、超量用血审批的控制机制，并能查询输血申请单处理流程状态；支持危重症患者紧急输血申请及智能化管理，可对申请单进行分级处理。比如：对平诊、急救、绿色通道等进行标注；支持临床非同型输血申请，应具有对非同型输血的申请信息、血型核对、配血方法控制、发血信息等节点控制的信息提示核准功能；支持临床优先用血功能，包括具有优先用血信息接口功能、优先输血审批和相关统计功能；支持临床用血的审核与审批；支持血液发放管理；支持输血核对与流程监护；支持输血后评价；支持自体输血管理；支持输血反应管理。

（3）输血实验室管理：支持标本标识管理，具有患者标本信息与输血申请单信息相匹配功能，每个标本标签应具有唯一的条形码作为识别号并在整个实验过程应用；支持标本送检与接收，具备标本接收识别、标本核对、标本信息、自动编号、标本有效期管理等功能；支持输血申请单审核，具有对临床输血申请单接收、确认、审核和审核状态显示功能，对于填写不规范或者不合理需求的申请应提供退回申请功能，并自动实时通知临床，有通知者记录；支持输血相容性检测；支持取血和血液出库管理；支持输血相容性检测实验室质量管理；支持血小板配型试验；支持退血管理；支持血液/血袋回收管理；支持其他输血相关检测管理功能。

（4）综合管理：支持输血事务管理，包括查询统计、费用管理、无偿献血登记等；支持仪器设备与试剂、耗材管理，包括仪器设备质量管理、试剂质量管理、试剂使用管理、耗材质量管理等；支持人员组织管理，包括人力资源档案管理、用户权限角色管理；支持特殊患者管理，能够记录某些患者有特殊病情和特殊治疗；支持交接班管理，能够记录开始到结束时间的出库、入库、报废、退库情况以及交班人和接班人信息；支持系统安全管理，包括数据安全、数据备份和日志管理。

（三）常见问题与对策

1. 血液申请不合理，血液资源浪费

血液是稀缺的社会资源，医疗机构常常无法掌握区域血液供应情况。为解决这一问题，需要实现医院输血管理系统与血站管理信息系统的对接，使血站能够实时掌握医院的血液库存和用血计划，进行合理储血，避免血液供应不足；并建立数据分析和决策工具，分析血液供求关系，应对重大突发灾难，合理调配用血，避免血液资源浪费。

2. 用血前核对事项较多,纸质单据核对依旧存在风险

血液领回以后,护士需要在床旁对血液信息、患者信息、血型结果、用血医嘱进行双人核对。由于核对事项较多,如果有时无法排除血袋标签、报告印刷问题的影响,建议采用 PDA 扫描技术,结合院内集成平台提供的共享服务,通过扫描患者腕带和血袋条码信息,与患者的血型结果和用血医嘱进行比对,对于不符合输血条件的情况予以警示,辅助临床护士提高用血前核对质量。

3. 各地血站定义的血液类型名称不一,存在血液使用意义不明的风险

由于血液资源的稀缺属性,特殊情况下需要从外地调血,而各个地方对于血液类型的命名不同,用血安全性需要高度重视。为此,可由各地管理部门组织输血科对于库存中的血液名称进行标准化,对于不同名字但性质相同的血液设置对照关系。由输血系统发布查询服务供临床查阅,以及 PDA 核对时使用。

4. 临床用血流程复杂,医务人员工作量大

依据《临床输血技术规范》和《医疗机构临床用血管理办法》,医生在申请用血时首先要完成输血前评估,评估内容包括用血性质、输注目的、输注指征,患者生命体征以及心肺功能等重要器官功能对贫血耐受、凝血功能、出血情况等;评估可行后需签署输血治疗同意书。针对上述问题,输血管理系统应能够实现通过勾选方式或从 HIS 或 LIS 读取数据,使临床医师操作方便、简单;此外,紧急用血功能同样也要方便,可通过直接勾选的方式自动生成输血治疗同意书等操作,提高可操作性。

5. 对接系统较多,实时性要求高

输血管理涉及临床医师、临床护士、医院输血管理部门、血站,覆盖医嘱开立、护理执行、实验室检验等业务系统,因此输血管理系统需对接医院电子病历系统、移动护理系统、实验室管理系统、手术麻醉系统等。由于不同系统间耦合度较高,当一个接口出现问题,可导致整个输血管理闭环停顿。而且由于数据及时率、准确率低,各系统数据由于手工输入造成各系统间相同输血节点的数据出现差异。为解决这一问题,可利用集成平台技术将输血过程中各系统相关数据整合,能够让数据准确、快速地在各系统中共享,既做到输血全程监管到位,提高了输血的质量,保障患者的安全,又能最大限度地减少医护人员的重复工作,提高工作效率。

▌三、CA 证书管理信息系统

关于电子签名的概念,我国《中华人民共和国电子签名法》(以下简称《电子签名法》)中给出了明确的定义:"本法所称电子签名,是指数据电文中以电子形式所含、所附用于识别签名人身份并表明签名人认可其中内容的数据。"按照《电子病历应用管理规

范(试行)》规定,医疗机构电子病历系统可使用电子签名进行身份认证,可靠的电子签名具有与手写签名或盖章同等的法律效力。

(一)业务功能

具有法律效应的电子签名需要在医疗活动中满足电子签名法中对可靠的电子签名的具体要求,包括:①电子签名制作数据用于电子签名时,属于电子签名人专有;②签署时电子签名制作数据仅由电子签名人控制;③签署后对电子签名的任何改动能够被发现;④签署后对数据电文内容和形式的任何改动能够被发现。电子签名需要第三方认证,由依法设立的电子认证服务提供者提供认证服务,并颁发认证证书。CA 证书就是 Certification Authority 签发的一种较为权威和公正的证书,包含证书拥有者的身份信息,CA 签名,公钥、私钥和有效期等。证书拥有者的身份信息用于证明证书持有者的身份;CA 签名用于保证身份的真实性;公钥和私钥用于通信过程中加、解密,从而保证通讯信息的安全性。

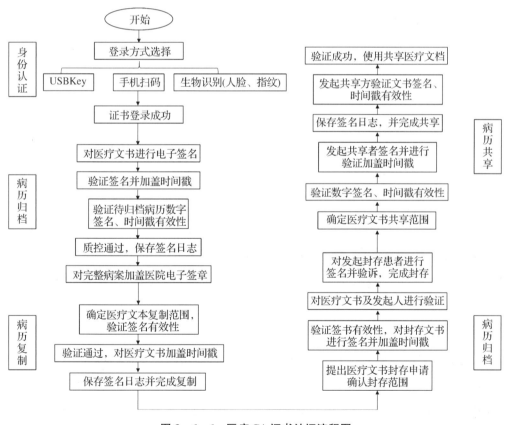

图 3-6-6 医疗 CA 证书认证流程图

按照《电子病历应用管理规范(试行)》的要求,医院内 CA 证书管理基本功能包括:医务人员身份认证、电子病历生成、归档、复制、封存和共享中电子签名认证。此外,随着互联网医院及智慧管理的发展,CA 证书也在互联网医院线上诊疗、"互联网＋护理服务"以及医院管理审批中逐步开展应用。

1. 医护人员身份认证

医护人员可利用 CA 证书登录各类医院信息系统。首先,CA 证书与医护人员角色和权限实现一一绑定;然后,在采用 CA 证书方式登录业务系统时,业务系统需要调用数字签名相关服务来实现医护人员 CA 证书与访问口令的校验,并对 CA 证书进行读取、解析、验证和展现;最后,当用户 PIN 码验证通过后,业务系统匹配用户权限进行相关业务操作。

2. 医疗文书电子签名

当医护人员完成医疗文书编写后,需要对医疗文书进行数字签名,以确保医疗文书后期的可溯源性,根据签名的主体不同(医护人员签名及患者签名),分别介绍医护人员、患者对医疗文书数字签名的实现过程。在医护人员提交医疗文书时,通过调用证书载体中的私钥对医疗文书进行数字签名。调用服务端对数字签名进行验证,同时加盖时间戳。验证通过后即可显示医护人员电子签章,同时可进行医疗文书的提交及业务流转。否则,验证失败,无法进行提交。知情同意文书签名主体为患者(家属),通过充分阅读并理解后,采集患者(家属)身份特征如音视频、现场照片、笔迹、指纹等生成并发放一次性事件证书。对知情同意书执行数字签名并加盖时间戳。

3. 病历归档

对于已出院患者的医疗文书进行归档前,需要进行数字签名及时间戳的有效性验证,验证成功后提交至质控科室由质控人员逐个进行质控并签名,质控完成后由病案管理科室统一加盖医院电子签章,即完成归档操作。

4. 病历复制

当医疗文书需要复制时,须验证被复制医疗文书内的所有的签名有效性,申请通过后对申请复制的医疗文书整体文件执行数字签名及加盖时间戳操作,明确复制行为与时间。

5. 病历封存

在对医疗文书进行封存时,首先医患双方或双方代理人共同确认封存医疗文书范围,进行医疗文书复制后通过调用签名验证接口验证待封存医疗文书数字签名的有效性。其次对待封存医疗文书签名验证通过后,医患双方分别执行数字签名。完成验证后将经过医患双方或双方代理人数字签名的医疗文书保存在独立可靠的存储介质中。

6. 病历共享

医疗文书共享数字签名应用场景涉及发送方和接收方两方面角色,发送方确定共享病历范围,对通过验证的共享部分医疗文书执行数字签名,接收方完成电子病历的接收。

(二)系统设计与实现

CA 证书管理信息系统在设计时要考虑电子签名的真实性和完整性以及不可抵赖性。可通过对医院的关键业务数据进行电子签名,保存电子签章和时间戳,然后将各种单据集成,结合二维码的数字签名验证模块,通过 CA 证书、扫描枪等辅助设备实现具有法律效力的数字签名验证功能,保证打印出来的各种单据具有法律效力。此外,可利用图像处理技术将电子签名操作转化为与纸质文件盖章操作相同的可视效果,提高 CA 证书的可用性,实现医院无纸化的管理。

1. 系统架构

随着医院信息化的不断建设,越来越多的信息系统开始使用数字认证与电子签章,如协同办公系统(OA)、医院信息系统、电子病历系统、临床检验系统、医学影像系统、互联网医院等。结合卫生行业网络安全需求及国家政策相关要求,医疗机构信息化应用层密码技术体系总体框架如图 3-6-7 所示。

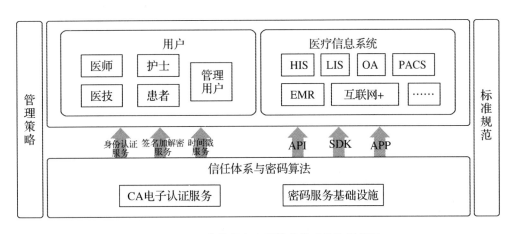

图 3-6-7　应用层密码及技术体系总体框架图

2. 建设要点

(1) CA 证书管理:CA 证书是电子签章中的身份标志,一般采用国密局颁发的有资质的第三方认证机构证书,应用数字签名技术,对电子签名进行认证保证其符合《电子签名法》。在医院内根据各业务场景的需求,对电子签章的使用要求也不尽相同。所以医院内一般设置多种 CA 证书类型,以满足不同的业务流程。其中个人证书是最传统的证书模式,一般应用于医生、护士、技术人员等身份认证,与相应的职业资格证、身份证信息、医院内的工号信息进行绑定,个人证书的载体多样化,可以用在 USBKey、蓝牙

Key、IC卡、手机等，现应用较多的是USBKey和手机；在医疗流程中，患者或家属往往要签署大量关键医疗文书，如：知情同意书、患者授权书、手术同意书等，这部分文书也是发生医疗纠纷时的重要佐证。但患者和家属此类群体具有数量多、分散、不固定的特点，无法适用传统的个人证书，所以一般对患者电子签署过程的时间、内容、人物、行为采用事件型证书进行签名认证；机构证书一般作为机构的电子化身份标识，主要用于服务器管理、病历归档、复制、共享等关键环节，一般使用USBKey的介质。

（2）时间戳管理：医疗记录中的时间是非常重要的信息。纸张病历中对于各种时间的记录就有比较严格的要求，因此在电子病历的记录中同样应实现时间内容的完整、可靠记录。通常医院在建立电子病历体系或在建立数字签名体系时，应同步建设好时间同步系统。按照《电子病历应用管理规范（试行）》的要求，电子病历系统记录的时间应该来源于不受医院控制的可靠时间源，以保证电子病历记录中时间的公正、可靠。在数字签名系统中同时加入时间戳的方法是一种比较便捷、可靠的时间记录方式。这时，数字签名记录就应该选择带有时间戳的签名记录格式，以保证时间戳能够正确地记录签名时间并保存在签名的数据中。

（三）常见问题与对策

1. 不同数字签名方式适用于何种医疗业务场景

根据不同业务场景的需求，数字签名方式也不尽相同。通常情况下USB Key适用于住院医生工作站、医技科室等固定PC编写大量医疗文书场景；人脸签名适用于门诊医生工作站等业务工作较为繁忙且非个人专用PC的业务场景；指纹加笔迹适用于患者及家属数字签名等无法事先进行人员认证场景；移动签名适用于移动护理、移动医疗、互联网医疗等通过移动终端开展业务工作场景。

2. "四生"（实习生、进修生、研究生、规培生）CA证书的发放问题

医院中存在大量的"四生"（实习生、进修生、研究生、规培生），他们承担了不少临床业务，特别是病历书写，但是如何用电子签名管理系统对"四生"进行管理，如何发放CA证书，是需要解决的问题。根据业务规范，不具备签字权的人员，可由业务系统针对性开放对于医疗文书编写权限的"用户名＋口令"，由权限医师审核后实现数字签名。

四、临床决策支持系统

临床决策支持系统（Clinical Decision Support System，简称CDSS），是一个基于人机交互的医疗信息技术应用系统，旨在为医生和其他卫生从业人员提供临床决策支持，通过数据、模型等辅助完成临床决策。临床决策支持系统的建设实现知识驱动型业务

闭环,为临床诊疗提供诊断、预防和治疗的决策建议,辅助医务人员的诊疗行为,提高医务人员的诊断精准度与诊疗规范性,进一步提升诊疗效率。国家卫健委发布的《电子病历系统应用水平分级评价管理办法(试行)及评价标准(试行)》的通知中,明确指出电子病历分级评价四级以上的医院均要求具备临床决策支持功能,临床决策支持已经成为保障医疗安全、提高诊疗效率、助力医疗水平提升的重要环节。

(一)业务功能

CDSS 的使用场景涵盖诊前决策、诊中支持和诊后评价全过程,临床医生可以通过 CDSS 的帮助作出最为恰当的诊疗决策。从患者来院就诊活动角度出发,医生工作站中临床决策支持的业务流程如图 3-6-8 所示。临床决策支持系统应满足医生在对患者诊疗全流程中提出的多方面需求,主要包括医生获取疾病相关知识、对患者检查检验进行智能分析,为医生下诊断提供参考、依据疾病标准评估表对患者病情进行自动评估、对患者治疗提供方案推荐等。目前医学知识的规则库包括标准规则库和自定义规则库,标准规则库是基于文献指南、药品说明书等权威资料制定的,自定义规则库是知识库管理者结合医院临床需要制定的。详细功能如表3-6-1所示。

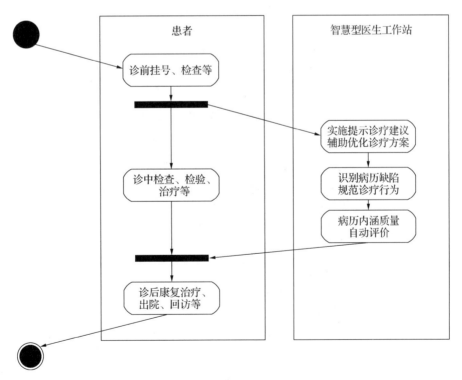

图 3-6-8 患者来院就诊与医生工作站交互

表 3-6-1 基于 CDSS 的智慧型医生工作站应该满足的功能需求

分系统名称	系统功能	功能描述及要求
疾病知识库	知识库详情	提供多种疾病的详细知识库内容,包括疾病详情、相关诊断、处置建议、用药建议、检查建议、患者指导等知识库
	文献荟萃	汇集各个疾病、专科的最新指南和文献,覆盖中英文权威期刊发表的内容
	药品说明书	提供药品说明书的在线查看
	在线阅读/下载	支持医生在医院内网环境下在线阅读和下载
	病历融合	知识库内容(临床路径、指南等)有关内容自动融合到病历中
	知识库搜索	支持知识库搜索功能,医生可以根据需要实时查询需要的知识库内容
	及时更新	与权威期刊保持内容的实时更新,支持医院内网云端更新
医生工作站智能辅助系统	智能鉴别诊断	针对患者的临床表现(主诉、现病史等病历信息以及检验值信息),进行可能性标识,智能判断患者疑似疾病,实时引导医生全面考虑患者病情,避免漏诊、误诊
		根据患者的主诉,与其他疾病鉴别,并排除其他疾病的可能性,列出相关的诊断
	检查分析	根据患者的影像学检查结果,自动进行检查结果解读
		结合患者当次诊断、主诉、病史、其他检验检查结果等病情情况,判断检查结果支持的诊断建议、排除的诊断以及更详细的诊断分型,严重程度分级
		提示检查结果解读时,提示结果原因,帮助医生快速判断校验
医生工作站智能辅助系统	检验分析	根据患者的检验结果,自动进行检验结果解读
		结合患者当次诊断、主诉、病史、其他检验检查结果等病情情况,判断检验结果支持的诊断建议及排除的诊断
		提示检验结果解读时,提示结果原因,帮助医生快速判断校验
	评估表工具	根据患者的情况,推荐适合的评估表,帮助医生分析病情
		根据患者评分情况进行程度分析,自动计算分值,并评估患者当前情况
		完成评估,可将评估结果及分析自动写回患者电子病历中
		支持搜索相应评估表,并在完成评估时将评估结果写回电子病历中
	智能方案推荐	推荐治疗方案,根据患者当次诊断,结合现病史、既往史、用药史等情况,为医生智能推荐符合临床路径要求的治疗方案
		检查项推荐,根据最新指南推荐,帮助医生推荐适宜的多套检查方案,供医生选择
		检查项写回,医生根据需要依据实际情况选择合适的检查项,智能写回到电子病历中
		用药方案推荐,根据最新指南推荐,帮助医生推荐适合的多套治疗方案及具体用药方案
	检查/检验合理性	根据患者的症状、临床表现、诊断、检验检查结果等情况,在医生开具检验/检查医嘱时,自动审核合理性,对禁忌和相对禁忌的项目主动进行提示
	手术/操作合理性	根据患者的症状、临床表现、诊断、检验检查结果等情况,在医生开具手术医嘱/手术申请单时,自动审核合理性,对禁忌和相对禁忌的项目主动进行提示
	手术并发症	结合患者手术类型、手术时间及术后患者的临床表现,检验检查结果,对有可能是术后并发症引起的内容,进行提示,避免医生遗漏

(二)系统设计与实现

1. 系统架构

临床决策系统总体架构分为知识逻辑层、知识管理层、数据中心层、临床决策层四个方面,如图3-6-9所示。知识逻辑层指根据循证医学将获取的知识按照一定的规则逻辑进行整合,形成临床知识库。知识管理层提供文献上传、字典对照、知识库检索、审核、发布等功能对临床知识进行综合管理。数据中心层通过获取临床系统数据,为临床决策提供数据分析支撑。临床决策层则结合临床数据,通过推理引擎为临床提供精准决策支持。

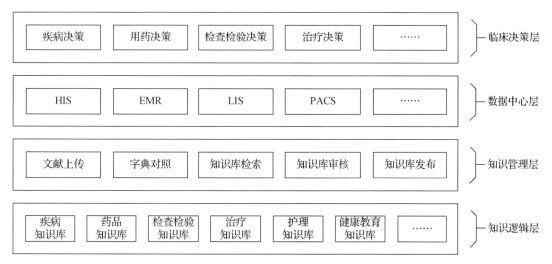

图3-6-9　临床决策支持系统总体架构

2. 建设要点

(1)个性知识库建立方法:组建建设委员会,对其进行统一的管理和评价。将临床知识库中的字典、术语等与医院的诊疗项目、药品、检查、检验、手术等字典进行系统梳理对照。映射对照后,医生在临床诊疗过程中调用临床知识库时即可实现对医生诊疗行为中涉及的诊疗项目进行自动识别匹配,作为规则分析的入口。然后通过建立相关知识库采集模板,标准化采集内容及格式,将采集到的知识库内容通过知识库管理系统进行维护录入及优化。知识库需结合医院自身特色,"因地制宜"地进行收集与梳理,针对性地修改知识库规则细节,才能将知识库的作用发挥到最好,进一步保证提示信息准确性。最后通过审批,在科室进行上线试用,同时不断地对知识规则、内容覆盖等进行优化。临床决策系统的建设是持续建设的过程,需要结合最新版临床指南,收集使用过程中存在的问题需要进行持续优化与迭代。

(2)重视临床决策与临床诊疗融合:临床决策支持系统由临床知识库、推理引擎、数据中心、人机交互模块组成。临床决策支持系统在接收业务系统请求及相关参数的基础上,结合数据中心通过推理引擎进行判断后,提供相关的决策知识辅助临床诊疗,将临床决策支持系统与临床诊疗活动进行紧密融合,所以在建设临床决策支持系统的过程中,其对外交互模式需要着重考虑设计。

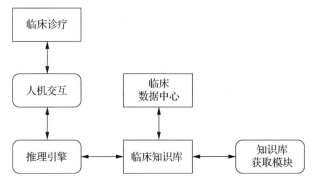

图 3-6-10　临床决策系统与临床诊疗融合的通用结构

(3)提高临床数据质量:通过临床数据中心对业务数据进行整合利用,实现数据在空间、时间维度上的高度融合,才能为临床诊疗推理过程中产生新的知识提供保障,避免因为数据质量不高、数据不全等因素导致的知识发现偏差。所以提高临床决策支持系统的可用性,数据质量尤为重要。将不同业务系统的数据以规范、标准化的形式进行存储,不同来源的患者数据融合成一个统一、多维的知识记录,在临床决策支持中发挥重要作用。

在全量知识库的演化和完善落地的过程中,要遵循小步快走、快速迭代的原则进行构建和逐步演化。需要注意对数据源端的基于增量数据的知识库构建过程监控,以及通过应用层发现的知识错误和新的业务需求,根据优先级排列等进行修正,提升知识质量,丰富知识内容。

(三)常见问题与对策

1. 医院现存各信息化子系统数据分散,数据缺乏统一的标准和格式,无法共享

医院现存的信息化子系统较多,其结果造成了数据来源复杂,数据增长量巨大,且由于整个医院信息化建设的不全面、缺乏统一的信息规范标准,或者由于录入信息的人员执行不严格、医学术语不一致等,造成大量数据分散堆积,数据格式多样化,数据标准、口径均不统一等问题。各子系统无法实现数据信息的交互和有效利用,并最终形成"信息孤岛"。无论是为了解决各子系统数据分散,还是为了解决标准格式不统一、数据无法共享的问题,建立全院数据中心成为医院的必然选择。通过将数据从各业务子系统加载到数据中心,实现了数据的集中。另外,在加载数据的同时进行数

据转换,实现了标准和格式的统一,从而解决了数据共享的障碍。

2. 传统的数据库技术已不能满足对医院海量数据的快速访问和有效利用

医院在运营过程中业务数据海量增长,系统在每一天、每一月都积累大量的数据,传统的数据库技术已不能满足对这些海量数据的快速访问、管理和有效利用。以往实施的医院决策支持,多是直接使用传统业务数据库,采用人工 SQL 得到数据汇总、报表,其效率和准确率低且时间严重滞后。医院业务数据库中的数据都是面向事务的,在响应时间、主题应用等诸多方面都无法满足决策支持系统等这类应用的要求。数据仓库是一个面向主题的、集成的、相对稳定的、反映历史变化的数据集合。它可以充分满足决策分析的应用需求。对于医院决策支持系统建设,在数据中心里建立数据仓库已经成为不二的选择。我们可以将操作型数据存储(Operational Data Store,ODS)引入到决策支持系统中,先将传统业务数据库中的数据使用 ETL 技术抽取、转换到 ODS 中,形成和业务系统之间的隔离,再将 ODS 中的数据按主题建立数据仓库中的统计数据。

3. 临床决策带来的医学伦理和法律问题

人工智能介入临床诊疗为医学带来了新的发展机遇,同时也带来了医学伦理及法律方面的相关问题。目前,我国的法律在人工智能介入临床诊疗活动方面还处于起步阶段,亟须加快相关调研及法律的制定,明确人工智能应用于临床诊疗活动中的主体责任,为临床知识库及人工智能的应用提供保障。

第七节　典型案例应用

现以"辅助用药监管模块的建设"为例,介绍临床诊疗系统某具体功能的建设实践过程。

一、需求分析

辅助用药是指有助于增加主要治疗药物的作用或通过影响主要治疗药物的吸收、作用机制、代谢以增加其疗效的药物;或在疾病常规治疗基础上,有助于疾病或功能紊乱的预防和治疗的药物。然而,多数辅助用药的大量使用,会造成医保基金相对不合理支出。要控制辅助类药品在医保中的报销份额,减少不合理支出,降低药占比,辅助用药是缩减重点。

医院为加强对目录内辅助用药的监管,加大考核力度,降低药占比,降低不合理费用,减轻患者不必要的经济负担,相关职能部门拟定医院辅助用药目录,主要包括国家重点监管药品、抗肿瘤辅助用药、神经系统辅助用药和医保智能扣减药品,并对信息系统提出改造要求,要求目录库中的药品,只能开立长期医嘱、禁止开立临时医嘱,疗程严格控制,要求建设辅助用药监管功能模块,将其耦合进医生工作站中,嵌入进医嘱处理流程中。

二、功能设计

在明确了辅助用药功能开发的需求后,需要进行功能设计。现从方案设计和功能结构设计两方面展开介绍。

1. 方案设计

对于辅助用药监管功能从方案设计角度出发,主要考虑限制辅助用药的种类、限制用药的具体方式以及如何提醒医嘱开立医生等,拟定的方案设计如下:

①在医生工作站中增加重点药品监管信息库。

②将《医院重点监控用药药品目录》中的药品纳入该库,在医生开立时,提示该药为重点监管药品。

③重点监管药品库的药品用到第三天时弹出警示:"该药品为重点监管药品,已纳入药品监管目录,是否确定继续使用?"当重点药品监管库中的药品达到药品说明书的疗程,强制停用。

④能将常见的用药不合理问题突出、数量异动及医保智能审核扣减药品的品种维护入库管理。

⑤在管理中做到信息互联互通,对已落标的药品,从重点药品监管信息库中删除。

2. 系统功能流程设计

针对设计方案,考虑辅助用药监管功能应以何种流程实现。不同的流程或许能实现相同的功能,但是付出的开发时间以及之后的维护耗费的资源是会有很大区别的。因此设计一个简单又能实现所需功能的流程尤为重要。图 3-7-1 显示了一种辅助用药功能流程设计。

辅助用药监管功能流程涉及院内管理层、实际执行的医生医疗行为以及指定的规则存档三个方面。总的来说,此流程体主要有以下三点:

①管理人员维护辅助用药目录以及每种辅助用药限制规则配置;

②管理人员维护的规则体现在医生下达的医嘱流程中;

③辅助用药监管功能上线后,几乎所有功能实现都无需信息处开发人员参与,业务部门维护配置即可。

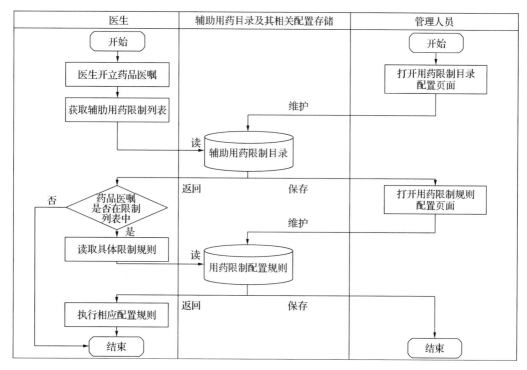

图 3 - 7 - 1　辅助用药管理流程

三、系统开发

　　辅助用药监管功能开发应是嵌入在已有的医生工作站中,为此需要了解已有的医生工作站的架构体系。医生工作站为面向服务的架构(service-oriented architecture, SOA),设计的系统体系结构如图 3 - 7 - 2 所示。新增加的辅助用药监管功能需在客户

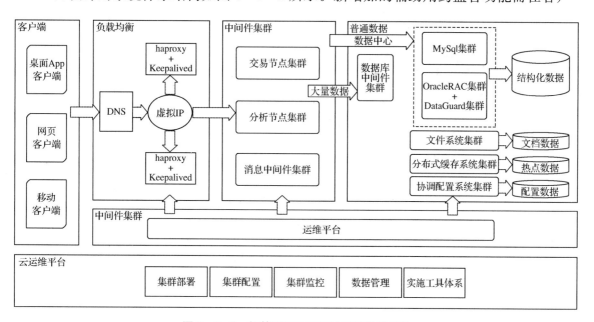

图 3 - 7 - 2　智慧型医生工作站系统功能结构

端和数据中心完成相应模块开发。医生工作站系统提供的开发工具也简化了辅助用药监管功能开发流程。

辅助用药监管功能从开发角度出发,主要有数据建模、前端交互界面开发、后端业务模型开发。

1. 数据建模

根据辅助用药监管功能设计的流程,无论是上层的管理功能还是底层在医嘱开立流程中增加的节点都需要依赖持久化存储的药品目录以及每种药品设定的限制规则。因此辅助用药监管功能开发的第一步是建立数据模型。

医生工作站系统提供的数据建模工具可方便查看工作站涉及的所有表结构以及表与表之间的关联;设计好的数据模型可直接生成数据库中执行的 SQL 以及面向对象的语言,如:Java 语言的类定义代码;设计好的数据模型可直接在前端界面开发时绑定界面的 UI 元素。根据此工具可设计如图 3-7-3 和图 3-7-4 所示的辅助用药监管数据模型。

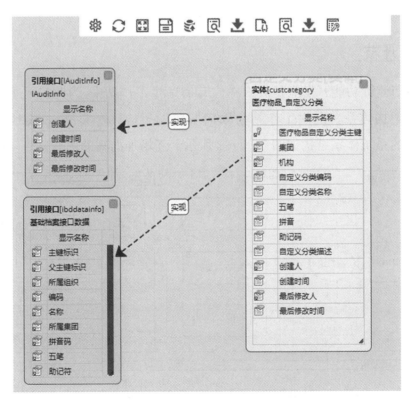

图 3-7-3 药品目录自定义结构

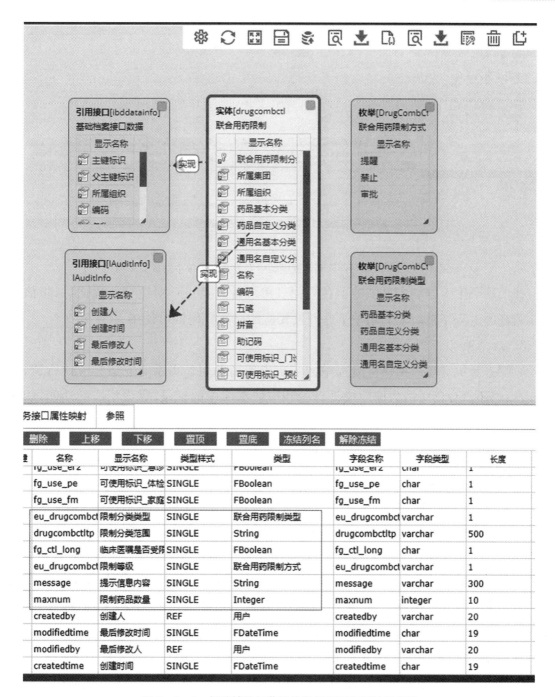

图3-7-4　每种辅助用药具体限制规则存储数据模型

2. 前端交互界面开发

前端交互界面按角色划分至少有两个界面：供辅助用药管理人员使用的用药目录及限制规则维护界面；嵌入到药物医嘱开立流程中的提醒开立医生的弹框界面。对于管理人员使用的界面，辅助用药目录维护数据模型以及每种药品限制规则存储模型部分字段可直接映射到 UI 元素中，如图 3-7-5 所示。

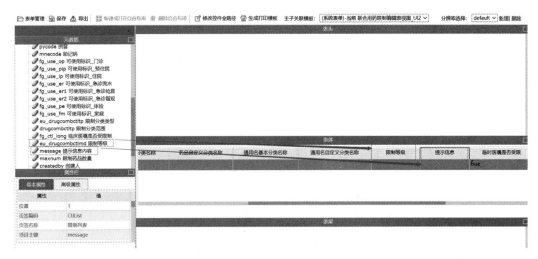

图 3 - 7 - 5　辅助用药限制数据模型中字段关联表单中对应文本框

在使用医生工作站中提供的前台界面表单设计工具设计对应交互界面后,将该界面挂载在医生工作站对应的菜单下并开发相应的交互代码即可使用。

3. 后端业务模型开发

后端主要负责在医嘱执行流程中何节点出现辅助用药提示并完成相应执行逻辑。此外,后端还负责读写由数据建模设计的相应数据库中的记录,完成相应的功能,同样该功能嵌入在医生工作站中。

四、部署与维护

系统部署是指将系统包括配置文件、用户手册、帮助文档等进行收集、打包、安装、配置、发布的过程,由于辅助用药监管功能是在已有的医生工作站中开发的,部署和维护与住院医生工作站同步。系统上线后,运维工程师部署监控系统,可实现对服务器监控及主要接口的可用性监控。每周进行巡检,查看每周系统的运行状况,保证服务稳定性。为了保证数据库的安全、稳定性,数据库管理员定期备份数据库,采用良好的备份策略,以维持数据安全、稳定、顺畅、高效地运行。

总结:以上以医院辅助用药监管功能开发为例介绍了医疗信息系统开发流程。首先从需求出发,明确辅助用药监管目录以及相应的监管措施。其次,进行辅助用药模块功能设计:主要从方案设计以及功能流程设计两部分先后进行,明确方案后设计了灵活可配置、开发量相对较小且又同时能满足需求的功能流程;进入开发阶段:明确已有的医生工作站框架后开发了辅助用药监管数据模型、前端交互界面、后台数据交互功能。再后,就含有辅助用药监管的医生工作站部署与维护进行介绍。最后,通过辅助用药监管功能上线,加强医院辅助用药的管理,控制辅助用药滥用情况,促进临床医师的合理用药,建立完善的辅助用药管理模式。

参考文献

［1］Bourdeaux C，Ghosh E，Atallah L，et al．Impact of a computerized decision support tool deployed in two intensive care units on acute kidney injury progression and guideline compliance：a prospective observational study［J］．Critical Care，2020，24(1)：p．656．

［2］Chin D L，Wilson M H，Trask A S，et al．Repurposing Clinical Decision Support System Data to Measure Dosing Errors and Clinician-Level Quality of Care［J］．Journal of Medical Systems，2020，44(10):185．

［3］Olakotan O O，Yusof M M．Evaluating the alert appropriateness of clinical decision support systems in supporting clinical workflow［J］．Journal of Biomedical Informatics，2020，106:103453．

［4］Viala B，Villiet M，Redor A，et al．Using the clinical information system and self-supervision to rationalize the need for antibiotic stewardship：An interventional study in a 2000-bed university hospital［J］．International Journal of Antimicrobial Agents，2020，57(1):106233．

［5］Matthias W，Steven M，Lize C，et al．Laboratory information system requirements to manage the COVID-19 pandemic：A report from the Belgian national reference testing center［J］．Journal of the American Medical Informatics Association，2020：p．1293-1299．

［6］Anne-Sophie J，Claude M，Ahlem K，et al．The ongoing French BaMaRa-BNDMR cohort：implementation and deployment of a nationwide information system on rare disease［J］．Journal of the American Medical Informatics Association，2021(3)：553-558．

［7］So，Jin，Yoon，et al．Similarities and Differences Between Thyroid Imaging Reporting and Data Systems．［J］．Ajr American Journal of Roentgenology，2019 213(2)：W76-W84．

［8］Kohli A，Mahajan V，Seals K，et al．Concepts in U．S．Food and Drug Administration Regulation of Artificial Intelligence for Medical Imaging［J］．American Journal of Roentgenology，2019，213(4):1-3．

［9］Maramba I，Chatterjee A，Newman C．Methods of usability testing in the development of eHealth applications：A scoping review［J］．International Journal of Medical Informatics，2019，126(6．):95-104．

［10］Ayaad O，Alloubani A，Alhajaa E A，et al．The Role of Electronic Medical Records in Improving the Quality of Health Care Services：Comparative Study［J］．International Journal of Medical Informatics，2019，127(JUL．):63-67．

［11］宁余音，陈琪，梁群，等．门诊信息系统 SWOT 分析及应对策略［J］．中国卫生质量管理，2020，27(4):4．

［12］舒婷，赵韡，刘海一．2020 年我国医院电子病历系统应用水平分析［J］．中国卫生质量管理，2022，29(01):8-10+20+124．

［13］李红霞，刘海一，赵韡，舒婷．患者电子病历数据提取可行性探讨［J］．中华医院管理杂志，2021，37(08):674-677．

［14］曾可，朱卫国，张锋．医院门诊移动电子签名技术的推广实践［J］．中国卫生信息管理杂志，2021，18(05):665-668+674．

［15］张翔，张小亮，李琳．运用医院信息系统完善传染病疫情报告与管理［J］．现代预防医学，2019，46

(19):4.

[16]覃剑,刘欢,董应兰,等. ICU 临床路径建设与 HIS 融合是构筑数字化医院的核心:2016 至 2018 年柳州市工人医院 ICU 临床路径建设经验[J]. 中华危重病急救医学,2019,31(1):102-107.

[17]郑骏,徐敏,蔡洪流,楼理纲,孙静,陈斯尧,陈凌杰,陈华,胡佳明,冯靖祎. 重症医学信息物联平台应急建设实践[J]. 中华医院管理杂志,2021,37(9):4.

[18]苗豫东,蒋帅,付航,贺睿博,胡建平,赵要军,王伟. 健康中国背景下县级医院临床重点专科布局与发展策略分析[J]. 中国医院,2021,25(09):8-9.

[19]王草源,王荣,顾则娟,林征,张飞彦,高春红,邢双双,夏丽霞,周元,曹小彤. 临床决策支持系统护理计划模块的设计与研发[J]. 中国实用护理杂志,2021,37(3):6.

[20]杜静,陈红君,余自成. 基于医院信息系统的药物临床试验信息系统的构建[J]. 中国新药与临床杂志,2019,38(1):4.

[21]赵宇卓,赵小柯,潘菲,等. 急救大数据与临床决策支持[J]. 中华危重病急救医学,2019,31(1):3.

[22]姚志洪. 医院信息系统理论与实践[M]. 高等教育出版社,2014.

[23]杨德武,尹红霞. 医学影像信息技术与应用[M]. 北京:人民卫生出版社. 2021.

[24]张志清. 医院药事管理[M]. 人民卫生出版社,2018.

思 考 题

1. 门(急)诊诊疗管理的主要业务功能有哪些? 各业务功能的建设要点是什么?

2. 急救管理平台由哪几部分组成? 急救管理平台的建设要点有哪些?

3. 住院诊疗管理主要有哪些业务功能? 各业务功能的建设要点是什么?

4. 请简述如何对电子病历进行质控。

5. 移动护理系统常见的网络部署方案及优缺点有哪些?

6. 实验室信息系统的主要业务流程、业务管理和功能要求是什么?

7. 检查信息系统主要包括哪些管理系统? 各管理系统的业务流程是什么?

8. 治疗系统实施中的常见问题有哪些? 如何解决?

9. 医疗支撑信息管理主要包括哪些管理系统? 各管理系统的建设要点是什么?

10. 数字证书在门(急)诊电子病历应用中的优缺点有哪些?

11. 临床药事服务系统实施中的难点有哪些?

第四章 患者服务系统

患者服务系统是指通过信息化手段为患者提供导诊、预约、挂号、缴费等各种贯穿于患者就诊全流程的综合服务系统。随着社会经济的发展,医院的服务理念从"以医疗为中心"向"以健康为中心"转变,信息化技术的发展助力了医院对患者服务水平的提升。我国自 20 世纪 90 年代起,对公立三级甲等医院提出了开展预约诊疗服务的要求,近年来国家有关部门相继出台了《关于促进"互联网+医疗健康"发展的意见》《医院智慧服务分级评估标准体系(试行)》《国家卫生健康委办公厅关于进一步完善预约诊疗制度加强智慧医院建设的通知》等一系列政策法规,数字化、智能化、人性化管理成为医院信息化管理的主要趋势和发展方向。

本章针对医院患者服务平台建设的难点,以国家卫健委智慧服务分级评估标准为依据,构建诊前、诊中、诊后全流程,线上、线下全渠道和服务管理一体化的患者服务平台,秉持"以患者为中心"的理念,重点介绍患者诊前、诊中、诊后各环节涵盖的基本服务内容,针对患者的医疗服务需要,探讨如何应用信息技术改善患者就医体验,加强患者信息的互联共享。

第一节 诊前服务

诊前服务是指患者就诊之前医院提供的就医服务,分为诊疗预约、转诊服务和急救衔接。诊疗预约包括线上预约挂号、重要资源变更提醒、分时段预约挂号或检验检查和号源管控等;转诊服务包括分级诊疗、院外就诊信息共享等;急救衔接包括院前院内信息共享、远程急救指导等。为提高和完善诊前服务建设,国家相关部门出台了一系列政策和措施,如《关于进一步完善院前医疗急救服务的指导意见》《关于促进"互联网+医疗健康"发展的意见》《国家卫生健康委办公厅关于进一步完善预约诊疗制度加强智慧医院建设的通知》等,在一定程度上推动了诊前服务的建设。医院在进行诊前服务系统建设时可参考《医院信息化建设应用技术指引2017年版(试行)》《全国医院信息化建设标准与规范(试行)》《电子病历系统应用水平分级评价标准(试行)》《医院智慧服务分级评估标准体系(试行)》《医院信息互联互通标准化成熟度测评方案》等文件精神执行。

一、业务功能

诊前服务包括诊疗预约服务、转诊服务和急救衔接,诊疗预约指医院对患者来院前提供的就诊、检查、治疗等的预约服务功能,转诊服务指上、下级医院之间为患者提供的转诊服务,急诊诊前服务主要指急救衔接,即医院与院外急救体系如"120"等信息共享。在进行诊前服务系统建设时,可结合诊前服务业务流程,兼顾医院已有业务的特点,实现业务系统建设过程中的继承性和新增业务的平稳过渡,缩短建设周期,保证系统的推广和使用,确保系统能够提供良好的用户体验。同时应选择当前最佳的技术路线,采用业界的先进技术,使医院的信息化投入能取得好的成效,保证项目可落地。

(一)诊疗预约服务

诊疗预约服务指医疗机构为患者提供的,利用固定电话、网站、自助机、手机移动端等多种渠道提前预约诊疗活动的服务。患者可通过诊疗预约系统,提前预约优先使用医疗资源,有效地减少了患者的候诊时间,提高了患者的就诊满意度;而医疗机构则可根据患者的预约情况,提前安排医疗资源,也有利于医疗资源的合理分配,提高工作效率和医疗质量,降低医疗安全风险,提高医疗机构的管理水平。

针对需要就诊的患者,包括初诊和复诊,均可利用手机移动端、网站、自助机等多种渠道提前进行专家门诊、专病门诊或普通门诊的预约。就诊当天患者可直接来院,通过预约信息优先就诊。医疗机构本着预约优先的原则,采用线上预约为主、现场预约为辅的方式,为患者提供挂号预约、检验检查预约等诊疗预约服务。

(1)患者身份识别:为保护患者权益,保证患者信息准确、完整,保障医疗安全,确保医疗工作的严肃性与真实性,维护医患双方的合法权益,营造良好的医疗秩序,根据《关于进一步做好维护医疗秩序工作的通知》文件的精神,患者就诊时必须出示本人有效身份证明,因此,患者在诊疗预约时应当进行有效身份证明的验证。

患者身份识别的方式有很多种,如就诊卡、医保卡、身份证等,国家卫生健康委员会设计发放的全国统一标准的就诊服务卡,即居民健康卡,可以解决不同医疗机构使用不同就诊卡的问题,能实现跨医疗机构跨地域医疗健康服务"一卡通"功能,方便群众就医和健康管理。

(2)门诊预约资源库:预约资源库是诊疗预约的基础,有了资源才能按规则进行预约。诊疗预约的资源即医生号源,必须事先安排好每天的出诊医生,如特殊情况需要变动,要及时提前公告,并与已预约患者联系沟通,取得患者的理解。同时,为保证诊前预约服务便捷、高效、公平,无论从哪个渠道进行的预约,须保障预约资源库的唯一性。

①统一号源池:医院提供形式多样的预约方式,实现号源全部开放,患者可通过医院官方网站、微信公众号、支付宝生活号、手机 App、政府预约平台、医生工作站、门(急)诊自助一体机、挂号收费窗口等途径进行预约挂号。所有预约渠道共享同一号源池,预约数据实时同步,保证患者在任一渠道看到的号源完全一致,同时确保号源的唯一性,避免出现号源重复的问题。

②停诊通知:由于号源会提前一段时间开放给患者预约(一般为 1 周到 4 周),但因各种原因会出现患者预约后医生却无法出诊的现象,临时限号或停诊。此时,医院工作人员就需要进行相关操作,一方面通过系统自动给已预约的患者发送停诊短信;另一方面电话沟通,提醒患者改约其他医生。

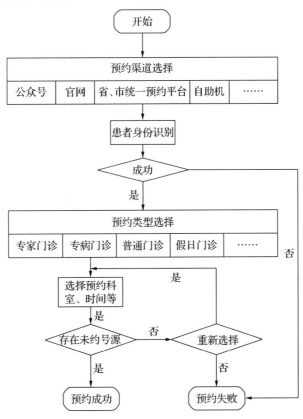

图 4-1-1　诊前预约业务流程

(二)转诊服务

转诊服务指医疗机构根据患者病情及诊疗需要,在患者知情的原则下,向相关医疗机构进行转诊,以保证患者医疗的连续性。转诊服务是分级诊疗制度的重要内容,具体包括:下级医疗机构向上级医疗机构转诊、上级医疗机构向下级医疗机构转诊、同级医疗机构间转诊、综合医院和专科医院间转诊等。转诊服务需要综合解决双向转诊业务管理、临床信息共享、医生间和医患间信息交流及相关医疗资源管理的问题。转诊服务系统建设时要求支持上下级医院之间的双向转诊业务,协助下级医院实现电子化的转诊申请与审核。系统应具备专家门诊预约、检查检验预约、住院病床预约、日间手术预约、转诊申请、转诊审核、上级医院接诊、审核与转诊、就诊确认、接诊处理、出院反馈、病历资料协同传输、统计查询、转诊流程管理等功能。

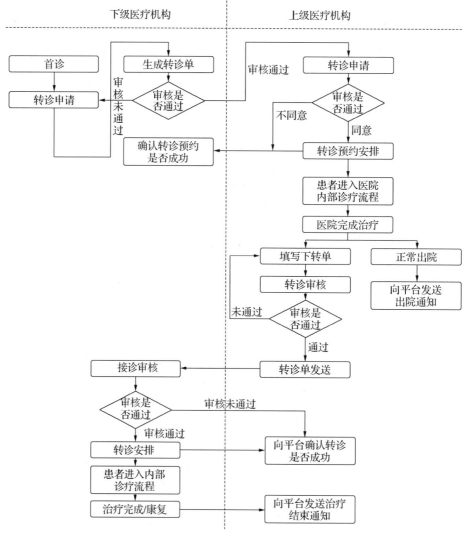

图 4-1-2　转诊服务流程图

上转流程：下级医疗机构根据患者具体病情，对于一些无法确诊及危重症的患者，需要转移到上一级的医疗机构进行治疗的，进行人员身份登记，开具转诊单，将患者按预约的转诊时间及科室转向上级医疗机构。上级医疗机构接收到转诊患者信息后进行转诊确认，按医院相关流程开展诊疗活动。

下转流程：上一级医疗机构对诊断明确、经过治疗病情稳定需转入恢复期的患者，可将其转移到居住地附近的下级医疗机构进行后继续治疗和康复。具体流程是上级医疗机构开具转诊单，患者根据转诊单到相应的下级医疗机构就诊。下级医疗机构接收到患者后进行转诊确认，按相关的诊疗常规开展诊疗活动，必要时，可以申请上级医疗机构给予技术支持或开展会诊活动。

转诊服务按照业务流程与管理的需要，功能划分如下：

（1）从业务处理层面上，主要功能包括：转诊预约、转诊审核、接诊处理、就诊确认、转诊反馈等；

（2）从管理处理层面上，主要功能包括：转诊查询、转诊统计、患者转诊情况跟踪、转诊关系维护、医疗机构转诊情况查询与统计等；

（3）从应用系统支撑层面上，主要功能包括：用户管理、权限管理、转诊资源管理、人员登记、信息传输、事件日志、数据标准化对照等，这些模块是属于转诊系统的底层功能，是转诊系统不可或缺的组成部分。

（三）急救衔接

急救衔接反映院前院内信息共享能力，将突发各种危及生命的急症、创伤、中毒等事故以及突遇灾难的患者急救信息，在到达医院之前进行共享，包括现场紧急处理和监护转运至医院的过程中各种信息的实时交互。意外创伤或急性疾病随时都会发生，此时急救方法是否准确、及时，直接关系到患者的安危和预后。时间就是生命，快速有效的院前急救工作，对抢救患者生命，减少医院前期患者的伤残率和死亡率非常重要。《国家卫生健康委办公厅关于印发医院智慧服务分级评估标准体系（试行）的通知》进一步明确了急救信息共享在智慧医院中的重要性。

急救衔接包括院前转运、信息共享、院内衔接等功能。

1. 对转送目标医院的选择

这是院前与院内急救衔接的第一步，只有选择了合适的目标医院，才能使急救过程得以延续。对患者的转送应以"就急、就近、就能力和尊重患者意愿"为原则，根据急救对象所患伤病的类别、性质和严重程度，在本区域内就近选择能够对此类伤病患者及时提供救治的医院，避免出现"舍近求远"，减少二次转院带来的不良后果。

2. 院前与院内的信息共享

确定转送目标医院后,需要建立院前与院内的信息交互共享机制,包括以下几方面:

(1)医院急救资源通报与在线指导:医院向院前急救人员及时通报医院的床位、人员、设备等可利用情况;根据现场急救的需要,进行咨询和指导。

(2)院前医学检查资料的传输:院前医生向院内医生介绍患者的病情、病史等相关信息;通过无线通讯的方式,向院内传送院前医学检查的文字、图片等医学检查资料;通知医院做好急救准备。

(3)确定衔接场所:在通畅的衔接机制下,通过院前与院内救治人员的充分沟通,可将一些急危重伤患者直接转送到专业救治科室,如手术室等,以争取有效的抢救时间。

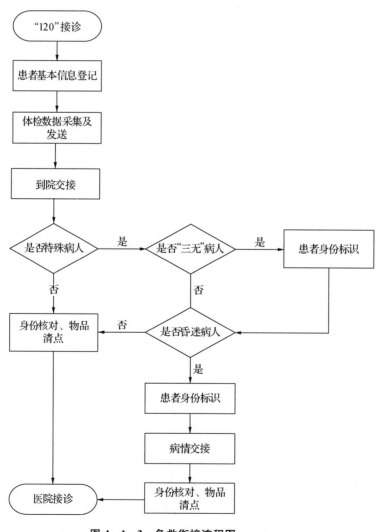

图 4-1-3 急救衔接流程图

3. 到达医院后的交接程序

院前急救人员将患者送达目标医院后,需要向院内急救人员移交患者及相关信息。院前急救与院内急救的服务范围、服务内容及两者所承担的责任与义务是不同的,应有一个明确的规定,以制度的方式予以明确,以此为基础,制定出交接的程序及具体要求。

二、系统设计与实现

(一)诊疗预约服务

1. 系统架构

医院推行预约诊疗服务,有利于患者进行就医咨询,提前安排就医计划,减少候诊时间,也有利于医院提升管理水平,提高工作效率和医疗质量,降低医疗安全风险。诊疗预约服务包括挂号、检验、检查、床位等预约功能。诊疗预约平台号源管理模块在前置机部署,前置机将号源同步至诊疗预约平台,平台和数据库中有关号源管理的信息都来源于医院后台管理(排班维护和号源分配设置)和预约挂号管理(预约挂号、预约取消、预约确认和违约放号),不同的是数据库中信息是通过 HIS 接口存储的。

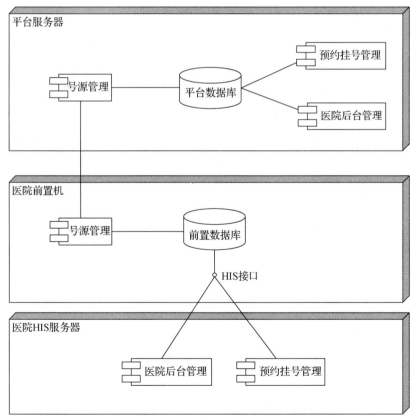

图 4 - 1 - 4 诊疗预约平台系统架构图

2. 建设要点

(1) 号源分配:将号源按照既定规则对院内外预约的号源进行分配。第一次分配是号源的初始化,初始化后系统将按时根据院内外的预约情况对号源进行调整。号源初始化后、号源调整前后都需要进行院内外号源同步。

(2) 号源同步:使院内前置数据库中的号源和平台数据库中的号源数据保持一致,也就是说院内可以看到院外的号源情况,院外可以看到院内的号源情况。号源同步包括:发送同步、接收同步和返回同步。

(3) 预约规则:为实现患者的自助预约,打击"黄牛",使患者享受更加公平、便捷、有效的诊疗预约服务,也为了更合理地进行医疗资源规划,必须事先制定统一预约规则。

①同一患者在同一个时间段内(半天),不允许多次预约同一个科室号源,以避免号源浪费。

②一定时间段内多次取消预约,将会被拉入黑名单并停止预约服务。

③针对倒号、违约,实行黑名单机制,预约中心工作人员可根据医院制定的规则对黑名单规则进行维护配置。系统根据医院事先定义的配置每天自动进行操作,将相应患者加入或移出黑名单,同时在系统中产生黑名单列表。

(二)转诊服务

1. 系统架构

转诊服务作为分级诊疗制度的重要内容,在进行系统建设时参考《国务院办公厅关于推进分级诊疗制度建设的指导意见》《关于进一步做好分级诊疗制度建设有关重点工作的通知》等标准,由计算机硬件、网络和通讯设备、计算机软件、信息资源、信息用户和管理制度等模块组成,完成医疗信息的采集、传输、处理、存储和查询,支持门诊转诊、住院转诊、检验检查转诊、体检转诊、转诊审批、权限管理、患者管理、医疗机构管理、医疗专家管理、服务项目管理、财务管理、统计分析、知识宣教、医疗保险、消息中心、随访管理等医疗活动,实现上下级医疗机构之间转诊操作与管理。

2. 建设要点

转诊模式:①集团化模式;②医联体模式;③县级及以上机构共享平台。

信息安全:信息安全关系到软硬件能否正常工作、信息有无非法删除和修改、信息泄露等。目前网络侵袭现象十分普遍,每年受勒索病毒侵袭的医疗机构不在少数。医疗机构需要在网闸、防火墙保护下对内外网数据交换,减少内网的安全风险。

信息传输方式:①公网共享平台,容易实现信息交互,但安全风险极高;②专网共享平台,利用医保等已有专网实现信息交换;③串口通信共享,与通过 TCP 信息交换比,实施成本低、内网安全性最高;术语标准化、数据表达数字化(包括等级资料、排序资料均可数字化)、统一计量单位,可以让医生通过趋势曲线,快捷准确地分析病情,通过大数据分析,将现在的临床路径改进为从门诊接诊开始的问诊、诊断和鉴别诊断、治疗方案的选择、检验检查等申请单所组成的全诊疗过程均有自动提示。此外,医联体、医共体、中间集成平台等数据,尽可能选择云存储。

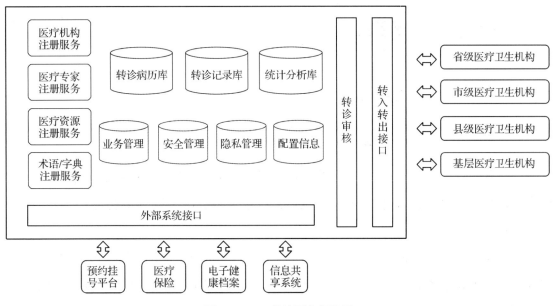

图 4-1-5　转诊服务架构图

(三)急救衔接

1. 系统架构

以院前院内急救衔接现状为基础,平台架构分为院内业务和院外业务。院内和院外基于 5G 基站或室分接入 5G 网络,依托运营商现有的 5G 承载网及核心网实现互联互通。为保障医疗通信安全及服务质量,通过端到端切片技术,从无线网到承载网到核心网,为医疗业务预留专用物理/逻辑通道,构建 5G 卫生医疗专网。

院内系统通过与急救中心系统集成,提升急救运转效率,内容应包含集成急救中心部署的急救调度子系统、管理子系统和服务器子系统,在急救车上部署车载医疗子系统,在医院部署医院子系统,以及在急救中心、卫生局等监管单位部署集中显示子系统。

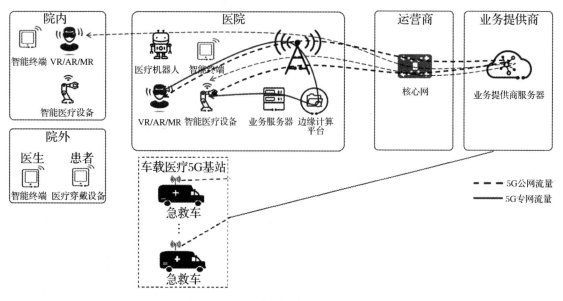

图 4 - 1 - 6　院前急救平台网络架构

（1）系统总体架构：急救衔接分为车载系统与院内系统两大部分，针对急救患者的操作大部分都在移动环境或床旁完成，因此系统设计上建议以移动类应用为主，采用B/S架构。

（2）网络传输及数据安全：车载系统一般使用公共互联网进行数据传输与交换，而院内系统一般部署在内网，为保证网络传输与数据的安全，数据传输应使用加密传输，内外网交互上应使用前置机方式进行数据交互。

（3）系统功能

①患者信息建档：根据患者情况建立抢救患者信息档案，内容至少包括：患者唯一识别码、姓名、性别、伤情分级等；

②患者体征采集：通过设备接口，自动采集监护设备的信息，如无法采集的，应支持手工录入；

③患者标识：使用条码技术，通过患者唯一识别信息建立机读标识，如腕带等，用于后续医疗中的患者身份识别；

④患者交接：急救人员与院内医护人员进行患者交接，交接内容至少包括：患者基本信息、患者抢救信息、生命体征信息、交接双方人员信息及交接时间等；

⑤信息汇总与统计：可按时间进行患者交接明细、汇总统计，来院方式统计，工作人员工作量统计等数据分析。

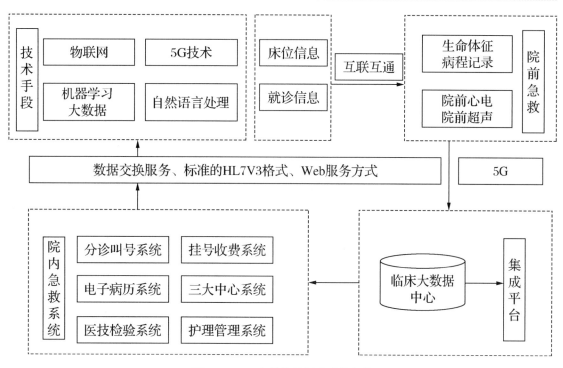

图 4-1-7　急救衔接平台功能架构

2. 建设要点

院前急救需要在短时间内对威胁人们生命安全的意外灾伤和疾病采取紧急救护措施,在现场没有专科医生或全科医生的情况下,对院前急救信息进行采集、处理、存储、传输、共享可充分提升管理救治效率。救援人员将通过院前急救系统,利用 5G 网络,将患者生命体征、危急值信息、医疗设备监测信息、车辆当前定位信息、车内外视频画面等实时传输至院内专家端,便于专家进行远程会诊和指导,这对挽救患者生命至关重要。此外,院前急救系统的监护模块也能够使医院在第一时间掌握患者病情,提前制定急救方案并进行资源准备,实现院前急救与院内救治的无缝对接,提升救治效果,优化服务流程和服务模式。

因此,建设过程中要注意系统中急救患者诊疗数据的采集和流转效率,对于院前危重患者,入院后可优先选择"先诊疗后付费"的绿色通道模式,医生快速开立急救医嘱,系统自动共享至检验检查等医技系统,也可通过 RFID 技术自动记录患者进出各个诊疗区的时间和操作人员,以便后期质控,优化急救流程。

三、常见问题与对策

1. 为他人预约的问题

在预约过程中,存在很多患者无法自行预约(如儿童,老年人等),需要家人代为预约的情况。针对这一情况,预约诊疗系统需要进行专门的处理。比如,可要求录入就诊人的姓名、身份证号、电话号码等信息进行核对,同时还可以要求进行手机验证码的确认等。

2. 约错科室问题

患者不了解医学知识,通常只知道自己有某些症状,而不知道具体得了什么病,需要去什么科室就诊,这就导致患者出现预约错科室,需要转到其他科室就诊的情况时有发生,造成了患者候诊时间的延长、满意度的下降,同时也造成了医疗资源的浪费,不利于医院的管理。针对此情况,可将患者咨询、导诊的服务同样扩展到手机移动端,患者可在预约前先输入自己的病症,根据系统推荐的科室进行预约,尽可能地避免约错科室的情况发生。

3. 转诊患者未及时就诊问题

目前,双向转诊由医生进行操作,帮助患者完成转诊的预约工作,患者有时无法准确知道具体的预约信息,或因患者自身原因导致未及时就诊。针对这一问题,首先患者预约后要有预约通知单,准确告知患者预约就诊时间、科室、地点及注意事项,预约通知单可纸质打印,也可以短信推送等多种形式;其次,就诊时间临近时,预约单位要有就诊提醒功能,提醒患者注意就诊时间,提前安排出行计划。

4. 患者身份识别问题

因抢救患者存在突发性,很多时候无法第一时间识别患者真实身份,针对这一问题,首先医院要建立"三无"患者的身份命名规则,保证患者的唯一身份识别;其次,系统要有患者信息关联及更名功能,在获取患者正确身份信息后,可将患者识别信息进行更改并和历史病历进行关联。

5. 救护车网络与院内网络不通,信息无法及时交互的问题

因救护车到达区域的广泛性或因某种特殊原因造成救护车网络与院内网络无法连通,信息无法及时进行交互。针对这一问题,院前救护车上的系统应具有离线存储功能,可在没有网络的情况下存储患者相关救治信息,在网络恢复时可重新上传至院内。

6. 院前急救信息不全问题

有时因路程较短或患者病情较重,救护人员无法及时录入院前急救信息。针对这一问题,首先,在救护车上应尽量配备具有自动采集、存储功能的设备;其次,系统应具有信息补录功能。

7. 医技检查预约问题

为了方便各类人群进行医技检查预约,首先,采用分时段自助检查预约,通过设

置时间最优规则、项目优先级规则、项目预约冲突规则、项目依赖规则等各类规则。患者根据自身时间安排,勾选检查时段,系统通过预约知识库规则校验,保障自助预约患者,能够获得有效、最优的检查服务,为患者安排合理检查时间,避免不同项目检查冲突。其次统筹管理医技检查资源,针对不同患者预约需求,构建以患者为中心的集诊间预约、自助预约、窗口人工预约、自动预约、社区预约为一体的混合预约模式。各类患者都能根据自身实际情况,选择适合自己的预约途径。

第二节　诊中服务

诊中服务是指患者到达医院后,医院为患者提供的就医服务。医院以创新"互联网＋医疗"服务模式,积极利用人工智能、互联网、大数据及物联网等技术整合现有信息系统与资源,实现多项便民、惠民服务,构建覆盖诊中线上线下一体化医疗服务模式,满足患者就医需求。如今大型医院功能分区较多,患者经常多次往返于门诊部和各功能分区。据不完全统计,患者在医院就诊时排队和候诊占用时间最多,这种现状不仅浪费了患者和家属大量时间,同时也造成了医疗资源的浪费。如何借助人工智能、大数据等先进信息技术,以服务患者为首要目标,实现"信息多跑路患者少跑路"是当下亟须解决的问题。

当前,国家已将人工智能上升到国家战略层面,国务院印发了《新一代人工智能发展规划》,指出人工智能需要加强在医疗、教育、养老等多个领域的应用。作为人工智能领域的前沿技术,机器学习、语音识别、人脸识别等技术在应用上有了很大突破,目前已大规模应用于公共安全领域,并延伸到医疗行业。国内已有多家医院引入了人工智能技术,并应用于报到、支付、结算、取药、引导等患者诊中服务流程。通过不断变革和改进管理流程,以信息系统为纽带,探讨如何利用人工智能技术的优点,改善或优化医院服务流程,提高医院管理效率、降低医疗成本,提升医院服务品质与形象,最终提升患者就医满意度。国家卫健委医院智慧服务分极评估标准体系也从信息推送、标识与导航、患者便利保障服务等方面,对医院诊中服务建设提出了要求。

一、业务功能

诊中服务是以患者为中心,应用信息技术去改善患者的就医体验,在原有的数字医院基础上,通过对医院 HIS、LIS、PACS、EMR 以及管理系统的信息整合,实现诊疗和行政管理信息的收集、存储、处理、提取及数据交换,以现代智能移动终端为载体,让患者能够更多地参与到诊疗过程当中,实现一站式服务。诊中服务主要包括信息推送、标识与导航、患者便利保障服务等功能。诊中服务模式如图 4-2-1 所示。

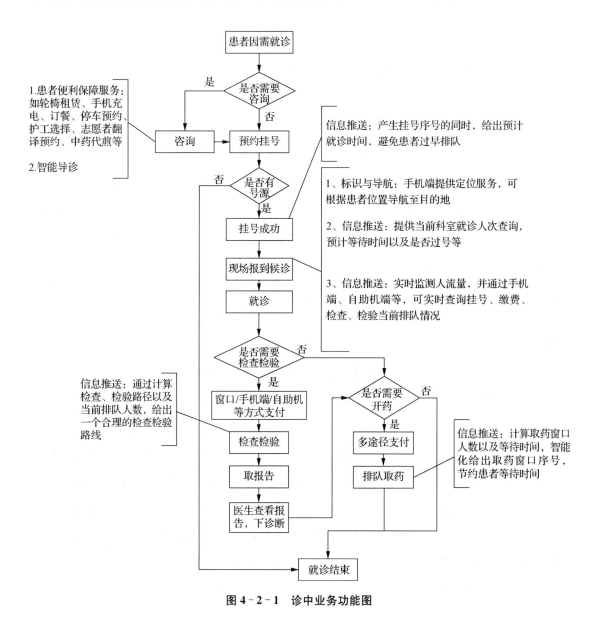

图 4-2-1 诊中业务功能图

信息推送是指医院为患者提供告知、信息传送。主要功能包括：在门诊区域提供公共信息的电子化展示，如出诊信息、剩余号源、候诊信息、取药信息等；在住院公共区域提供公共信息的电子化展示，如主管医师、护士的列表、手术计划、诊疗计划安排等信息；为患者提供移动端的实时查询服务，如：候诊、检查、治疗、手术、挂号、缴费等办理是否成功等；为患者提供移动端的诊疗活动情况告知，如：候诊通知、手术通知、入院提示、出院提示，取药、报告、危急值信息、知识宣教等。信息推送服务涉及的业务系统包括微信及短信推送系统、信息发布系统以及移动端患者服务系统等。

标识与导航是指医院为患者提供电子化就医引导的环境与功能。主要功能包括：能够为患者展示各类信息，如就诊报到、剩余号源、候诊信息、取药信息、抽血到检、检查到检、科室位置等；为患者提供与个人诊疗活动相关的院内定位与导航服务；可动态推送患者候诊信息、诊疗路径等信息，涉及的业务系统包括院内导航系统、导视系统以及移动端患者服务系统。

患者便利保障服务是指医院在非核心医疗服务中提供信息服务。主要功能包括：为患者提供便利保障服务，如轮椅租赁、手机充电、订餐、停车预约、护工选择、志愿者翻译预约、中药代煎等。患者可在线实时查询便利保障服务的状态，也可根据患者病情自动推荐服务内容。

二、系统设计与实现

（一）信息推送

1. 系统架构

信息推送主要是指院内的各业务系统与患者的交互方式，主要可通过网站、App、微信公众号等进行信息展示，目前移动端的微信、支付宝 H5 应用、小程序等已逐渐成为主流的技术方案。其信息推送的实现方法主要包括以下步骤：

（1）院内系统需采用信息推送平台对接不同信息系统，如 HIS、检验系统、影像系统等；

（2）需要推送的消息，推送到医院外联信息平台；

（3）医院外联信息平台将消息推送到 App、短信平台或第三方消息平台；

（4）App、短信平台或第三方消息平台将消息推送给终端用户。

具体系统架构如图 4-2-2 所示：

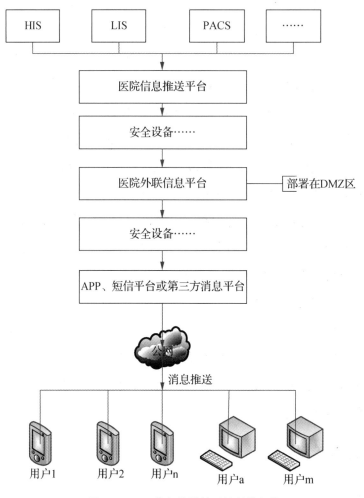

图 4-2-2　信息推送的系统总体架构

2. 建设要点

消息分类及特点：短信推送，优点是高效（发送率和抵达率高），但是发送内容和应用方面存在技术标准的限制，且容易被拦截；邮件推送，优点是精准直接，可个性化定制，信息丰富全面且具备追踪分析能力，但是电子邮箱在我国的使用习惯并不高，尤其是老年人群邮箱的使用率低；微信推送，是目前普遍采用的一种方式，与微信公众号应用程序或微信小程序结合，方便实现消息推送，与患者进行交互，发送的内容与形式灵活，但是需要提前与患者的微信建立绑定关系。

消息推送技术的实现方式：轮询方式（PULL），客户端和服务器定期建立连接，通过消息队列等方式来查询是否有新的消息，需要控制连接和查询的频率，频率不能过慢或过快，过慢会导致部分消息更新不及时，过快会消耗更多的资源；短信推送方式（SMS PUSH），通过短信发送推送消息，并在客户端植入短信拦截模块（主要针对 Android 平台),可以实现对短信进行拦截并提取其中的内容转发给 App 应用处理,这个方案借助于运营商的短消息,能够保证最好的实时性和到达率,但此方案成本要求较高,开发者需要为每一条 SMS 支付费用;长连接方式(PUSH),移动推送基于 TCP 长连接实现,在客户端主动和服务器建立 TCP 长连接之后,在客户端定期向服务器发送心跳包用于保持连接,有消息的时候,服务器直接通过这个已经建立好的 TCP 连接通知客户端。尽管长连接也会消耗一定资源,但相对于轮询和 SMS 方案来说,目前已经是最优的方式,而且通过良好的设计,可以将损耗降至最低。不过,随着客户端数量和消息并发量的上升,对于消息服务器的性能和稳定性要求提出了更高的考验。基于 TCP 长连接的方式是主流的推送方式,基于该推送方式逐步发展出系统级、应用级一系列的推送解决方案。

(二)室内导航系统

1. 系统架构

近年来,医院规模不断扩大,医院新建楼宇单体体量也越来越大,单体建筑内承载的功能越来越多,往往是含门诊、急诊、医技、病房等功能的综合大楼。面对复杂的楼宇结构,集中的就诊人流,患者在就诊中会经常面临找不到目的地的情况,需要不断地询问门诊咨询台人员、医护人员才能到达目的地,就诊体验变差。为此医护人员付出了巨大的服务成本,甚至还需聘请专门的物业人员进行服务上的补充。

目前智能手机、医疗物联网应用以及导航技术均已相对成熟,基于移动端涌现了大量的互联网创新应用,如智能手机上的各种地图应用和导航服务,医院院区或医院综合大楼内部借助定位导航技术为患者提供服务以改善就医体验。患者在医院微信公众号或 App 中挂号成功后,系统会将科室定位信息推送至患者手机,待患者到院就诊时,只需打开手机,点击导航,系统将自动指引患者到相应科室。在完成就诊,医嘱开立后,患者会收到相关医嘱执行科室的定位信息,根据自动导航,可找到相应的科室拿药或者做检验检查。同样道理,在患者办理住院业务时,系统也将为患者提供相应的导航服务,患者可在导航系统中搜索相关科室位置信息进行导航。

医院一体化导航可采用云在线服务,包括室内地图呈现、室内定位、室内 POI 搜索、语音导航功能及导航、导诊等功能,医院室内导航由数据层、基础服务层、接口层、应用层及表现层组成,系统总体架构图为:

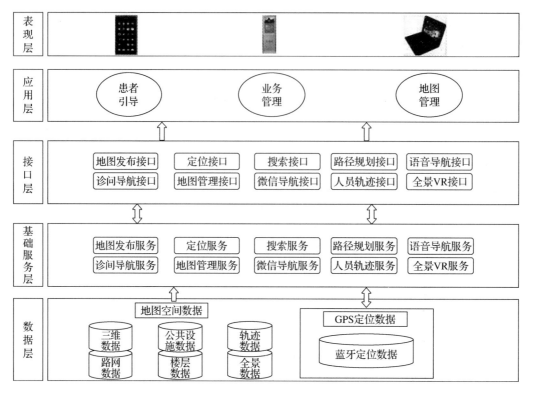

图 4 - 2 - 3　医院导航系统总体架构

室内定位导航技术的发展,不仅能够提供便捷的定位导航服务,还能形成大量的医疗数据。当前各类大数据分析应用已经成为各个行业重要的资源,日渐受到人们的关注。医院可以通过借助室内定位导航技术手段分析自身科室设置、就医流程的合理性,并根据相关科室人员分布状况进行智能分诊、就诊流程优化,从而提高医院运营效率,提升医院服务满意度。

2. 建设要点

室内定位系统原理:常用的定位技术有 WiFi 定位、RFID 定位、蓝牙定位、ZigBee 定位等几种方式,它们的区别只是数据传输方式不一样。用户选择 WiFi 定位标签称为 WiFi 定位,选择 RFID 定位标签,称为 RFID 定位,选择蓝牙 iBeacon 标签,称为蓝牙定位。这里侧重定位原理和定位利弊分析 WiFi 定位、RFID 定位、蓝牙定位。定位效果取决于定位算法。目前室内定位常用的定位方法,从原理上主要分为七种:邻近探测法、质心定位法、多边定位法、三角定位法、极点法、指纹定位法和航位推算法。

定位精准度问题:室外定位系统,一般使用 GPS 定位,精度可以达到1~2 米,而室内定位精准度一直是业内的一个难题。使用 WiFi 定位,根据场强定位法和三角定位估算法,精度一般在5~7 米范围内。蓝牙室内定位技术用来解决患者所在位置精度问题。iBeacon 是苹果公司开发的一种通过低功耗蓝牙技术进行一个十分精确的微定位技术。通过此技术,设备可以接收一定范围由其他 iBeacons 发出来的信号,同时也可以将终端的信息在一定范围内传给其他用户,实现院内导航与就诊流程的紧密结合。患者通过医院公众号进入院内导航系统后,导航系统如果识别到患者不在医院,则会自动调用手机本身的 GPS 导航,如百度导航等 App,将患者导引到医院所在地理位置。患者抵达后,可自主选择人工挂号窗口或自助机自助挂号,挂号完毕后,系统通过基于就诊流程的自动导航、基于就诊的扫码导航等方式,给出该患者需要的院内路径,通过地图箭头指向、声音提示和实际场景引导患者前往指定科室就医。在导航过程中,系统能够识别患者是走应急楼梯、自动手扶电梯还是垂直电梯,根据患者的行走路径,自动调整优化。患者就诊后,导航系统会根据医生的医嘱信息或凭条上的二维码,将患者导航到收费处,依次完成检查、检验、取药等诊疗全过程。

三、常见问题与对策

1. App、H5 和小程序应用如何选择

由于微信、支付宝受众多,患者已普遍接受 H5 应用和小程序应用的操作方式,而且院方可以充分利用微信、支付宝自身的支付功能、消息推送和信息安全防护等功能。因此不建议医院自行开发手机 App 给患者使用,一方面下载不方便,不利于推广;另一方面,院方需为手机 App 投入额外的信息安全防护设施。

2. 室内导航有时候会定位不准

患者手机蓝牙未打开或附近没有蓝牙接收器,导致无法定位或定位不准。一方面通过查看当前手机蓝牙状态,确认蓝牙是否打开,保障室内导航可用;另一方面可以通过要求蓝牙提供商驻点服务来快速解决问题,提升患者体验感。

3. 自助机使用中的常见问题

(1)就诊卡或医保卡读不出来,对于这类问题,除了要及时维护读卡器外,还应提供可以读取电子健康卡或电子医保卡或多码合一的二维码读取设备;

(2)自助打印机的需求较大,一方面引导患者尽量下载电子文件,另外需考虑自助打印机的冗余量;

(3)由于存在就诊信息盗用的情况,可通过严格实名制就诊解决,如使用身份证、医保卡、医保电子凭证等确认身份。

4. 互联网医院场景问题

现阶段互联网医院主要为多数患者提供慢性病的诊疗业务,药品种类开立限制、药品配送方式、检验检查的预约方法等各家医院有所不同,可在预约须知中进行说明,充分告知患者。

第三节 诊后服务

随着国家分级诊疗、急慢分治以及改善医疗服务工作的推进,常见病、慢性病等需要长期随访和治疗指导的患者复诊问题日渐突出,特别是在就医购药中,很多人存在"因药就医"的问题,不仅给患者造成麻烦,还会对有限的医疗资源造成浪费。很多需要长期服药调药、定期复诊的患者,由于缺乏专业人员指导、自我管理能力不足、去医院开药太麻烦、挂不到号等因素,出现了自行停药、不能及时复诊等问题现象。医院可以通过提供便捷、安全、可及的智慧化服务,改善患者"因药就医"的问题,提升患者诊后医疗服务满意度。诊后服务即患者就诊之后医院提供的追踪服务,分为患者管理、患者反馈、药品调剂与配送、基层医师指导、家庭服务等。患者管理分为门诊患者随访、住院患者随访等;患者反馈包括患者满意度调查、患者投诉管理等;药品调剂与配送包括合理用药、处方点评等;基层医师指导指利用远程医疗信息系统及机构间共享的病历信息对基层医生进行指导;家庭服务包括健康咨询、慢性病随访、健康管理等。为提高和完善诊后服务建设,国家相关部门出台了一系列措施,如《关于促进"互联网+医疗健康"发展的意见》《医院智慧服务分级评估标准体系(试行)》等,从一定程度上推动了诊后服务的建设。

一、业务功能

诊后服务包括患者管理、患者反馈、药品调剂与配送、基层医师指导和家庭服务功能。

1. 患者管理

单次诊疗结束并不意味着医患服务关系的结束。随访管理的目的是在患者诊疗结束之后,持续追踪患者后续的身体、心理状况并及时予以提醒,为下一次诊疗做好准备。同时利用信息技术,将随访内容纳入信息管理,便于患者及家属、医护人员查阅。诊后随访既是延伸服务,又是延续关爱。

常见的随访对象:慢病患者、孕产妇、0~6 岁儿童、血透或放化疗患者。随访管理大致可以分为门诊患者与出院患者两条路径(如图 4-3-1)。首次来院的门诊患者在诊疗结束之后,如果需要定期随访,由门诊医师或专科护士进行基本信息登记与建档,并根据下次随访时间帮助患者进行预约挂号;首次来院住院的患者在出院时由住院医师或病区护士为其进行基本信息登记与建档,并根据下次随访时间帮助患者进行预约挂号。所有患者按期来院后,对其进行随访并将内容录入随访管理系统;如果患者无法来院,可以通过电话、短信等方式进行随访。对于需要继续随访的患者,进入下一个随访周期,如不需要则结束。

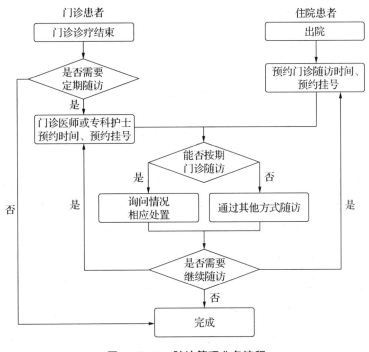

图 4 - 3 - 1　随访管理业务流程

2. 患者反馈

患者满意度是患者反馈的重要组成部分。随着"互联网＋"的蓬勃发展,患者满意度调查方式日益多样化,在线问卷、语音留言、微信小程序等方式高效、便捷。满意度调研主要围绕门诊患者与住院患者进行,涵盖内容较多,总体可以分为医疗、护理、就诊流程、诊疗环境、诊疗流程、窗口服务、膳食服务七个方面,大致分为集中式与分散式两种思路(如图 4 - 3 - 2)。

集中式是指门诊患者在就诊当日之后、住院患者在离院之后,由医院相关部门,或是由医院委托第三方机构对某个时间段内的所有或部分患者进行满意度调研。这种方式的优点是系统有序,缺点是即时性较差,患者可能对过去发生的服务有所遗忘。

分散式是指门诊患者在完成每一个门诊环节之后、住院患者在出入院手续办理完成后或是在院期间每日,由满意度管理系统自动向患者手机或者微信号等推送随访短信或微信消息。这种方式的优点是即时性强,缺点是随访次数较多,可能会令患者厌烦。

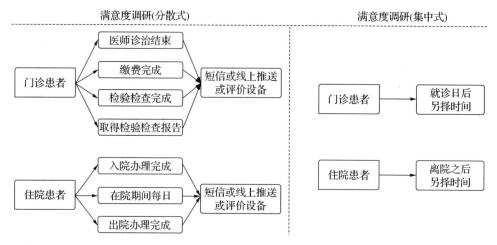

图 4-3-2 满意度调研业务流程

3. 药品调剂与配送

药品始于处方生成,终于到达患者手中,横跨药事管理活动的全流程,所以并非狭义的指某个单一系统。药品在流转过程中,会涉及合理用药、审方、处方点评、药库药房、发药机等系统。以门诊为例,医师在门诊医师工作站开具处方后,系统开始进行自动审方。审核内容有:用药与临床诊断的符合性、药品是否需要皮试、药品剂量等,如果不存在以上问题,处方审核通过,可以继续保存;如果存在问题则予以拦截并进行弹框,提示医师进行处方修改。系统对修改后的处方重新进行审核,没有问题即可通过,有问题继续提示修改,直至审核通过为止。审方通过后,患者可以缴费,药房人员在确认患者缴费完成后,进入系统进行药品调配,自动发药设备进行药品抓取、整理,最后由药房人员经再次核对后将药品发给患者。

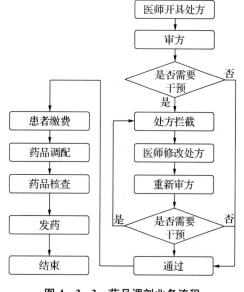

图 4-3-3 药品调剂业务流程

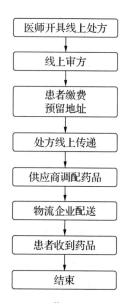

图 4-3-4 药品配送业务流程

药品配送依赖于互联网医院信息系统、医药供应链系统,主要包括线上问诊、药品进销存、线上处方接收、生成物流单据等模块。医师通过线上问诊,为患者开具线上处方,处方信息由医院药师线上审核通过,患者线上缴费并留下送药地址。处方信息通过医药供应链系统传递至药品集中供应商,供应商调配药品,交由具有资质的物流企业,按照预留地址送至患者手中。

4. 基层医师指导

基层医师指导是指医联体或医共体中的核心或牵头医院通过信息化手段指导基层医师提升业务能力、服务患者得活动。目前我国"卫生事业发展中不平衡、不协调、不可持续的问题依然存在",建设三级医院与基层医院远程医疗系统,是调整医疗资源分布失衡、加快基层医疗卫生服务体系建设、推进城乡医疗卫生服务均等化的有效途径。基层医师指导,内容包括但不限于远程教学、远程会诊、远程影像诊断、远程心电诊断、远程超声等。当基层医师遇到比较复杂、暂时无法做出诊断的患者时,可以将患者的基本信息、检验检查报告、影像图片、病理图片、既往门诊或住院病历等资料提前上传至远程医疗系统,双方约定时间,通过远程方式共同讨论患者病情,并由上级会诊医师给予会诊意见。如果仍然无法诊断,可以由医院安排进行多学科联合远程会诊,直至做出最终诊断。

5. 家庭服务

家庭服务是指患者在出院之后能够在家中继续享受医疗或护理服务,家庭服务的内容包含医疗与护理两条线,在患者已经与医院签约的基础上,医师或护士按照协议定期登门,或由患者通过医院官方微信公众号或者官方 App 软件,在线预约家庭医疗或

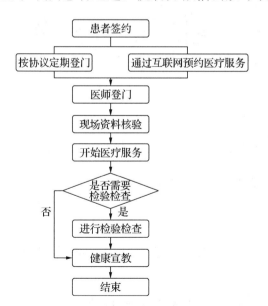

图 4-3-5 家庭医疗服务业务流程

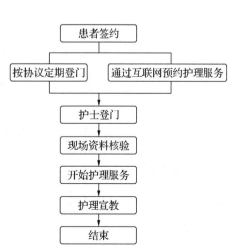

图 4-3-6 家庭护理服务业务流程

护理服务,填写时间、地点、需要服务内容等,上传基本身份信息、家庭签约协议、既往病历、基本健康档案等资料。医院管理部门审核,根据排班情况在约定时间派出医师或护士登门。医师或护士到达约定地点后,首先对患者在线提交的资料进行现场核验,无误后开始进行医疗服务或护理服务,同时对患者或家庭成员进行健康宣教,患者对服务进行评价,服务过程结束。

二、系统设计与实现

(一)患者管理

常用的随访方式主要分为呼叫中心、短信、智能语音机器人、线上应用四类。随访管理系统的技术原则可以总结为"安全为先、数据托底、方式可选、内容共享",技术方案为"线上与线下相结合、人工与智能相结合",技术总体框架为"边界清晰、内外互联"。医院端随访管理系统选用"浏览器/服务器(Browser/Server,B/S)"模式。患者端线上应用随访是利用手机即时通讯工具,以媒体交互方式收集随访信息,最常见的形式是电子调查问卷。

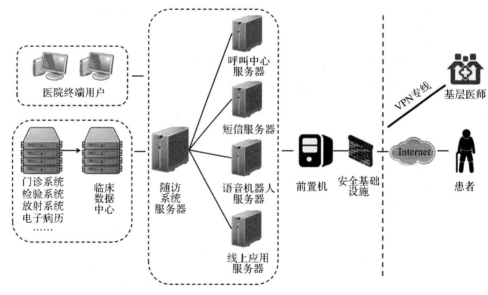

图4-3-7 随访管理系统技术总体框架

(二)患者反馈

从数据来源的角度,满意度管理系统的技术方案分为院内与院外两个方面(如图4-3-8所示)。

在院内,挂号收费处、出入院办理处、药房等窗口部署评价器,自助评价设备已经接入医院内网环境,患者在诊疗结束或者出院后,通过以上设备对医院各方面作出评价,评价数据直接写入满意度管理系统。

在院外,与随访管理系统类似,满意度调研方式也分为呼叫中心、短信、智能语音机器人、线上应用四类。患者的反馈数据从外网经过防火墙等安全设备到达前置机,它的功能是在外部业务与内部核心层之间搭建一个"沟通桥梁"。之后数据从前置机分别流向呼叫中心服务器、短信服务器、智能语音机器人服务器、线上应用服务器,最后写入满意度管理系统。

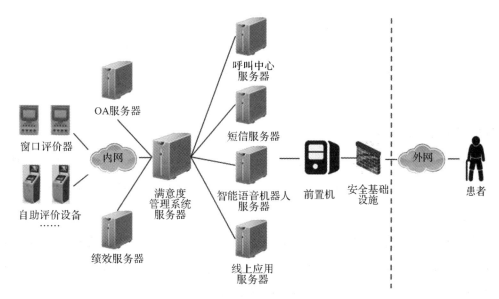

图 4-3-8　满意度管理系统技术总体框架

(三)药品调剂与配送

药品调剂主要应用于院内。HIS系统中的门诊医师工作站模块需要与审方、合理用药系统进行对接,当医师开具处方后,此时处方信息传送至审方、合理用药服务器,审方结果、合理用药判断结果实时回传至门诊医师工作站界面,医师对于结果进行修改、删除或强制执行后再次保存医嘱。医师对于结果的操作也实时回写至审方、合理用药系统数据库中。

经过审核的处方信息有三种传送路径:一是传送至门诊药房窗口的药师确认模块,药师将处方信息与药品实物核对无误后,将药品发给医院现场等候的患者;二是传送至药房工作站,药房工作站统一接收处方,按约定地址邮寄给患者;三是传送至前置机,再经过安全基础设施的过滤后,通过互联网流向具备资质的药品供应商,最后由药品供应商通过具备资质的物流企业将药品快递给患者。

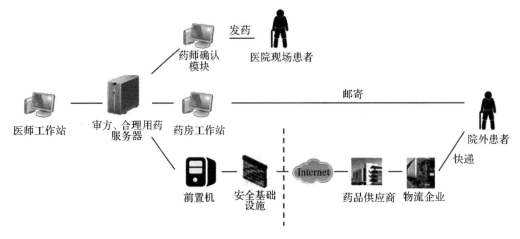

图 4-3-9　药品调剂配送技术框架

(四)基层医师指导

由于基层医疗机构数量众多,如果医院与每一所基层医疗机构的信息系统都进行对接,成本与难度势必非常巨大。比较合适的方式是由卫生主管部门牵头建设或者由医院自行建设功能适合的远程医疗信息系统(见图 4-3-10)。基础设施建设为远程医疗信息系统的各项业务提供可扩展、易维护、高可靠性、高安全性的支撑。基础设施建设包括硬件建设、数据中心机房建设和系统软件建设。硬件是远程医疗信息系统的基础,数据中心机房建设是远程医疗信息系统的环境支撑,系统软件为业务应用提供各项服务。针对硬件建设,包括统一视讯平台、服务器与虚拟化、存储与备份、一体化安全保障、数据中心统一管理等,为远程医疗信息系统的各项业务提供各项基础服务。实现远程医疗数据的集中存储管理,支撑开展远程医疗业务。远程医疗数据中心作为远程医

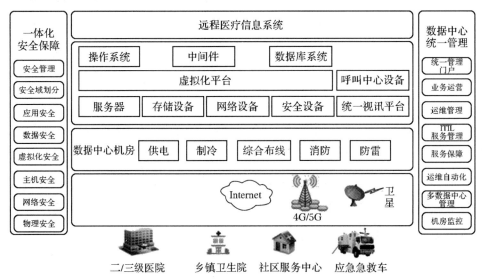

图 4-3-10　远程医疗信息系统技术总体框架

疗管理系统的中枢,实现远程医疗数据、视频的存储和管理。数据中心总体架构设计遵循面向业务需求的设计思路,基于模块化的设计方法,实现数据中心基础架构模块与业务模块松耦合,保证数据中心业务动态扩展和新业务快速上线。

(五)家庭服务

家庭服务签约管理系统从技术架构上,分为医护端与患者端,两者都可以是手机App软件,使用Java语言(针对安卓操作系统)或object‐C、Swift语言(针对苹果IOS操作系统)开发。医护端依靠家庭服务签约管理系统服务器支撑。

医护端与患者端通过互联网相连。医护端使用手机自带的位置功能,通过卫星进行医护人员GPS定位;医护端具备一键报警功能,可以直接拨打"110"电话并全程录音。患者使用的可穿戴设备既可以将数据传给患者端,也可以传给医护端,实现双方数据同步、共享。

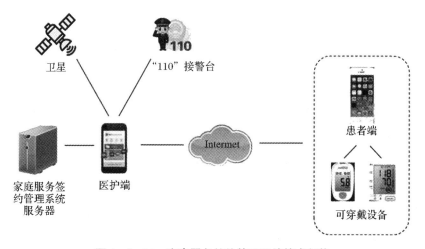

卫星　　　　"110"接警台

Intermet

患者端

家庭服务签约管理系统服务器　　医护端　　　　可穿戴设备

图4‐3‐11　家庭服务签约管理系统技术架构

三、常见问题与对策

1. 5G技术覆盖不够

尽管5G技术已经进入商用阶段,但是由于5G网络建网成本高、功耗高、运维成本高、选址难度大,导致5G信号覆盖不均匀,特别是一些中西部欠发达地区只能支持4G,甚至还没有建设5G基站,这在客观上造成了医院与基层医疗机构之间的网络"代差",在此条件下通过5G进行远程超声诊断、远程手术指导等操作,延时与信号不稳定可能会给医疗安全带来较大风险。

2. 互联网带宽制约

互联网带宽是帮助基层医疗机构医务人员提升业务水平,实施会诊的重要网络基础。如果双方带宽不对称或者带宽偏低,那么最直接的表现就是系统卡顿。这样不仅会造成会诊效果不佳,患者在基层医疗机构等候诸多不满,久而久之也会打击基层医师的学习积极性,降低对上级医院的信任度。

3. 患者隐私保护欠缺

根据《中华人民共和国民法典》第七编《侵权责任》中第六章《医疗损害责任》的第一千二百二十六条,医疗机构及其医务人员应当对患者的隐私和个人信息保密。泄露患者的隐私和个人信息,或者未经患者同意公开其病历资料的,应当承担侵权责任。

基层医疗机构与上级医院之间进行疑难病例讨论、会诊时,需要上传患者的基本信息、检验检查报告、既往门诊或住院病历等资料,尽管初衷是为了患者诊疗,但是,如果以上内容没有经过数据脱敏处理造成患者隐私泄露,可能也会带来法律风险。

4. 责任界定不清

尽管通过远程方式指导基层医师突破了传统的时空限制,非常便捷,但是责任界定是不容忽视的问题。目前,医师执业的最基本法律是《中华人民共和国医师法》以及《中华人民共和国基本医疗卫生与健康促进法》。以远程影像诊断为例,医院帮助基层医师出具的影像诊断报告如果具备法律效力,那么出现医疗纠纷时医院是否需要承担责任。再以远程超声、远程手术为例,医师在上级医院使用专用设备,患者在基层医疗机构接受操作,双方通过网络互连。如果患者出现医疗损害,那么医师、医院、基层医疗机构、设备生产厂商、网络提供商之间的责任应该如何界定。

5. 适老性不强

国务院办公厅发布的《关于切实解决老年人运用智能技术困难的实施方案》指出,进一步推动解决老年人在运用智能技术方面遇到的困难,坚持传统服务方式与智能化服务创新并行,为老年人提供更周全、更贴心、更直接的便利化服务。现有的互联网技术开发及应用要充分考虑到老年人这一群体特殊的身心特点,相应的软硬件需要做针对性的调整和改善。家庭服务的对象大部分为老年人,他们对于智能手机等产品的普及度、接受度、掌握度较弱,所以家庭服务签约管理系统需要考虑技术适老性。

6. 与基层医疗机构对接不易

目前,由于上级医院与基层医疗机构的行政隶属关系不同,所以将两者的信息系统进行对接存在现实方面的困难,导致患者在上级医院及基层医疗机构的就诊记录、检验检查结果、影像资料等共享程度低,造成"信息孤岛",对医护人员的家庭服务工作造成一定的影响。

7. 服务费用问题

家庭服务签约可以采用包年收费,也可以采用单次收费。服务费用高,患者有意见;服务费用低,医疗服务成本高。另外,如果不能将有关服务项目纳入医保支付范围,那么对于医保患者则需要自费支付,增加患者经济负担的同时,对基层服务广泛推广有一定障碍。

第四节　全程服务

随着国家医药卫生体制改革的不断深入和人们对健康重视程度的不断增高,患者就医体验成为衡量医院医疗服务质量的关键因素。如何在保证医疗质量和服务的同时,满足患者的就诊需求,提高患者满意度,成为现今医院发展面临的新的挑战与机遇。医院通过信息系统、移动终端,构建"诊前、诊中、诊后"的线上线下全程医疗服务模式,依托智能互联设备,利用人工智能技术,基于数据驱动,实现了就医全过程智能化,提高了就诊效率,极大地方便了患者就医。

一、业务功能

全程服务是指贯穿患者在医院就诊的全流程的环节服务,涵盖诊前、诊中、诊后各环节。本着"以患者为中心"的宗旨,方便患者了解自己的健康状态,知晓怎样预防疾病、有病怎样就医,本节主要介绍全程服务医疗费用支付、智能导医、健康教育、远程医疗四方面的知识。全程服务模式见图 4 - 4 - 1。

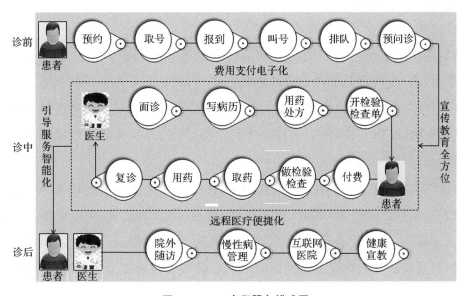

图 4 - 4 - 1　全程服务模式图

医疗费用支付包括收费项目的生成、医保费用的计算与交付、自付费用的各类模式支付、商业保险费用的结算流程等。医院在信息技术发展驱动下进行了支付方式的改革,结合移动互联网技术、微信、支付宝、银联等第三方支付方式,借助电脑、手机和自助机等终端设备,建立多元化的医疗服务便民结算系统;通过引入信用支付,推进医保电子结算等形式,优化就医流程创新服务模式,减少患者排队次数,方便患者就诊结算。

智能导医包括医院的公众信息展示、智能分诊、预问诊、智能导航等。利用物联网、人工智能、蓝牙、导航等技术,根据医院建设发展要求,结合医院自身特色,整体规划、合理布局,打好硬件和网络基础,实现流程再造,从而提高管理效率、降低医疗成本,最终提升医院的服务品质与形象。

健康教育是护士每天必须做的一项工作,需要护患双方互动,护士的悉心指导和训练,患者及家属的接受和配合。健康教育打破传统线下宣教模式,实现创新宣教模式,依据疾病及医嘱,智能推送健康宣教内容至患者手机,回收患者满意度,自动构建宣教闭环,实现数据可追溯、可监控、可评价。

远程医疗是以互联网为载体的就诊、咨询平台,实现医生诊疗线上指导、患者的随访。远程医疗系统基本业务功能包括远程会诊、远程预约、远程双向转诊、远程影像诊断、远程心电诊断、远程医学教育六类。随着信息化全社会层面的推进,远程医疗为医疗资源在世界范围内共享展示了美好前景。

二、系统设计与实现

(一)医疗费用支付

1. 系统架构

医疗费用统一支付平台作为医院内部各个业务系统与第三方支付系统之间的纽带,对内需要向医院内部系统提供标准的收费接口,对外需要与各种第三方支付方式对接。统一支付平台的系统架构如图 4-4-2 所示。医院支付平台连接医院业务系统与第三方支付平台,实现安全、快捷地移动支付交易,与医院业务系统对接保证数据传输的实时性、有效性和一致性。

目前医院在构建整体架构的过程中,主要利用支付宝、微信、银联等第三方支付平台实现患者实名认证、就诊卡绑定、线上挂号、缴费、退费等流程,主要包括以下几个模块:实名认证模块、绑定就诊卡模块、预约挂号模块、退费模块、订单查询模块、支付异常处理模块、消息推送模块以及为了确保支付信息的可靠性和安全性的安全模块。

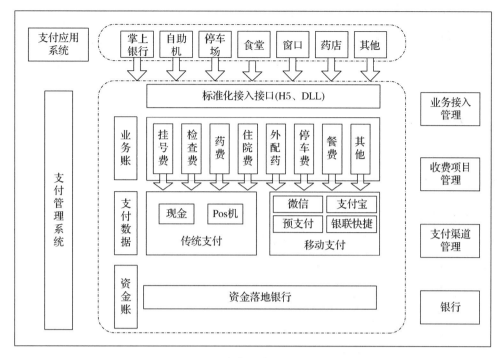

图 4-4-2　医疗费用统一支付平台架构图

2.建设要点

（1）统一支付平台需及时更新：当新增移动支付方式时（如居民健康卡），若平台未及时更新升级，当患者通过支付宝、微信等进行支付，平台会错误提示有不平账信息，而此时 HIS 也会显示此笔交易成功，财务人员凭此误以为是患者已重新缴费而退回多收的第一笔医药费。因此，医院在新增任何一种支付方式时，需要及时与信息部门沟通，及时对支付平台先行升级，避免错误操作。

（2）平台安全性管理：移动支付的信息化、网络化特点对医院的信息安全和网络安全提出了更高的要求。统一支付平台作为一款软件，同样也存在安全隐患。当系统出现黑客入侵、网络病毒感染、平台缺陷等情况时，其对医院财务运行的影响是非常巨大的。统一支付平台应将用户信息安全保护作为首要任务，加强自身信息安全防范技术保障；引入风险防控机制，一旦出现不明原因的退款，平台自动启动预警功能，先行终止退款功能，并直接短信通知医院财务主管及信息主管。因此，加强网络信息安全的建设是医院进一步拓展移动支付在医疗场景应用的前提保障。

（3）患者隐私保护：移动支付系统储存有大量的患者资料，对患者个人隐私的保护也是信息化时代医院信息部门工作的重点。当工作人员操作软件时，有可能会因为第三方平台内部控制体系出现问题，或对账平台开发人员出于自身原因，泄露患者就诊信息及账户信息，或是因财务人员操作失误导致信息泄露。因此，医院应选择有良好服务记录的服务商,并与第三方对账平台服务商签订保密协议,明确风险出现的职责分工,约定风险赔付条款。同时,加强对医院内部人员的培训,强调患者隐私权保护的相关法律法规的执行,规范内部人员行为。此外,加强网络系统及安全建设也是保护患者隐私的重要环节。

(二)智能导医

1. 系统架构

医院一体化导航可采用云在线服务,包含室内地图呈现、室内定位、室内 POI 搜索、语音导航、导诊等功能,医院室内导航由基础设施层、数据层、平台层、应用层及表现层组成,系统总体架构图为 4-4-3。合格的导医服务功能,需要医护人员制定好导医内容,通过医院公共环境的显示屏、自助机、手机 App、门户网站等多种途径展示,让患者接收到热情、温馨、完整的全程服务信息。

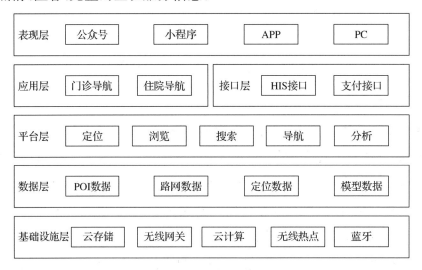

图 4-4-3 智能导医模式架构图

2. 建设要点

(1) 人员、资产的定位:随着物联网建设的不断推进及相关技术的不断成熟,基于各类定位技术的有源标签的产生为人员、资产的定位提供了便利。针对医院中的大型设备,配置相应的有源标签,通过无线网实时定位,远程了解设备位置、状态,提高工作效率,提高设备安全管理水平。针对医院中人员的定位,可以与门禁系统相结合,有利于控制不同区域的不同人员,还能提供相应的报警功能,若患者出现危险状况可以结合定位系统快速定位人员位置,避免各类意外情况的发生。

(2) 医疗大数据的采集:室内定位导航技术的发展,不仅能够提供相应的定位导航技术服务,还能形成大量的医疗数据,而当前各类大数据分析已经成为各个行业重要的资源,日渐受到人们的关注,可通过借助相应的室内定位导航技术手段来分析自身科室设置、就医流程的合理性,并根据相关科室人员分布状况进行智能分诊,通过相应的流程优化提高医院运营效率,提升医院服务满意度。

(三)健康宣教

1. 系统架构

智能健康宣教平台与医院的各个系统进行数据互通,通过人群分类模型区分不同人群的宣教要求,智能引擎后台匹配对应的知识库,自动生成患者的个性化宣教方案,满足患者的个性化需求(如图 4-4-4 所示)。平台具备健康宣教内容维护、审核、发布、查询、反馈等五项功能,支持桌面终端、移动终端、电视、大屏幕显示屏四种传播方式,提供疾病预防、疾病治疗、疾病康复管理、健康生活方式、合理营养膳食、戒烟知识、戒烟门诊服务信息等多种健康宣教信息。

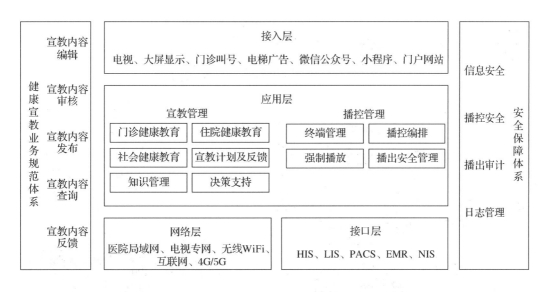

图 4-4-4　健康宣教架构图

2. 建设要点

(1)建立医学知识库:在开展健康宣教之前需要针对疾病统一设置医学知识库。健康宣教包括公共知识普教和入院就诊相关知识的宣教。公共知识普教包括各类疾病的产生原因;如何合理膳食、体重控制、适当运动、心理平衡、改善睡眠、戒烟限酒、糖盐平衡;药物治疗与副作用、毒品与疾病的关系等健康生活方式和可干预危险因素的健康教育等知识。患者的健康宣教知识主要是患者当前诊疗过程应注意的事项、家属应关注的信息。

(2)建立健康宣教知识库:各部门发起、部门负责人审核、健康宣教管理部门审核、健康宣教知识入库,通过各种途径发布,因此,信息系统中的每个节点必须有操作者、操作部门、操作时间、操作地点(计算机的 IP 地址),并且保留每次修改的痕迹。为方便以下各种宣教入口的调用,需要为这些知识库的调用需要按照专科、疾病等传入参数开发指定的微服务。

(四)远程医疗

1. 系统架构

互联互通远程医疗平台是集通讯、远程会诊、视频会议、双向转诊、手术示教、应急指挥、远程教育培训、数字资源共享等多种功能为一体的区域协同医疗综合服务平台。平台以数据交换技术为支撑,以互联网通讯技术为载体,以高清视讯系统为辅助,依托医院公有云建设,为各协议医院之间的业务开展提供快速、流畅、全面的信息系统支撑服务(见图 4-4-5)。互联网医院是互联网医疗服务的一种特殊集成模式。

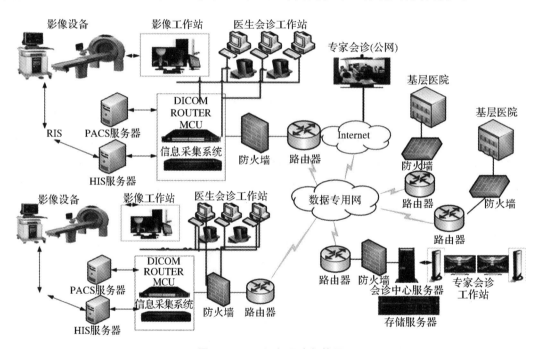

图 4-4-5 远程医疗架构图

2. 建设要点

(1)远程医疗费用支付:医疗机构间的互联网诊疗费用可以按医疗机构间协定的价格和方式支付。直接服务居民时的互联网诊疗费用支付:在开启线上脱卡支付的区域,可以线上支付医保费用;线上无法支付医保费用的区域,可以在社区就近支付。个人自付费用,可以通过支付宝、微信等多种支付。

(2)医疗信息的通信与存储:远程医疗统除了需要提供电子白板、共享文档、文字即时消息和共享播放多媒体资源外,还需要能实现 X 光、CT、核磁共振成像以及超声等学影像、病理信息高质量通信、存储。随着移动互联网技术、5G 应用的推广和普及,远程医疗不仅融合了多媒体网络和无线通信技术,能支撑海量多媒体医疗数据的安全高速传输,还能进一步实现高端医疗资源的深度共享。

(3)远程医疗信息架构设计:各医疗机构信息化建设水平高低不一,对于远程医疗的需求不尽相同,信息系统无法做到互联互通,使得医院远程医疗体系建议进度缓慢,不利于远程医疗的普及和发展。在远程医疗体系技术架构的建设过程中,需要共享居民电子健康信息,调阅患者病历资料,建立分级诊疗管理信息平台,进一步拓展远程影像、远程心电、远程病理、远程专科诊断等业务系统,才能加快推进远程医疗体系的发展。

▌三、常见问题与对策

1. 异常财务情况

单边账是移动支付最常见的异常财务情况。例如,医保患者在诊间结算时,患者在医生工作站通过医保卡进行医保预结算可能会因网络运行环境的影响而导致 HIS 未写入,此时医保结算失败会造成单边账,财务人员只得选择退回该不平账,同时电话通知接诊医生或患者需再来院重新支付。有时因财务人员判断失误或操作失误,未能区别不平账的真实原因,也可能导致误退患者医药费。因此,财务部门应完善和规范相应的财务管理制度,对不同的异常账务情况制定针对性的处理流程,如针对前述不平账的情况,先暂存入账的款项,同时短信、微信通知患者,再进行医保部分的结算。同时,医院应加强对财务人员的技术培训,使其在具备专业财务能力的基础上,还要适应"互联网＋医疗健康"背景下的支付平台数据管理要求,提高医院资金的安全保障。

2. 室内导航不准确

医院通常会在门诊设置相应的楼层分布图、科室引导标志,但是仍有许多人会在寻找过程中出现定位不准的情况,甚至出现在停车场中不能准确掌握自己车辆的位置。近年来随着无线网络规模的不断扩大,同时各类智能终端的普及,医院室内地图开始上线运营。在门诊借助室内导航可以快速找到科室路径,若需要到达多个科室,还能结合科室人员分布情况规划最少耗时且最短的路径,根据实际的室内定位,医院将预计等待时间、排队信息等同步推送到智能终端,患者可自行安排时间,同时还能根据患者状况及时推送医疗常识、保健内容、周边住宿餐饮信息,大大满足患者及其家属的实际需求。

第五节　典型案例应用

医院自助服务是患者服务系统的重要组成部分，自助服务概念最早出现在银行、电信等行业，近年来，自助服务系统因其便捷、灵活、无人值守等特性也越来越多地应用于医疗机构。国内各医疗机构先后尝试推出了自助查询、自助打印取单、自助挂号等自助服务应用。本节以医院常见的自助服务需求为例，结合医院信息系统分析与设计方法，从软件工程的角度对医院自助服务的需求分析、功能设计、系统开发、部署与维护进行案例讲解，以期让学生掌握医院自助服务的分析与设计的技术和方法，培养实际动手能力。

一、需求分析

医院自助服务需求分析是一项复杂的工作，常见的方法主要有结构化分析方法和面向对象的分析方法等。本节采用结构化分析方法和"自顶向下，逐层分解"的思想对医院自助服务的业务流程进行分解和归纳，为后续系统功能设计提供支撑。将患者在医院使用自助机进行就诊服务时涉及的对象进行划分，自助服务用户应包括患者和医疗机构。需求分析阶段可使用 Axure RP Pro 等原型工具进行原型设计。

1. 用户

患者通过自助方式办理医院就诊业务：自助挂号、自助缴费、自助充值、自助打印 LIS 报告、自助预约挂号等，减少看病等待时间，获得便捷的、优质的卫生服务。

2. 医疗机构

医疗机构作为自助服务的建设方，在设计系统时应从提高患者满意度出发，优化医疗服务流程，提高服务效率，提升患者满意度。实现患者的合理分流，减少患者排队现象，改善患者就诊环境，缓解人工挂号压力，替代手工发放 LIS 报告单，有效降低医疗服务成本。

医疗机构用户主要关注的是如何保证服务质量、提高服务效率；如何提升患者满意度，改善患者就诊体验，减少医患矛盾纠纷，构建和谐的医患关系等方面的需求。

根据患者实际的就诊需求，自助医疗服务的业务需求至少应包括统一的患者身份识别、自助发卡、自助挂号、自助预约挂号、自助缴费、自助充值、自助打印 LIS 报告等功能，见图 4-5-1。

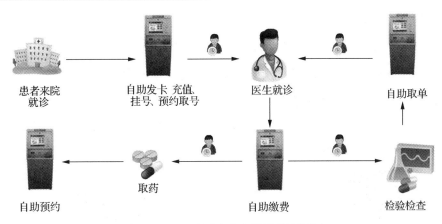

图 4-5-1　医院患者自助就诊流程图

二、功能设计

明确系统的需求之后,要对系统进行设计,分为总体设计和详细设计。自助服务系统将部署在医疗机构的服务窗口,是对医疗机构现有服务模式的补充和再造。系统设计是在对医疗机构相关业务服务进行充分、完善、全面的分析基础上,优化业务流程、改善就诊体验。自助服务成功应用的关键在于流程是否简单,信息是否准确可靠。

(一)总体设计

1. 系统功能结构设计

按照需求分析的业务流程对自助服务系统功能结构进行设计,主要分为医疗自助服务模块(自助挂号、自助缴费、自助取单、自助充值、自助查询等)、医院管理模块(用户管理、终端配置管理、信息发布管理、日志管理、统计管理等)、运行监控模块(终端状态监控、故障报警管理、运行状态报告、版本更新监测等)和数据集成交换模块(医院内部系统接口、区域卫生信息平台接口、市民卡接口、医保卡接口和银联接口等)。

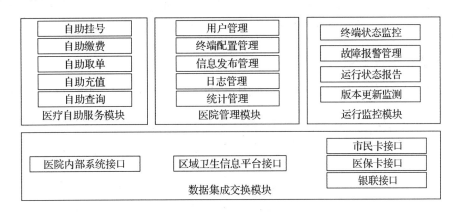

图 4-5-2　医院自助服务的功能结构图

2. 系统平台设计

自助服务系统软件可部署在 Windows server 2012r2 及以上操作系统,服务器端可安装 jdk6、tomcat6、orcl11g 等软件和程序,考虑到数据安全性,自助服务的客户端和服务端建议部署在医院内部局域网中。

硬件设计应考虑经济、便捷性,以下是常见的自助机硬件结构和各部件名称:

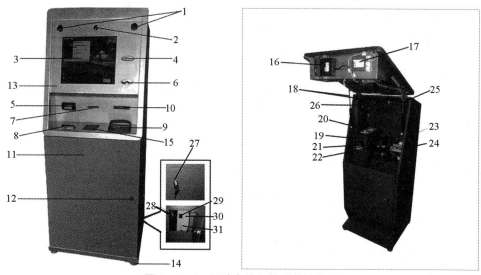

图 4 - 5 - 3　医院自助机的硬件结构图

表 4 - 5 - 1　自助机各硬件部件

1. 防窥镜	2. 摄像头	3. 触摸显示屏	4. 医保读卡器
5. 纸币接收口	6. 银联卡插口	7. 磁卡发卡口	8. 二代证阅读区
9. 密码键盘(含防窥罩)	10. 凭条打印出纸口	11. 前维护下门	12. 门锁
13. 前面框	14. 支撑脚	15. 市民卡读卡器	16. 二代证读卡器
17. 密码键盘	18. 气撑	19. 纸币器保险箱	20. 密码锁
21. 纸币接收器	22. 电动读卡机	23. 电动发卡机	24. 热敏打印机
25. 针孔摄像头	26. 散热风扇	27. 侧开小门	28. UPS 电源
29. 电源开关	30. 主板电源开关	31. USB 插口	

3. 系统体系结构设计

自助服务采用传统的 C/S 架构,分为:界面层、业务层、公共方法层、硬件层。

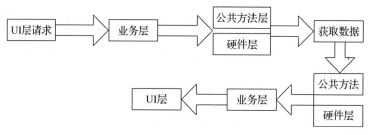

图 4 - 5 - 4　医院自助服务的体系结构图

(二)详细设计

1. 功能设计

(1)自助发卡:患者在就诊时需要一个统一的标识,系统以健康卡或就诊卡为载体,作为唯一的区域内通用的患者身份标识,患者在没有该就诊卡时,可以通过本人的二代身份证,在自助机上领取患者在院期间唯一标识。

(2)自助挂号:自助服务终端最基本的功能为挂号、预约。患者在文字和语音提示的帮助下通过触摸屏或按键逐步完成号别、科室、医生选择以及付费等操作。系统自动打印出挂号凭条,同时将挂号信息发送至医院 HIS 系统。通过自助挂号获得挂号单后,患者无须站着排队等候,可以直接在相应诊室的候诊大厅中静候语音和显示屏的提示,医院 HIS 系统也可以通过用户手机号码进行手机短消息提示。

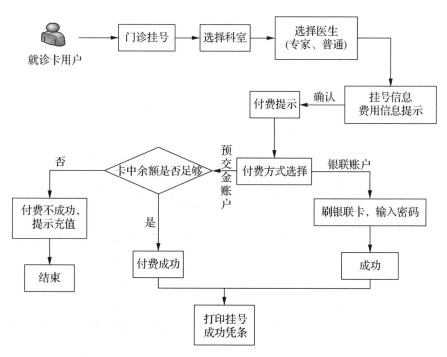

图 4 - 5 - 5　医院自助服务的自助挂号业务流程图

(3)自助缴费:通过自助服务系统与医院 HIS、医保系统、银行系统进行连接,患者可通过预交金账户、银联账户进行缴费。系统自动打印缴费凭条,患者凭凭条进行后续的就诊流程。对于医保患者系统将自动扣除医保应付部分费用。

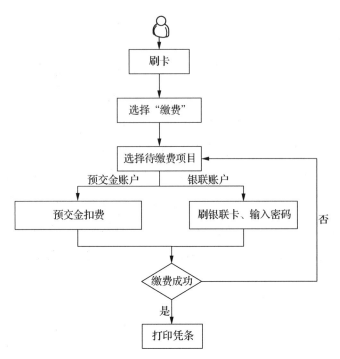

图 4 - 5 - 6　医院自助服务的自助缴费业务流程图

（4）自助取单：患者通过在自助服务终端刷卡，提取该患者未打印的检验结果信息，自动打印输出检验结果报告单。

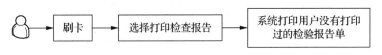

图 4 - 5 - 7　医院自助服务的自助取单业务流程图

（5）自助充值：患者在缴费的过程中，发现预交金账户的资金不足，可以通过现金和转账的方式对账户进行充值，便于账户的正常使用。

（6）系统管理：面向医院的管理者，实现对自助服务终端提供统一的管理平台。

2. 数据库设计

医院自助服务系统采用关系型数据库进行数据存储，一般包含系统基础数据、自助机基础数据、对账数据、业务操作记录、接口类等。

系统基础数据表关系包含基础代码、仪器耗材预警值、系统用户、业务界面、业务维护、业务功能点维护等数据表。

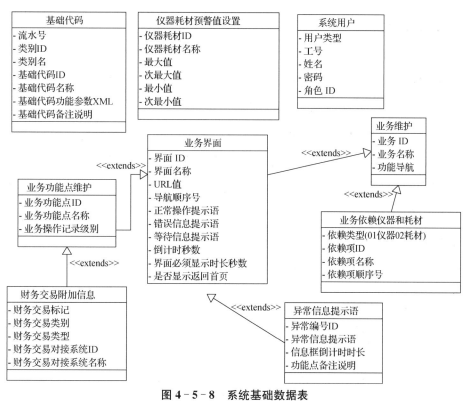

基础代码
- 流水号
- 类别ID
- 类别名
- 基础代码ID
- 基础代码名称
- 基础代码功能参数XML
- 基础代码备注说明

仪器耗材预警值设置
- 仪器耗材ID
- 仪器耗材名称
- 最大值
- 次最大值
- 最小值
- 次最小值

系统用户
- 用户类型
- 工号
- 姓名
- 密码
- 角色 ID

业务界面
- 界面 ID
- 界面名称
- URL值
- 导航顺序号
- 正常操作提示语
- 错误信息提示语
- 等待信息提示语
- 倒计时秒数
- 界面必须显示时长秒数
- 是否显示返回首页

业务维护
- 业务 ID
- 业务名称
- 功能导航

业务功能点维护
- 业务功能点ID
- 业务功能点名称
- 业务操作记录级别

业务依赖仪器和耗材
- 依赖类型(01仪器02耗材)
- 依赖项ID
- 依赖项名称
- 依赖项顺序号

财务交易附加信息
- 财务交易标记
- 财务交易类别
- 财务交易类型
- 财务交易对接系统ID
- 财务交易对接系统名称

异常信息提示语
- 异常编号ID
- 异常信息提示语
- 信息框倒计时时长
- 功能点备注说明

图 4‑5‑8　系统基础数据表

仪器耗材情况
- 仪器耗材ID
- 仪器耗材名称
- 当前值
- 更新时间
- 预警状态

仪器异常情况
- 仪器ID
- 仪器名称
- 仪器状态更新时间
- 仪器当前状态

关联系统指定账户
- 关联账户类型--医保、银行
- 关联账户类型名称
- 账户ID
- 账户名
- 密码

自助机基本信息
- 自助机编号(公司统一)Key
- 机器型号
- 供应商ID
- 出厂编码
- 出厂日期
- 功能说明
- 内部仪器说明

医院指定配置情况
- 院内代号
- 院内名称
- 机器IP地址
- 摆放地点说明
- 开机时间
- 关机时间
- 数据勾兑时间
- 机器启用状态

启用业务功能情况(首页)
- 业务ID
- 业务名称
- 启用状态

功能开关和限制情况
- 充值种类开关
- 自助/医保挂号开关
- 仪器监控开关和间隔
- 银行账户余额上限

图 4‑5‑9　系统基础数据表

(三)接口设计

自助服务支持医保支付,第三方医保支付平台对接医院信息系统,系统之间采用SOCKET消息同步短连接方式进行连接。每条消息都由4位固定长度加上相应的应用数据组成。整个消息的头四个字符,其内容是整个应用数据的长度(ASCII字符,不足4位左补0),接收消息的一端,可以根据这个字段的内容按照长度取得应用数据。如果接收方在处理时,发现整个应用数据的长度和消息头中长度字段的内容不符,接收端可对消息按照无效消息处理。应用数据采用标准XML,使用GBK编码,由公共头和相应的消息体组成。详见例子附录A.1。

附录 A. 1:样例 XML 报文

```
<? XML VERSION="1.0" ENCODING="GBK"? >
<HAS>
    <HEADINFO>
        <MSGSTREAMNO>2011102623305900000001</MSGSTREAMNO>
        <MSGTYPE>1121</MSGTYPE>
        <MSGDATETIME>20111026233059</MSGDATETIME>
    </HEADINFO>
    <BODYINFO>
        <MID>123456789012345</MID>
        <TID>12345678</TID>
        <CCARDNO>1234567890123456</CCARDNO>
        <CERTNO>342921198010142938</CERTNO>
        <CUSTNAME>测试</CUSTNAME>
    </BODYINFO>
</HAS>
```

附:江苏省医疗卡类型

卡类型编码	卡类型名称
0	南京市市民卡
1	南京市医保卡
2	江苏省医保卡
3	南京市干保卡
4	南京江宁医院院内卡
5	南京江宁医保卡
6	南京江宁新农合卡
C0514A	扬州市中行银医卡

（续表）

卡类型编码	卡类型名称
C0516A	徐州市 97 医院院内卡
051601	徐州市医保卡
32012501	南京高淳医保卡
C32012501	南京高淳人民医院院内卡
32012502	南京高淳新农合卡
051402	扬州市邗江医保卡
051403	扬州市江都医保卡
051404	扬州市仪征医保卡
051405	扬州市仪征化纤医保卡
C32028101	无锡江阴市市民卡
32028101	无锡江阴市医保卡
32028102	无锡江阴新农合卡

三、系统开发与测试

（一）系统开发

自助服务系统的开发是一个复杂的系统工程，是软件工程生命周期中重要的一环。本案例选择模块化开发方法，以提高系统的复用性。

（二）系统测试

测试的目的是为了验证数据精确度、数据类型、业务功能等相关方面的正确性，系统测试类型所采用的方法包括黑盒测试、边界测试、等价类划分、流程分析法等测试方法，本案例采用常见的功能测试方法对自助服务部分功能进行测试。

自助预约测试用例设计：

系统版本	V1.0		
需求标识	无		
用例编号	001		
用例描述	专家预约库所有功能		
序号	测试目标	输入说明	输出说明
1	是否能成功查询专家信息	专家姓名输入框输入专家姓名、选择专家、选择专家所在医院、所在科室、输入身份证号并点击【查询】	成功查询到专家信息
2	是否能够模糊查询	只输入专家姓名并点击【查询】	成功查询到专家所有信息
3	能否选择专家进行挂号并支付	点击预约专家库专家，选择挂号后是否跳转到支付界面	成功跳转到支付页面

测试完成后，需提交测试报告说明书，示例如下：

总用例数	执行数	通过数	失败数	未执行数	执行率	通过率
30	30	25	5	0	100%	83%
20	20	17	3	0	100%	85%
15	15	14	1	0	100%	93%

四、部署与维护

部署环境及开发语言：

（1）服务器系统配置：双核＋内存 8G；

（2）服务器操作系统：windows server 2012R2；

（3）应用软件：tomcat 6；

（4）数据库软件：oracle 11g；

（5）主要开发语言：Java。

参考文献

［1］Shiyu Fan，Runhai Xu，Zhaohang Yan. A Medical Pre-Diagnosis System for Histopathological Image of Breast Cancer［C］. 2021 14th International Congress on Image and Signal Processing，BioMedical Engineering and Informatics (CISP-BMEI). IEEE，2021：1－7.

［2］Huang A，Cao J，Zhang H. Construction of patient service system based on QFD in internet of things ［J］. The Journal of Supercomputing，2020(5)77：2155－2171.

［3］Ayoub M G，Farhan M N，Jarjees M S. Streaming in－patient BPM data to the cloud with a real-time monitoring system［J］. TELKOMNIKA Indonesian Journal of Electrical Engineering，2019，17(1693－6930)：3130－3135.

［4］Killian D，Gibson E，Kachule M，et al. An Unstructured Supplementary Service Data System for Daily Tracking of Patient Samples and Diagnostic Results in a Diagnostic Network in Malawi：System Development and Field Trial［J］. Journal of Medical Internet Research，2021，23(7)：e26582.

［5］Yolanda D R，Raodhah S，Ibrahim H. The administrative service system of patient reception at regional public hospital［J］. 2020，12(1)：58－70.

［6］Li S，Manogaran G. Design and Implementation of Networked Collaborative Service System for Brain Stroke Prevention and First Aid［J］. IEEE Access，2019，7：14825－14836.

［7］Aalami N，Gulbandilar E，Yaylak F. DESIGNING A RECOMMENDATION SYSTEM FOR PRE-DIAGNOSIS BY USING TEXT MINING TECHNIQUE［C］// V. International Scientific and Vocational Studies Congress-Engineering (BILMES EN 2020). 2020，42－427

［8］Joanna Henzel，Joanna Tobiasz，Micha? Kozielski，et al．Screening Support System Based on Patient Survey Data—Case Study on Classification of Initial，Locally Collected COVID-19 Data［J］．Applied Sciences，2021，11(22)：10790．

［9］Wu B．Patient continued use of online health care communities：web mining of patient-doctor communication［J］．Journal of medical Internet research，2018，20(4)：e9127．

［10］Matricardi P M，Dramburg S，A Alvarez cc Erea，et al．The Role of Mobile Health Technologies in Allergy Care：an EAACI Position Paper［J］．Allergy，2020，75(2)：259－272．

［11］Gu D，Li T，Wang X，Yang X，Yu Z．Visualizing the intellectual structure and evolution of electronic health and telemedicine research［J］．International journal of medical informatics，2019，130：103947．

［12］李前慧,钟源,姜英玉,曾光.智能预诊系统质量评价指标体系的构建研究［J］.中国卫生质量管理，2019，26(2)：79－81,109．DOI：10.13912/j.cnki.chqm.2019.26.2.23

［13］林俊."互联网＋"老年慢性病医疗健康服务系统的设计与实现［J］.中国卫生信息管理杂志,2020，17(4)：508－512．DOI：10.3969/j.issn.1672-5166.2020.04.021

［14］张小亮,景慎旗,王忠民,等.基于5G和人工智能技术的院前院内急救管理平台建设［J］.中华医学图书情报杂志，2021，30(6):6．

［15］苏玉成,任斌,常晓云,等.患者床旁自助服务平台的设计与实现［J］.中国医疗设备,2019，34(01)：81－83．

［16］代涛."以人为中心"整合型医疗健康服务体系的关键要素研究［J］.中国卫生政策研究,2022,15(01)：2－10．

［17］安健,陈飞飞,赵文,等.基于信息集成平台的互联网医院信息系统探索［J］.中国医院管理，2020，40(10):85－87．

［18］王俊梅,刘同波,孙瑜尧,等.多参数急救数据库建设及初步应用研究［J］.生物医学工程学杂志,2019，36(05):818－826＋833．

［19］徐进,张晓祥,孙润康.基于一体化模式的医院多院区智慧服务体系的研究［J］.中国卫生信息管理杂志,2022,19(01):18－22．

［20］张小亮,荆芒,单红伟,等.基于人脸识别和互联网＋技术的门诊患者进出管理应用思考［J］.中国医疗设备，2021，36(11):5．

［21］周国江,何晓娟,蒋雪炳,等.基于文献学的国内分级诊疗研究分析［J］.中国卫生质量管理，2019，26(4):4．

［22］李包罗.医院管理－学信息管理分册［M］.人民卫生出版社,2011．

［23］叶舟,来勇臣,卢清君.实用远程医疗技术规范与标准［M］.北京:电子工业出版社,2019.03．

1. 诊前服务主要包括哪些服务？这些服务的建设要点是什么？

2. 诊中服务主要建设哪些方面？这些服务的技术方案是什么？

3. 诊后服务主要包括哪些服务？这些服务的实现方式有哪些？

4. 全程服务主要包括哪些服务？这些服务的建设要点是什么？

5. "医院自助服务"的建设过程是什么？

6. 针对为他人预约、预约错科室、预约流程复杂等的问题，如何优化预约挂号系统？

7. 患者曾经注册有一张就诊卡，现在用新的就诊卡，系统如何实现患者新卡与旧卡中就诊数据的整合？

8. 从患者服务角度而言，App、H5 应用和小程序各有哪些优、缺点？

第五章　医院管理系统

医院管理系统是集医学、信息、管理、计算机等多业务于一体的综合管理系统。在发达国家,医院管理系统已经得到广泛应用,并创造了良好的社会效益和经济效益。医院管理系统是现代化医院运营的必要技术支撑和重要基础设施,系统建设的目的是加强医院管理,提高医院工作效率,提升医疗质量,树立现代医院新形象。

作为"智慧医疗""智慧服务""智慧管理"三位一体智慧医院系统的一个重要组成部分,医院管理的精细化、智能化水平直接影响智慧医院建设水平和患者就医体验。2021年3月15日,国家卫生健康行政管理部门发布《医院智慧管理分级评估标准体系(试行)》,指导各地、各医院加强智慧医院建设的顶层设计,充分利用智慧管理工具,提升医院管理精细化、智能化水平。

本章结合医院管理内容,介绍医院管理系统的组成,主要分为医疗管理、人力资源管理、财务管理、资产管理、后勤服务保障、科研管理六个部分。

第一节　医疗管理

2016年10月,国家卫生健康委(原国家卫生计生委)办公厅发布的《医院信息平台功能指引》对医疗管理的功能进行了规定,包括电子病历质量监控管理、手术分级管理、危急值管理等十三项功能。本节内容围绕一体化的医院医疗管理体系,介绍包括医务管理、护理管理、院感管理、卫生应急管理四个系统。

一、医务管理

(一) 功能介绍和业务流程

医务管理的工作内容包括医疗服务流程改善、医疗质量及安全管理、规范执业行为、从业人员培训及考核、医疗服务评价等。2018年4月印发的《全国医院信息化建设标准与规范(试行)》指出对于级别越高的医院,需要达到的信息化程度越高。

1. 电子病历质量管理

电子病历质量管理包括电子病历书写的质控目标、时间点、关键节点等质控内容,并要求实时监控电子病历书写的情况。具体功能包括:病历三级质控模式、病历质控规则设置、病历质量监控、病历质控分析等。

电子病历质量管理涉及医生、质控管理人员和病案管理人员三个角色。医生书写病历后,病历系统质控规则对其进行质量监控,发现病历问题实时提醒医生修改。病理质控规则库分别由环节质控和终末质控两部分组成,病历环节质控规则库由质控管理人员维护,负责提供规则,监控病历书写质量。病历终末质控规则库由病案管理人员维护,以保障终末病历的质量。所有病历质控结果形成统计分析报表,供质控管理人员分析并提出病历质量改进方案。电子病历质量管理流程见图5-1-1。

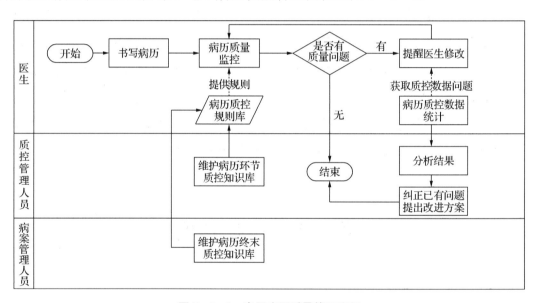

图5-1-1　电子病历质量管理流程

2. 临床路径与单病种管理

临床路径与单病种管理系统通过设定的临床路径与单病种的质控指标,定期进行质控指标统计,对临床路径和单病种的指标偏差进行分析,不断完善临床路径和单病种质控点设置。

临床路径与单病种管理涉及医生、医务管理人员两个角色。临床医生在医务管理及信息管理人员的指导下维护临床路径和单病种知识库,管理人员维护质控指标库;医生分析患者病情指征,从医务管理人员维护的临床路径与单病种知识库选择合适的临床路径并实施。管理人员定期从系统采集临床路径数据并进行分析,并根据分析结果更新和完善临床路径和单病种知识库。临床路径与单病种管理流程见图5-1-2。

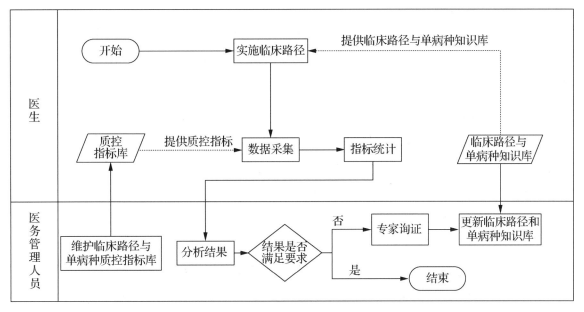

图 5‑1‑2　临床路径与单病种管理流程

3. 手术分级管理

手术分级管理以国家手术分级目录为基础,为具有不同专业技术职务任职资格的手术医师授予相应的手术权限,在手术申请流程中实现分级审批,保障手术安全。

手术分级管理涉及医生和医务管理人员两个角色。手术分级目录和医生手术资质由医务管理人员进行维护和授权;医生开立手术申请时,系统根据医务管理人员维护的权限检查该医生是否满足该手术对应等级的资质要求,若满足则进行下一步审批,若不满足则待管理部分申请审批通过后方可开立。手术分级管理流程见图5-1-3。

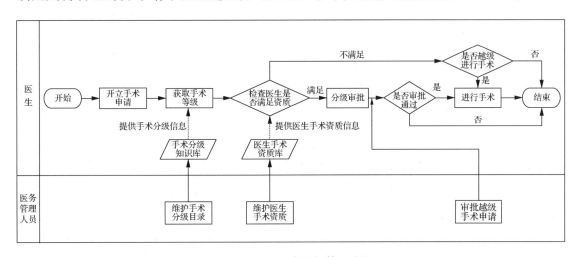

图 5‑1‑3　手术分级管理流程

4. 限制类医疗技术授权管理

限制类技术授权管理以限制类医疗技术备案目录为基础授权,未授权的医师不得开立相关技术类医嘱。

限制类医疗技术管理涉及医生和医务管理人员两个角色。限制类医疗技术目录及授权人员由医务管理人员进行维护;医生开立申请时,系统根据医务管理人员维护的权限检查该医生是否具备相应技术资质,若满足则进行下一步审批。

5. 危急值管理

危急值是指患者的检查、检验结果与正常参考范围偏差较大,表明患者可能正处于有生命危险的边缘状态。危急值管理是对危急值数据进行智能提醒并及时将检验、检查信息通知临床医生,提示临床医生迅速给予患者有效的干预措施或治疗,并对危急值传报过程实现全流程追溯。

危急值管理流程涉及医技科室和医护人员两个角色。医技科室发布检验检查结果时,由医技系统的危急值筛查规则库自动筛查或者人工标注生成危急值,然后系统通知相关医护人员及时查看;医护人员接收危急值后,应立即对患者进行医疗处置,并记录相应病程。危急值及相关信息需在规定时间内接收并在规定时间内进行处置,如超时,系统应再通知医技科室处理。危急值管理流程见图 5-1-4。

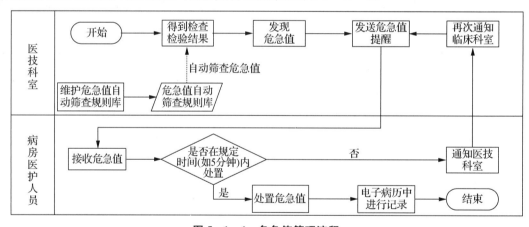

图 5-1-4　危急值管理流程

(二) 系统设计与实现

1. 系统架构

医务管理系统基于各临床业务系统的相关功能,提供病历、手术、危急值、临床路径等方面的管理功能,基于各类医疗质控规则库、医疗资质库、医疗知识库对临床诊疗业务实现自动管控。通过对接、汇总和分析各临床信息系统产生的医疗业务数据,医务管理人员可以掌握院内医疗效率、质量及安全整体情况并提出改进措施。医务管理系统总体架构见图 5-1-5。

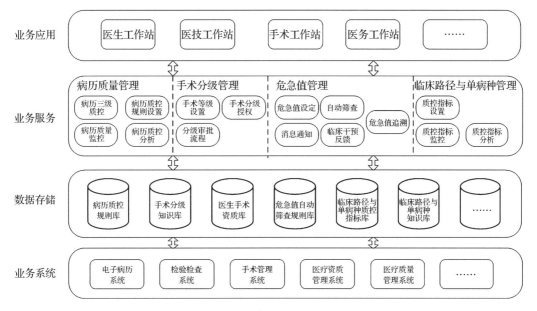

图 5 - 1 - 5　医务管理总体架构

2. 开发要点

（1）电子病历质量监控管理

①基于电子病历关键节点的病历质控知识库。

②以患者为中心的临床数据集成和调阅。

③质量管理,质控问题解决与追溯的信息交互机制,以及质控改进的业务协同。

④病历质控统计分析,支持相关工具及相应分析结果展示,包括柏拉图、散点图等。

（2）临床路径与单病种管理

①临床路径与单病种数据采集:质控数据采集应贯穿临床路径和单病种实施全过程的关键节点,要支持事中、事后监管。通过工作流引擎,在临床路径和单病种管理过程中,采集关键节点数据。

②质控指标智能化路径分析模型:建立临床路径与单病种的相关质控指标,形成分析模型。

③基础疾病、并发症和合并症管理:减少对主要治疗方案的干扰,保障单病种与临床路径的有效施行。

（3）手术分级管理

①手术分级知识库。

②手术分级审批规则:按照手术风险性、复杂性和技术难易程度、医生职称级别确定手术分级审批的规则。

③自定义的手术分级审批流程设置:可采用类工作流引擎等技术实现手术分级流

程管理。

④手术权限管理：针对临床开展手术业务的实际情况，对医生的手术权限授权。

（4）限制类医疗技术管理

①限制类医疗技术目录。

②限制类医疗技术准入规则。

（5）危急值管理

①检验、检查结果危急值管理规则：提供危急值项目和结果范围管理，依据危急值判定规则，对符合规则的检验检查结果配置醒目的提醒（如标志颜色）。

②危急值处理措施知识库：以疾病为中心建立统一的危急值管理规则知识库，自动提供危急值对应处理措施供医生、护士参考。

③危急值自动提醒：通过消息机制（包括短信、预警信息等方式）将危急值及相关信息提醒给医护相关人员，相关人员对消息回复后方可取消提醒。

④危急值时限管理：提供危急值从发生到各阶段角色的响应时间管控和阈值预警，建立对危急值处理过程的实时监控和事后分析，逐步发现和解决瓶颈问题。

（三）常见问题与对策

1. 电子病历质量控制规则复杂，医生难以适应规则

在病历书写工作中，病历质量控制规则比较多，多则高达数十条。由于业务工作量大，系统进行病历质控时，容易导致医生不满情绪。为此，应做好病历质控培训，同时系统需要精确提示，事前预警。

2. 临床路径入径率低

临床路径提供的诊治方式与医生平时的诊治习惯会有所区别，导致医生不会主动将患者纳入临床路径，导致临床路径入径率较低。

在管理层面，医务部门发布相关政策进行主动引导；在技术层面，电子病历系统中应对符合临床路径入径规则的患者主动提醒，从而提高患者入径率。

3. 会诊质量不高，监管困难

会诊是指患者在住院期间需要其他科室或者其他医疗机构协助诊疗的过程，包括：急诊会诊、科间会诊、全院会诊、院外会诊等。临床工作中，会诊工作存在操作烦琐、信息滞后、及时率和完成率低下、监管难度大等问题。建议医务部门梳理从会诊排班到会诊评价的完整流程，将会诊排班、会诊申请、会诊提醒、会诊病历书写、会诊质量校验及会诊评价等环节纳入信息化管理，建立完整的院内会诊全流程闭环。同时加强会诊监管力度，形成持续改善的良性循环。

二、护理管理

(一) 功能介绍和业务流程

随着社会的进步,人们的医疗需求也不断增加,在身体康复的同时,更加希望在治疗的过程中得到医护人员正确、优质的照护,这就对护理人员的护理工作质量提出了要求。

护理管理是护理人员为患者提供照顾、关怀和舒适服务的工作过程,护理管理的任务是通过计划、组织以及对人力、物力、财力资源进行指导和控制,以促进护理人员为患者提供有效而经济的护理服务为目标。护理管理是医院管理的一个重要组成部分,在卫生事业管理中有着举足轻重的地位。护理管理的水平直接影响医疗护理的质量和医院管理的水平。

护理管理的工作内容包括管理全院护理工作、拟定和实施护理工作计划、制定护理管理标准、制定护理技术操作规程和护理文书书写标准、对护理人员进行业务培训和技术考核、指导护理科研工作、分析护理问题和提高护理质量等。与医院信息系统相关的部分主要是护理质量管理。

护理质量管理需对护理质量各要素进行计划、组织、协调和控制,使护理过程按标准满足服务需求。系统应具备护理质控知识库设置、计划设置、考评点设置、整改计划设置、质控目标任务分解、质控监控规则设置、临床数据集成与调阅、质量考评结果统计分析、护理人员资质管理等功能。

护理质量管理中常见的业务包括:护理质量现场检查管理、风险评估、护理安全事件上报、满意度调查。

1. 护理质量现场检查

图 5-1-6 描述了护理质量检查管理的整体流程。护理部拥有最高权限,可自主维护护理质量检查的模板、调查人员的分组等信息。质量检查可在护理部、大科、专科、病区各个层级中进行,护理部和大科、专科护士长分配检查任务,设置调查模板、调查科室和调查人,调查人使用移动设备对指定病区进行相应的检查,病区护士长也可以进行病区自查。检查任务完成后,数据汇总到护理部和各层级护士长处,进行审核和整改问题的下发。病区收到下发的整改问题后,进行整改并及时反馈。护理部和各层级护士长将不定期进行问题追踪,检查整改情况。所有检查结果、分析数据、病区整改情况,可生成各种统计分析报表,以及病区护士长所需的考核分数。

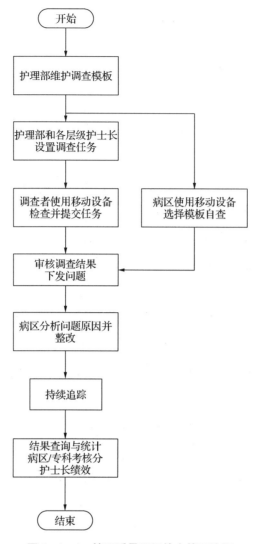

图 5-1-6 护理质量现场检查管理流程

2. 风险评估

患者入院后,应在规定时间内进行入院评估。入院评估覆盖患者的基本信息、意识状况、皮肤状况、流行病学接触史等,并初步评估患者的自理能力、压疮风险、跌倒坠床风险、疼痛等级、静脉血栓发生风险、营养风险等,并制定出对应的护理措施。在后续的治疗中,根据患者的风险等级,系统将按照不同的频率提醒护士再次评估患者的风险等级,调整护理措施,直到患者出院或转为无风险。护士根据制定的护理措施实施护理工作,并形成护理记录。全院的评估数据在系统中自动生成统计报表和各种饼图、折线图等,供护理部了解各种风险等级的患者数量和比例。图 5-1-7 描述了风险评估的整体流程。

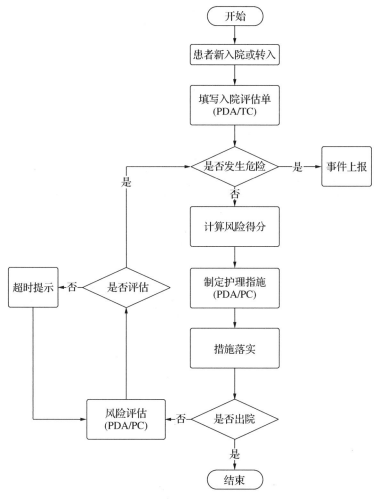

图 5-1-7　风险评估流程

3. 护理安全事件上报

图 5-1-8 描述了护理安全事件上报的流程。安全事件发生后,根据安全事件的记录形式及事件等级设计不同的上报流程,如安全事件已经完整记录于临床业务运作系统中,可以通过数据对接展示在护理管理系统的护理安全事件上报模块中,没有信息系统记录的安全事件由护理人员主动上报护理安全事件上报系统,进而再根据事件等级启动处理流程,一级护理安全事件立即电话报告护士长、科护士长、护理部、护理总值班,二级护理事件 24 小时内进行上报,三级护理事件 48 小时内进行上报,护士上报后系统会短信提醒护士长和护理部关注。上报的安全事件需经过病区护士长、总护士长和护理部审核,若审核不通过可直接删除或撤回重修。安全事件上报后护理部根据事件等级立即或 24 小时内安排人员到病区还原现场、了解情况,给出指导意见。病区按照指导意见落实改进措施并持续追踪记录患者的相关情况,直到患者出院或好转、痊

愈,随后进行反馈。系统提供上报及时率、安全事件发生率、伤害程度占比等数据的统计报表和图表,供护理部定期对院内的安全事件进行集中讨论、分析、改进。

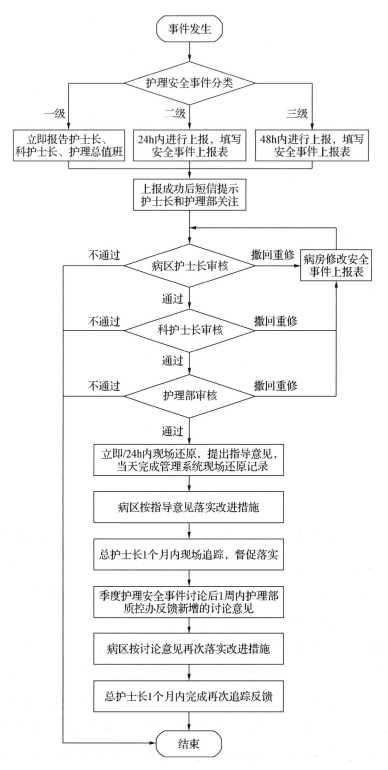

图 5-1-8　护理安全事件上报管理流程

4. 满意度调查

图 5‐1‐9 描述了满意度调查管理的全流程。满意度调查通常分为护理部要求的满意度调查和病区满意度自查两部分,所有调查模板都由护理部统一设置管理。在护理部开展的调查中,护理部设置要调查的满意度模板、被调查病区、被调查患者,病区使用手持移动设备调查、记录被选取的患者的满意度。病区满意度自查中,由责任护士对每个患者进行调查,或由护士长分配调查任务进行调查,或通过患者就诊流程在信息系统中的终结环节,一定时限自动启动推送满意度调查内容,在不受调查人员影响的情况下,患者通过手机等移动设备主动客观地评价护理服务。所有调查数据可生成统计报表,病区根据统计的问题分析原因并持续改进。

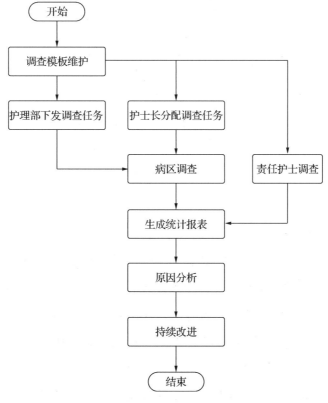

图 5‐1‐9　满意度调查流程

(二) 系统设计与实现

1. 系统架构

护理管理系统以护理部、大科、专科、病区的多层级护理管理要求为中心,提供了人员管理、护理排班、安全评估、事件上报、护理质控、满意度调查等功能模块。在数据层面主要由护士人员信息、患者信息、表单模板库等基本数据及各种表单数据组成。护理管理系统纳入全院统一的数据资源管理体系,与人力资源管理系统、医院信息系统、各种检查和检验系统等紧密对接,确保数据的一致性,以及护理管理工作与临床业务的协同性。系统总体架构见图5-1-10。

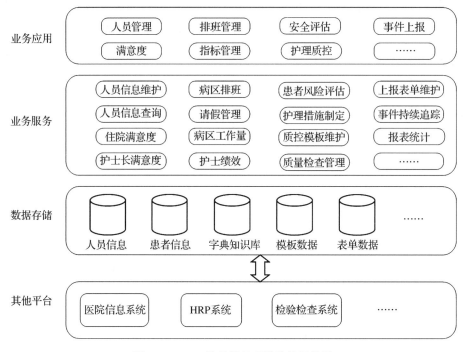

图 5-1-10 护理管理系统总体架构图

2. 开发要点

(1) 人员管理:除维护护理人员的基本信息、科室业务考核、工作经历、执业资格等信息外,还与医院岗位管理、继续教育、护理科研、薪酬发放等模块相关联,实现对护士岗位设置、考核监督、教育培训、绩效管理等一体化的管理功能。

(2) 风险评估:护士评估患者的风险等级后,制定相关的护理措施,生成患者的护理计划。患者的所有护理措施和计划可在 PC 端管理系统和移动设备上集中查看,并点击执行。已执行的措施可自动记录到护理记录中。患者的风险等级在电脑和移动设备上都应有不同颜色的醒目标识,方便护士快捷地了解每个患者的情况。

(3) 护士排班管理:护理班次由护理部设置。病区若需新增或修改班次性质和时间段,需经护理部审批,在满足各病区需求的同时,保证全院统一管理与统计。除基本的班次设置、排班、统计查询等功能外,还应能够提供排班约束、自动化排班、个人需求申请等智能化功能。护理部可设置排班的约束规则,例如各个班次的人数限制、排班人员职级限制、护士班时限制等,制定约束后,在排班时系统将进行校验提醒,或根据约束条件自动生成一段时间的排班。护士可在系统中提出个性化的排班需求,供护士长排班时参考。

（4）护理质量管理：能够实现护理部、大科、专科、病房层级的护理质量检查与统计，调查范围覆盖设备与药品使用和管理、给药安全、输血安全、安全事件预防、健康教育等多方面。系统采用现代化科学管理方法，建立起完整的护理质量管理理论事件体系，包括护理质量规划（P）、护理质量控制（D）、护理质量保证（C）、护理质量改进（A）的全过程质量管理，推动医院护理质量的可持续改进。

（5）上报事件管理：按《三级综合医院评审标准实施细则》要求，要有护理不良事件与隐患缺陷的上报制度和可执行的工作流程，鼓励不良事件的上报。对上报的护理不良事件跟踪分析，并从医院管理体系、运行机制和规章制度上进行有针对性的持续改进。

（三）常见问题与对策

1. 难以满足护理质控的系统建设需求，数据分析过于简单

护理质控所涉及的内容比较宽泛，且会随着时间、政策和时事的不同不断推陈出新。由于各专科需求差异太大，很多场景无法使用统一的模板，信息管理系统很难一次性将众多内容全部覆盖到。护理管理调查内容丰富，数据庞大繁杂，管理者需要的数据分析和统计形式多样。如果只是简单地对各种分数进行汇总统计，很难对护理管理工作起到帮助作用。应全面运用全程全员质量控制的理念，将质量控制的关键点设计在临床业务运行系统中，在工作环节中通过静态提醒、浮动展示、权限设置、逻辑校验等实现医务人员自主执行质量标准，从而实现质量前控。同时，使用模块化和格式化的思维，在系统中维护各种调查条目、指标项目、护理措施等数据的字典库。一方面，可以使用字典库灵活配置护理管理系统中的各种表单，以满足不同层级、不同时期、不同专科的需求；另一方面，要让系统能够支持除结果管控之外的过程管控，提供更加细致、多维度、多形式的统计功能。例如分析某项条目在所有种类的调查中的总不合格率和不合格次数，以分析全院病区的共性问题；或统计跌倒坠床的发生地点、发生时的动作、有无约束措施等，以分析发生原因。

2. 护理管理系统功能模块较多，各模块数据利用率低

护理管理部门需梳理现有护理管理系统功能模块，由信息部门协助理清各模块之间的数据耦合，明确各模块的数据需求，统一管理者使用意见，重新定义操作流程，减少操作步骤，加强各部分数据联动，形成数据到使用再到数据的全流程管理模式，让各数据模变成一种可模块化组装的形式。

3. 数据同步延迟、数据丢失

由于在护理管理工作中经常用到移动手持设备，因此对医院无线网的稳定性和通信速度要求较高。在使用过程中若遇到无线网络信号差、网络故障或设备故障的情况，可能造成信息同步延迟、数据丢失等问题,严重影响护理管理工作。

需要医院加强基础网络建设,保证网络的稳定性,移动终端的安全性。按照《全国医院信息化建设标准与规范(试行)》的要求,吞吐性能经验值≥20Gbps,最大无线访问接入点管理数经验值≥1024,为移动护理管理业务提供稳定快速的无线网络支持。此外应定期对移动 App、移动设备、网络设备等进行升级维护,降低故障发生率,做好网络故障应急预案。

4. 非正常流程处理

在对患者进行风险评估和不良事件上报中,往往会出现一些模棱两可、无法准确判断的情况,也存在由于护士的误操作而录入了错误的信息,造成误报、错报。这些情况下无法按照正常的业务流程进行下去,系统需要对这些数据进行处理。管理部门应将临床决策支持知识库嵌入流程管控中,通过逻辑校验,减少人为失误。同时,护理管理系统中各项业务流程,除了支持正流程,还应支持逆流程。各级护士长可在本层级审核时,设置"通过""不通过"或"撤回"几个功能选项,护理部则可以对处于所有环节的上报、评估、调查等数据进行流程管控。

培训工作是护理管理信息化建设中的关键环节。针对每项新开发的系统和功能,需要通过线上或线下教学、视频教学、文档教学等多种途径对科室骨干护理人员进行培训,再由骨干人员对全员培训,确保用户都掌握系统各项功能。

三、院感管理

(一) 功能介绍和业务流程

院内感染管理系统(nosocomial infection management system,NIMS)简称院感系统,是指定时采集院内感染相关信息(包括临床症状和体征、检验结果、传染病报告卡、医嘱、院内感染病例登记表、手术记录等),实现对患者从入院到出院的全过程追踪和监测的一套系统。同时,该系统能筛查出院内感染可疑病例、确诊病例和可疑暴发事件,进行预警提示,并由感染管理专职人员进行排除或确诊,也可通过网络信息提醒临床医师采取相应的干预措施,干预后可对干预结果进行评价。

院感系统应设置临床医生主动上报功能,对系统未自动筛查出的院感病例,由临床医生诊断后进行上报。医生填写并保存上报卡后,提交院感部门进行审核,审核通过则进行归档。若院感部门审核未通过,则通过系统实时反馈给医生不通过原因并提示修改,同时持续进行上报卡的追踪。院感上报业务流程如图 5 - 1 - 11 所示。

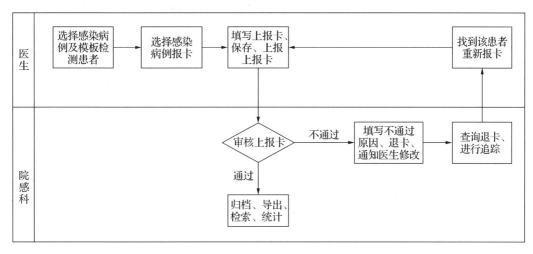

图 5‑1‑11　院感上报业务流程图

（二）系统设计与实现

1. 系统架构

按功能模块划分,医院感染管理监测信息系统应包括以下四个方面:院感病例报卡、监测预警、统计查询以及系统设置(如图 5‑1‑12 所示)。

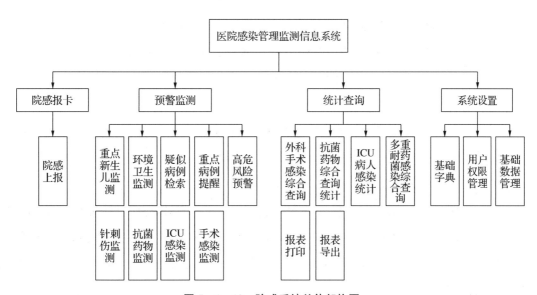

图 5‑1‑12　院感系统总体架构图

院感病例报卡模块包括院感病例上报;预警监测模块包括疑似病例检索、重点病例提醒以及高风险预警,并具有抗菌药物监测、ICU 感染监测、手术部位感染监测、环境卫生监测等子项目功能;统计查询模块则包括外科手术切口感染综合查询统计、多重耐药菌感染综合查询、抗菌药物综合查询统计、ICU 患者感染统计等各类指标的统计和导出功能；系统设置模块主要用于对一些系统基础数据进行维护以及对用户权限进行管理等。

2. 开发要点

（1）数据采集功能：采集住院患者医院感染相关临床数据，建立感染信息数据库。采集以下基本信息：

①患者的基本信息：住院患者标识符、住院次数、病案号、姓名、性别、出生日期、有效身份证件号码、入院日期时间、出院日期时间、离院方式、入住病区代码、入病区日期时间、出病区日期时间等。

②患者的医院感染相关信息：器械相关治疗信息、细菌、真菌病原学检验信息，抗菌药物敏感性试验信息，生命体征信息，常规检验信息，影像学报告、病理报告等。

（2）自动筛查功能：系统可以根据微生物检出情况、患者体温情况、抗菌药物使用情况、炎性指标（如白细胞计数、C反应蛋白、降钙素原等）变化情况、胸片/CT报告、病程描述等关键信息进行疑似院感病例筛查。

（3）实时预警功能

①应具备对医院感染指标设置暴发预警阈值功能，超出阈值时及时警示"疑似暴发"。

②应具备医院感染病例感染时间、病区内床位分布等情况直观展示功能。

③应具备对全院抗菌药物各项指标超过标准值的实时预警功能。

④应具备对细菌耐药率超过标准值的实时预警功能。

（4）辅助确认功能

①应具备疑似医院感染病例提醒功能，以工作列表的形式供医院感染监测专职人员进行确认和排除。

②应具备"疑似暴发"辅助确认和排除功能。

③作为医院感染监测工作开展的成果，医院感染监测专职人员应通过日常监测产生医院感染判断相关数据：医院感染部位名称、医院感染日期时间、医院感染转归情况、医院感染转归日期时间、是否新发医院感染、医院感染属性、手术部位感染名称、实验室检出病原体的感染类型等。

（5）干预反馈功能

①应具备医院感染管理专职人员和临床医生对疑似医院感染病例诊断进行沟通的功能。

②应具备推送干预措施功能，将病例诊断建议、感染防控要点等内容及时推送给医生。

③应具备反馈评价功能,记录干预执行情况。

④应提供医院感染诊断、防控相关知识培训与学习模块。

（6）统计分析功能

①应按类别自动记录并统计任意时段全院及各病区的住院人数、住院天数、出院人数、导尿管千日使用率、中央血管导管千日使用率、气管插管、呼吸机千日使用率、手术人数、多重耐药菌检出数、抗菌药物使用人数等,并方便查询。

②在每日新发医院感染病例得到确认的基础上,根据预设的标准算法,应自动统计任意时段全院及各病区的医院感染（例次）发病率、千日医院感染（例次）发病率、医院感染现患（例次）率、手术患者手术部位感染发病率、导尿管相关尿路感染发病率、中央血管导管相关血流感染发病率、气管插管、呼吸机相关肺炎发病率、多重耐药菌感染（例次）发生率、多重耐药菌感染（例次）千日发生率、多重耐药菌定植例次千日发生率等统计指标。

③应自动生成各项指标的报表,并分为全院、科室（或病区）等层次,以图形、表格等方式展示,能直接导出可编辑、分析的文档格式。

④应提供各项指标的"钻取"功能,即点击数字可浏览该数字对应的原始数据,如点击某时段某病区的"发病率"数字,可看到该时段在该病区的住院患者列表,该时段新发的医院感染例次列表等。

⑤应具备统计分析数据排序和导出功能。应具备查询任意时点或时段在院或出院病例情况、查询任意时段全院及各病区医院感染统计分析结果的功能,应具备展示各指标全院及各病区相关指标年度变化趋势的功能。

（7）数据上报功能

①应设置临床医生主动上报功能,对系统未自动筛查出的、由临床医生诊断的医院感染病例进行主动上报。

②应具有医院按上级行政部门要求（依据《WS/T 312－2009 医院感染监测规范》）报告符合基本数据采集标准的患者医院感染相关临床数据的功能。上报的数据应采用标准的数据存储格式,使用非特定的系统或软件解读数据。网络直报应满足标准的定义要求,采用指定的上报方式。

③应具有按《医院感染暴发报告及处置管理规范》要求进行报告的功能。

（8）重点部门、重点环节和重点人群医院感染监测功能要求

①手术部位感染监测:应采集监测手术病例的手术名称、手术 ICD 编码、手术开始日期（精确到时分秒）、手术结束日期（精确到时分秒）、手术切口类别代码、手术切口愈合等级代码、美国麻醉师协会（ASA）评分、急诊手术、手术患者进入手术室后使用抗菌

药物通用名称、手术患者进入手术室后抗菌药物给药日期时间、手术医师(代码)植入物使用、失血量、输血量、手术备皮方式及时间等。

②重症监护室(ICU)感染监测:应采集病情严重情况评分、入住病区代码、入病区日期(精确到时分秒)、出病区日期(精确到时分秒)、进入/转出 ICU 日期(精确到时分秒),自动生成 ICU 患者日志等。

③新生儿病房医院感染监测:应采集新生儿出生体重、Apgar 评分(阿氏评分、新生儿评分)、入住病区代码、入病区日期(精确到时分秒)、出病区日期(精确到时分秒)自动计算进入/转出新生儿病房日期(精确到时分秒),自动生成新生儿病房日志等。

④器械相关感染监测:应采集器械相关治疗开始日期(精确到时分秒)、器械相关治疗结束日期(精确到时分秒)。

⑤临床抗菌药物使用及细菌耐药性监测:应采集住院患者使用抗菌药物的通用名称、使用开始日期(精确到时分秒)、使用结束日期(精确到时分秒)、等级、用药目的、给药方式、处方医师姓名、职称、手术患者进入手术室后使用抗菌药物通用名称、手术患者进入手术室后抗菌药物给药日期时间等。

(9) 医务人员血源性病原体职业暴露监测功能要求:具有录入功能、保护医务人员隐私的保密功能、到期提醒疫苗接种、追踪检测等功能、统计分析功能等。需录入暴露者基本情况、暴露者免疫水平评估、本次暴露方式、暴露后的预防性措施、暴露后紧急处理、发生经过描述、血源患者评估、暴露后追踪检测、是否感染血源性病原体的结论等。

(10) 消毒灭菌效果监测功能要求:监测数据的手工录入或从实验室信息系统(LIS)系统导入的功能、自动判断监测结果是否合格、标准格式报告单的导出与打印功能、统计分析功能等。具有空气消毒效果监测、医疗器械消毒灭菌效果监测、物体表面消毒效果监测、消毒剂监测、手消毒效果监测、紫外线灯辐照强度监测、洁净医疗用房主要性能监测、透析用水质量监测等。

(11) 消毒供应中心质量控制监测功能要求:应具备与消毒供应中心消毒灭菌器械追溯管理系统对接功能,实现对消毒供应中心的质量控制的监测,能对手术器械回收、清洗、消毒、包装、灭菌、使用等进行追溯。

(三) 常见问题与对策

1. 报告格式与临床实际不匹配问题

需要提前调研,设计符合临床和管理部门要求的化验单及全院监测报告汇总单格式,进行定制化开发。

2. 数据共享问题

院感系统需要定期采集院内感染相关信息，包括临床症状、体征、检查检验结果、医嘱、手术记录等，并与各类临床信息系统对接。因此必须实现医院各系统之间的双向数据交互，可提取临床信息系统的患者相关信息，达到数据互通、平台一体化操作。

四、卫生应急管理

(一) 功能介绍和业务流程

卫生应急管理的主要工作是对突发公共卫生事件的预防及对已发生事件的紧急处置。与医院信息系统相关的部分主要有突发事件的监测、预警和处置管理，目标是对突发急性传染病防控、突发中毒事件卫生应急处置、核生化和辐射事件卫生应急处置，以及自然灾害、事故灾难、社会安全事件、食品安全、动物疫情等紧急医学救援和灾后卫生防疫等信息进行有效管理。

各级各类医疗卫生机构的卫生应急预案侧重明确卫生应急响应责任人、风险隐患监测、信息报告、预警响应、卫生应急队伍组成、处置流程、可调用资源情况等，体现自救互救、信息报告和先期处置特点。

医疗机构应对突发公共事件的主要任务是突发公共事件紧急医学救援和突发公共卫生事件应急处置。突发公共事件紧急医学救援重点开展伤病员的接诊、收治工作，为伤病员提供医疗救护和现场救援等专业服务。突发公共卫生事件中急性传染病应急处置要按照"早发现、早报告、早隔离、早诊断、早治疗"要求，切实做好医院传染性疾病的预检分诊，规范接诊流程，加强传染性疾病等门诊建设管理，对疑似传染病患者进行严格筛查和甄别，强化国家规定的突发公共卫生事件病例和法定传染病的报告，协助疾病预防控制机构开展样本采集、流行病学调查，同时，严格执行院内感染控制相关规定，严格执行消毒隔离、个人防护、医疗垃圾和污水处理等措施。

图 5-1-13 为卫生应急管理整体流程（以传染病为例）。从事件信息获取、事件信息核实、事件报信息告几个层面均对突发传染病事件有对应的要求。当传染病事件发生后，由疾病预防控制机构指派专业人员进行现场调查与处理。通过流行病学调查、医疗救治、实验室检测、应急监测四个流程对事件进行研究，同时结合现场措施与相关信息收集，提出控制措施建议并开展控制效果评价，对突发公共卫生事件做出总结。

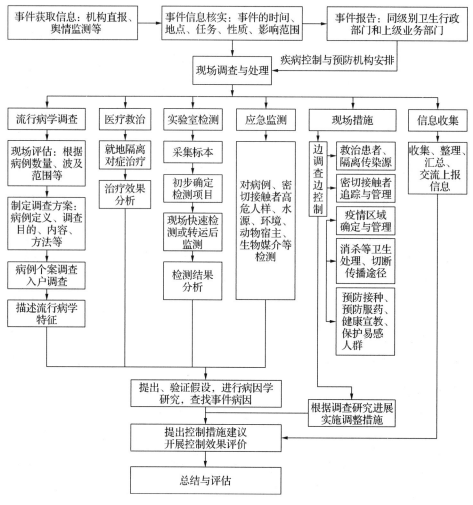

图 5-1-13　卫生应急管理流程

（二）系统设计与实现

1. 系统架构

以区域共建为指导思想，通过区域医疗中心建设，基于各个省份的人口健康信息平台，实现患者病历上传、数据质量管控，同时联合公安、交通等部门系统，汇聚各类高质量数据，在此基础上进行实时监测、自动预警、应急指挥、资源调度。项目以统一标准、统一平台、统一专网、统一应用为原则进行建设。统一标准，即要在全省范围内按照统一的数据标准规范进行数据的采集；统一平台，即要建设全省范围内统一的人口健康信息平台，各地市州和省平台进行数据交互；统一专网，即要求在全省范围内建设统一的卫生信息专网基础设施，通过卫生系统信息专网完成数据采集；统一应用，即以全省人口健康信息平台为依托、对接公安、市政、交通、民政、舆情等数据，开发重大公共卫生事件大数据应用平台，包括公共卫生事件的实时监测、自动预警、应急指挥等应用平台。

通过顶层设计、统筹规划,制定统一的信息交换标准与数据接口,接入医疗机构、社区、疾控、民政、教育、环保、公安、交通、海关等部门信息。构建专用网络,实现与各部门现有平台的互联互通,并实现纵向快速沟通。提供技术中台、开发中台等中台服务,通过统一授权进行安全管理。制定统一的数据采集方案,采用自动化采集工具和数据质量核验的手段,对于多源头数据从对应的主要来源系统或平台中抓取,减少自报数据和重复采集,从而实现公共卫生事件的实时监测和自动预警,发挥公共卫生应急管理的事件预警、分析决策以及指挥调度作用。卫生应急管理系统架构如图5-1-14所示。

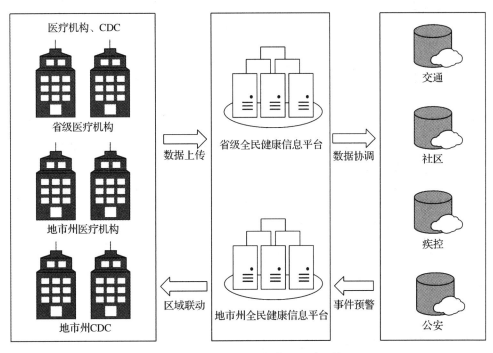

图5-1-14 卫生应急管理系统架构

医院应用系统建设包括突发事件监测预警系统和突发事件指挥调度系统的建设,其主要功能是突发事件的监测预警和处置管理。突发事件监测预警系统基于大数据中心,利用人工智能、大数据等技术,部署一套全方位、立体化的重大公共卫生事件监测预警网,同时提供公共卫生事件态势研判、传染病传播路径推演、应急物资储备量核算等分析功能,构建贯穿重大公共卫生事件动态监测、主动发现、风险评估、资源调配、措施仿真、预案推荐、指挥调度以及事后分析等全过程应用系统。突发事件指挥调度系统,利用重大公共卫生事件精准现场定位、可视化调度、远程会议等系统以及专用视讯网络,通过高清LED显示屏与超高清视频、3D、VR、AR等技术融合,实现突发事件应急指挥调度和远程医疗救治相结合;可支持国内已有的远程医疗平台与院前急救网络的接入,为国家在快速应对重大公共卫生事件时提供技术支撑。

2．开发要点

突发事件监测预警系统：对突发急性传染病防控、突发中毒事件卫生应急处置、核生化和辐射事件卫生应急处置，以及自然灾害、事故灾难、社会安全事件紧急医学救援和灾后卫生防疫等信息进行有效管理。具备应急值守、突发事件监测与风险评估（监控规则管理、知识库管理、风险判定管理等）、信息报告等功能。通过广泛覆盖的数据采集网络和强有力的监测系统，对重大突发公共卫生事件进行实时监测，帮助政府采取有效措施快速、及时、有效应对。预警报告系统利用各类预警模型对可疑事件进行分析，综合多项指标进行预警判断，自动生成并推送预警报告，有助于政府部门及时做出响应，争取宝贵时间，控制疫情的蔓延。

突发事件指挥调度系统：具备应急资源管理、辅助决策、指挥调度、应急预案编制、模拟培训与演练等功能。高效、权威、统一的应急指挥调度系统，是卫生应急的中枢神经。系统可以在最短时间内做出响应并决定合理的应对措施，及时下达或传递信息，使各机构共同应对危机。在常态化形势下，实现卫生应急日常管理流程规范化；在应急状态下，实现信息的采集、存储、传输、分析、处理，支持预案选择及启动、辅助决策、指挥调度，调查评估全过程的自动化、信息化与网络化，最终在信息系统层面实现应急管理的"平战结合"。

资源库建设：建立突发公共卫生事件专家库，系统根据事件信息智能匹配，推选救治专家。建立突发公共卫生事件救治场地库，针对不同等级、不同性质（如传染性、非传染性）的突发公共卫生事件，进行救治场地的匹配推荐。

（三）常见问题与对策

1．系统技术标准还需进一步完善，数据开放共享程度不足

应遵循物联网、人工智能、大数据等技术应用的一般性原则，针对突发公共卫生事件，分别从业务层面和技术层面，提出基于业务、算法模型、平台架构、性能指标、安全防护等方面的通用要求和技术规范，为构建统一的重大突发公共卫生事件风险治理数据信息平台提供技术标准。各部门建设系统时遵循相同标准，从源头上解决采集的数据种类和功能设计各不相同、难以形成一体化大数据平台进行突发公共卫生事件监测的问题。健全政府部门之间、层级之间、区域之间的数据开放共享机制，更好实现信息共享、相互推送、快速反应、联勤联动、一屏展示，提高对重大突发卫生公共事件监测、预警的前瞻性，统筹推进重大突发公共卫生事件的数据分析、预警预测、日常管理、协调联动、深度融合、有机衔接。

2．被动信息传输模式

目前，疾控中心的直报体系属于被动信息传输模式，数据来源单一且依赖于上报

者,漏报、缓报会导致疫情防控时机的延误。因此,需要构建一种主动信息传输模式,自动发现潜在风险,为疫情防控争取时间。

第二节　人力资源管理

医院人力资源管理以医生、护士、外聘专家、辅助人员等人员为主要管理对象,同时将在职人员、离退休人员、计划外人员等进行分库管理,达到不同类型、不同政策、不同模式,统一规划、个性管理的效果,确保医院多类型人员信息的规范化管理。医院人力资源管理信息化从应用角度可分为数据层、业务层、决策层三个层次。数据层记载机构与人员当前状态与历史变化的详尽情况,是高层应用的数据来源,也是高层应用产生的结果,是数据交换与数据共享的基础。业务层主要为管理与服务各项业务工作提供重要支撑,包含但不限于人才招聘、人员调动、岗位变动、合同管理、职称管理、薪酬福利、考勤排班、绩效管理、培训管理、出国出境等人力资源专业工作。决策层提供医院整体人力资源结构、各类趋势与对比分析、各类实时数据与分析报告等决策工具,为决策提供数据支撑。医院人力资源管理系统已经成为医院集团化管理的核心模块之一。

一、功能介绍与业务流程

医院人力资源管理涉及人力资源规划、人员招聘与岗位配置、培训开发与实施、绩效管理、薪酬福利、员工关系、人事管理等模块。下面以数据层次与业务模块的相互关系展示医院人力资源业务框架的基本结构(见图5-2-1)。

通常而言,相关管理人员采集人员的基本数据后录入至人力资源管理系统,作为全院人员基本信息的基础数据。基础数据常规为必填数据和结构化数据。在此基础上,结合业务过程中的管理人员审核录入以及用户自行上传再接受审核两种信息采集模式,并依据数据应用方向,进一步采集人员的三类档案,即人事档案、科技档案、医疗档案,以结构化数据为主,辅以非结构化数据。基础数据和档案数据最终作为人员信息整体,成为医院人力资源管理决策支持的坚实基础。

人力资源系统的逻辑核心在基础数据定义,是医院组织机构及其关系的定义和人员信息的定义。组织机构及其关系的定义,必须遵照一定的上下级机构管理关系;而人员信息的定义,重点是各类属性的定义,人员类别的分类和界限必须清晰明确,比如人员信息包括人员基本信息、档案信息、除基础属性外的各种属性信息等。

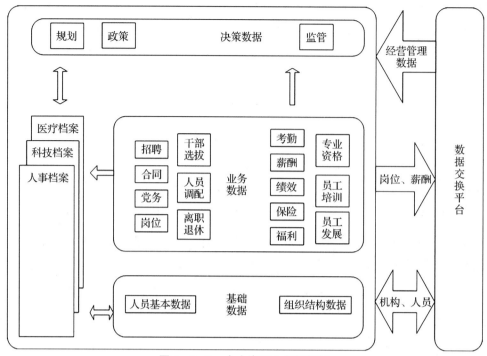

图 5-2-1　人力资源业务框架图

针对以上要求,下面以业务维度举例说明人力资源系统重点功能模块。

①新员工入院模块:在确定录用人员名单后,针对该名单完成新员工信息录入、员工号生成、初定职称、备案表完善并进行归档。最后按照年度、批次将所有招聘人员归属到历史招聘人员库中。导入人员信息后选择生成员工号,系统自动生成员工号,对于不同类型的员工编号有不同的方式,正式员工采用自然数递增的方式增加。员工编号只能一次性使用,不可回收重新利用。新招聘人员需要在入职前确认初次设定的职称,依据的条件主要有岗位、专业、学历三项内容。由这三项确定新招聘人员的初定职称,但由于医院的初定职称情况会存在特殊情况,需要对已经初定职称的人员进行职称的审定,同时需要对这种特殊情况进行记录,避免下次重复输入。由于职称需要管理人员进行确认,系统需要具有将所有招聘人员的职称信息进行汇总以方便确认。

②员工离院模块:提供个人离院申请,在员工自助接口中填写离院报告,系统自动生成员工离院通知单,同时提醒工资福利科暂停发放相关福利待遇和社会保险。离院申请书由科主任签字、大科签字、总支书记确认后,再由人事部门审批,人事部门审批同意后生成记录,将数据信息归档至离院人员数据库,并同步到医院其他相关系统。

③岗位变动模块:在调出科室中提出申请,系统生成人员调动申请表,由调出科室和调入科室科主任及分管院领导签字后提交人事处审批,人事处审批同意后人员可调

动至新科室。

④人员信息模块：除基本信息外，对于获重大奖项、特别贡献、"三进"人士进行优先显示，便于高层次人才管理。档案考核中，记录个人一年获得的成绩，系统可以随时导入成绩。同时可从科研、医疗管理系统中导入个人其他成果。

⑤请假管理模块：针对不同人员类别设置不同管理流程。比如科主任出国请假管理，对于正副主任一年允许出国天数、出国次数有相应规定，人力资源部门需要对正副主任每年的出国天数、出国次数进行审核，审核完上报职能部门进行报批。若中途审批未通过，则请假失败。

⑥合同管理模块：有时存在需要初次签订合同的人员。对于初次签订合同的临时员工，根据各医院管理规定有的存在 6 个月的试用期。试用期满的人员，依据年度考核结果，考核结果如不合格，则启动离职手续，考核结果合格，则发送续签通知。对于合同的续签，需要自动通知到员工自助模块进行续签合同提醒。对于已经完成合同签订的人员在界面上专列展示。

⑦考勤管理模块：可由科室考勤员在系统中进行各科室员工的日考勤记录。月度考勤结束，将个人详细月考勤情况发送至员工自助接口。将各部门的月度考勤汇总，自动生成月度考勤汇总表。按照月度计算考勤情况，点击或搜索部门后，出现该部门下的全部人员的考勤情况。点击汇总表中的数字，可查询请假的具体日期，系统可根据考勤结果自动计算出工资扣减项及扣减金额。

⑧职称管理模块：具有岗位设置功能，需要将医院各种类型职称岗位的核定数、岗位数显示出来，将不同岗位的核准岗位数、聘用岗位数、空缺岗位数展示出来，同时可以根据工作需要对核准岗位数进行修改。选择不同的科室，显示对应科室的岗位聘用情况表，且可以进行多个科室的组合选择，显示多个科室的岗位聘用情况信息。

二、系统设计与实现

1. 系统架构

本系统为医院内部各级领导、人事处、各级科室、员工个人协同使用，基于医院内网运行，采用 B/S 架构。系统从下至上分别由基础设施层、资源层、应用支撑层、业务应用层、界面展现层等五层构成，实现人力资源管理系统平台的可靠运行与一体化管理。

人力资源管理的相关业务依赖于数据的统一存放与管理，保证人员各类数据的准确性和实时性。通过部门权限的划分，使得基层有较强的自主性，可以根据本单位的业务特点，办理特色流程和关键业务。人力资源系统总体架构见图 5-2-2。

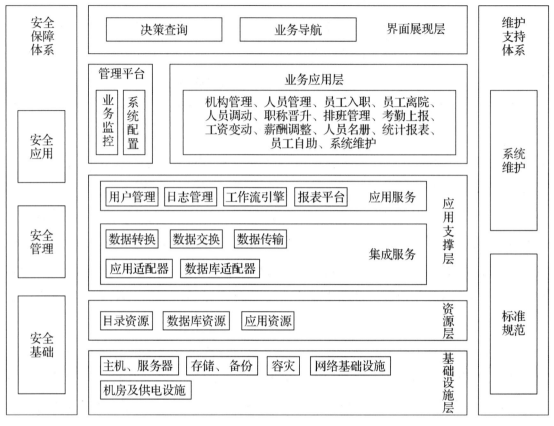

图 5-2-2 人力资源系统总体架构图

2．开发要点

（1）组织机构管理

①以组织树形式展示医院本部、分院的所有科室、职能部门。

②具备组织机构的新增、修改、删除、合并、划转、撤销、调整顺序功能。

③具备进行单位子集信息维护等功能。

（2）岗位管理

①支持岗位任职标准设定。

②支持岗位的新增、更名、撤销、合并和划转以及上下移动。

③分析各岗位的任职情况，查询岗位历史任职信息，提供现任职人员、曾任职人员、人事信息、任职浏览、岗位职责说明书的批量打印功能。

（3）招聘管理

①具有批次管理及单个录入功能，可以批量导入不同批次的新招聘人员信息，也可以录入零星招聘人员信息。

②具备入职员工的工号生成和新入职员工初定职称功能。

③具备打印备案表功能。

（4）离院管理

①离院申请管理具备员工通过个人自助填写离院报告功能,系统自动生成员工离院通知单功能,并提醒工资福利科暂停发放相关福利待遇和社会保险。

②离院报告审批流程自动启动,经人事部门审批同意后生成保险关系变动表等相关表格,减少其工资福利等相关待遇通知功能。

③归档管理将其离院人员转入离院人员库。

（5）合同管理

①具备合同签订、续订、变更、终止和解除等管理功能,劳动合同到期则系统可以自动提醒,并可以自由定义提前天数。

②可设计和打印各类合同、台账,具有劳动合同、岗位协议、保密协议、培训协议等模板,可自动列出符合条件的人员,批量打印合同续签(或解除)通知书。

③记录各类合同签订情况并对合同的变更、续签等业务进行跟踪管理,自动记录员工解除或终止合同的情况;可灵活设置合同管理中的报警条件,如合同到期、试用期到期等,具备查看人员历史合同的功能。

④具备员工社保管理功能,支持不同类型社保;根据工资计算社保基数,系统自动核对社保号功能。

（6）员工管理

①对医院所有人员进行分库管理,登记和维护人员信息,实现人事信息立体化管理功能。具备人员子集的管理与维护功能,具备名册制作功能,可输出成 EXCEL、PDF 和 HTML 格式;具备处理超宽名册,提供自动排序和手工调整功能。

②数据录入支持代码选择、代码输入、汉字输入三种方式。照片处理支持常见图片格式,同时支持其他附件格式。人员数据支持 EXCEL 模版导入,支持批量修改人员信息,对人员相关登记表,支持读取数据直接生成表样,进行打印和汇出。

③具备统计分析管理功能,根据设置的条件进行统计分析,统计结果可以以报表、图表方式输出功能。

（7）岗位变动

①岗位变动审核流程管理根据不同角色人员可进行不同步骤的审核。

②相关部门审批同意后人员可调动至新科室,同时生成院内津贴变动表功能。

（8）考勤管理

①支持考勤数据批量采集，自动统计，考勤员对考勤数据进汇总、核实后上报考勤结果，逐级审核。

②具备根据不同的人员角色设置不同的请假流程的功能，统计病假、产假、调休等各项考勤数据，并根据考勤结果自动计算工资扣减项及扣减金额。

③具备异常考勤数据预警提示功能，自动生成月考勤异常表。具备员工进行异常考勤申诉功能，管理员可审核申诉内容并进行考勤数据修改。

（9）职称管理

①岗位设置管理具有将医院各种类型职称岗位的核定数、岗位数显示出来，并可根据工作需要对核准岗位数进行修改的功能。

②具备选择不同科室，显示对应科室岗位聘用情况表，且可以进行多个科室的组合选择，显示多个科室的岗位聘用情况信息功能。

③职称报名管理提供在线报名功能，自动筛选符合报名人员功能，区分专技－工勤类功能进行人员成绩导入，审核报名人员申报资格。

④自动生成聘文，推送聘任信息到薪资变动模块。

（10）薪资管理

①根据账套计算出人员每月的工资，支持 Excel 导入工资。

②对历史工资发放记录进行查看。

③实现人员的增选撤选，工资信息的编辑、计算、导入、导出、输出、提交和工资账套的撤销、重新启动等操作。

④根据人事档案信息自动核定人员档案工资标准。

（11）绩效管理

①通过自定义考评人和考评对象、流程的设计，实现灵活制定绩效考核方案，推动流程控制和效率优化，促进全员绩效管理的实现。

②根据不同的业务要求和考评对象的不同性质，可以灵活定义绩效指标，方便地组合、增删和调整。

③对各个考评结果进行自定义计算，灵活处理各个指标之间，同一指标各个考评人之间的权重分配，对考评结果进行均值、特定等级限制、比较排列、正态分布的多种方式，易于结果控制。

④考核结果可以直接应用于薪酬管理的发放功能。

（12）系统管理

①可以根据实际需要修改指标和代码，增加管理内容，实现个性化管理。

②提供日志管理功能，可记录每个人进出数据库的详细情况。

③可以对用户进行功能授权、记录授权、人员库授权和指标授权。

④能够转换其他外部相关软件的数据，具有数据备份和恢复功能。

三、常见问题与对策

1. 系统功能边界的确定问题

在建设医院人力资源管理信息化系统时，借鉴计算机网络技术和先进管理模式的最优化结合，其优势主要表现在数据信息的处理和传递上，但是医院在进行业务梳理的过程中，容易出现一步到位的想法，希望通过信息化改变以往所有的管理问题，系统功能的范围存在一定的反复性、不确定性，边界不清，导致项目范围不断扩大，项目推进容易偏离，需要医院强化需求管理与功能规划。

2. 共享与信息维护问题

医院办公自动化系统流程审批越来越成熟，往往职工离职流程也放在该系统中，人事管理部门在办公自动化系统审批通过了离职申请后，由于数据共享问题，仍需要在人力资源管理系统中手动把职工标记为离职，增加了额外的工作量。

职工在办公自动化系统提出离职申请，层层审批通过后，职工离职相关信息及审批相关信息应实时推送到人力资源管理系统，人力资源管理系统自动更新职工离职时间、离职原因等信息，并记录离职审批人及审批时间，保证数据的准确并可溯源。

3. 授权与安全性问题

医院人力资源管理信息化系统基于互联网进行设计开发，只要客户端电脑能够联网，即可进行医院人事信息的录入查询，因此需要事先对不同用户进行不同的权限设计。同时，系统设计过程中需要谨慎考虑内外网访问的安全策略，避免重要数据的外泄。

4. 系统推广问题

由于系统建设覆盖面广，人力资源管理系统的实施推动人力资源管理流程再造，改变原有的管理观念和工作习惯，尤其人力资源管理涉及多部门的协同办公，各部门之间分工协作的重新划分会引起冲突，因此，需要在系统建设初期首先明确各部门管理职责与协作关系。

第三节 财务管理

近年来财政部、国家卫生健康委员会围绕医院财务与会计管理,颁布了一系列制度规范。《政府会计制度(医院版)》(财会〔2018〕24 号)是医院会计核算的制度依据,《预算管理一体化规范(试行)》(财办〔2020〕13 号)和《公立医院全面预算管理制度实施办法》(国卫财务发〔2020〕30 号)是医院预算管理的实操指南,《公立医院成本核算规范》(国卫财务发〔2021〕4 号)、《事业单位成本核算具体指引——公立医院》(财会〔2021〕26 号)是公立医院成本核算的根本遵循,《会计信息化发展规划(2021－2025 年)》(财会〔2021〕26 号)为医院会计信息化指明了新的目标要求。《关于加强公立医院运营管理的指导意见》(国卫财务发〔2020〕27 号)明确了公立医院运营管理的重点任务。《事业单位财务规则》(2022 年财政部令第 108 号)明确规定,事业单位(覆盖公立医院)财务管理的基本原则是:执行国家有关法律、法规和财务规章制度;坚持勤俭办一切事业的方针;正确处理事业发展需要和资金供给的关系,社会效益和经济效益的关系,国家、单位和个人三者利益的关系。主要任务是:合理编制单位预算,严格预算执行,完整、准确编制单位决算报告和财务报告,真实反映单位预算执行情况、财务状况和运行情况;依法组织收入,努力节约支出;建立健全财务制度,加强经济核算,全面实施绩效管理,提高资金使用效益;加强资产管理,合理配置和有效利用资产,防止资产流失;加强对单位经济活动的财务控制和监督,防范财务风险。

医院财务管理内容非常庞杂,应用系统丰富多样,其中核心功能是预算管理、会计核算、成本核算、绩效管理。

一、预算管理系统

(一)功能介绍与业务流程

医院预算管理即医院全面预算管理,是指医院对所有经济活动实行全面管理、全部纳入预算管理范围的管理行为。其包含两方面内容:一是业务主管部门对医院预算和财务实行全面管理,医院作为预算单位,所有收支全部纳入预算范围;二是医院内部建立健全全面预算管理制度,以医院战略发展规划和年度计划目标为依据,充分运用预算手段开展医院内部各类经济资源的分配、使用、控制和考核等各项管理活动。具体包括收入、支出、成本费用、筹资投资、业务等预算。

预算管理系统是为预算管理活动参与者提供的管理信息平台,通过预算管理系统有计划控制分析各业务财务收支数据,形成全员参与的预算工作,将院级领导、部门领导、科室领导、科室经办人、财务负责人、预算会计集中到统一平台上开展预算管理。

医院预算管理包括预算编制、预算执行、预算考评三大环节,业务流程见图5-3-1。

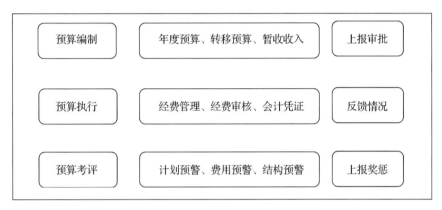

图5-3-1 预算管理流程

1. 预算编制流程

根据"上下结合、分级编制、逐级汇总"的原则,选择固定预算、弹性预算、增量预算、零基预算、定期预算、滚动预算等方法,层层编制预算。通过全面预算管理委员会审议的预算,由全面预算管理办公室在系统中设置和下达年度业务预算、收入费用预算、筹资投资预算等内容。

2. 预算执行流程

业务科室人员填写收入、支出单提交,根据经费入账、经费使用选择预算项目,录入金额、使用类型等信息,根据参数控制是否需要科室领导进行审查,领导签字后提交定制支出单格式给财务,财务审核人员对收入、支出单进行审核,审核结束后按照设定审批流程进行审批,审批流程按照预算项目进行设定,审批结束后按照不同支付方式进行结算,结算完成后自动增加或核销预算额度,出纳进行凭证结转操作,给支出单排列凭证顺序,生成凭证号。当因医院事业发展计划发生重大调整、政府出台相关政策以及存在其他事项对医院预算执行产生重大影响时,医院应当按照规定程序调整预算。预算调整流程包括调整申请、归口部门审核汇总、调整审批、生成预算调整报告、调整方案分解和下达等。

3. 预算考评流程

为确保预算目标的完成,需要客观分析预算执行差异与原因,及时采取措施,修正预算执行差异。预算分析流程包括数据采集、分析模型设置、执行结果查询、生成分析报告等。对预算分析结果进行动态考核与评价,参照预算指标分析预算的执行情况,对预算内容进行对比分析,预警分析合理性,反馈到有关的部门科室,建议奖惩措施。

(二) 系统设计与实现

1. 系统架构

预算管理系统将预算编制、预算执行、预算考评等功能融为一体,使其可以同时满足执行科室的日常服务需要以及管理层的决策需要。执行科室通过预算管理系统进行预算申报,管理部门审核、执行,对预算使用情况进行分析和考评,做出科学准确的决策。预算管理系统功能模块见图 5-3-2。

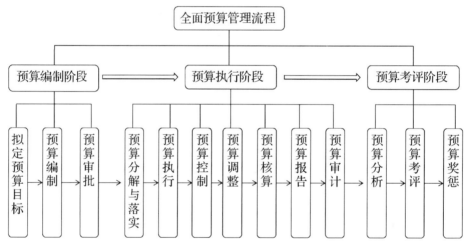

图 5-3-2 预算管理系统功能模块

2. 开发要点

(1)预算体系管理:包括预算科室定义、预算科目定义、计划指标定义、控制指标定义、预算表格设置、预算流程设计、体系关系定义、项目管理维护模块。

(2)预算编制管理:包括历史数据采集、预算表格设置、科室预算申报审查汇总、预算申报进度、预算数据下发、预算数据导入、预算数据分解、预算指标说明。

(3)制定预算编制表:根据医院预算管理指标体系,建立为各归口部门分别设计的预算填报表格,方便科室预算申请及相关审批。

(4)业务数据采集:收入支出数据采集、数据分解调整、其他业务系统数据对接。

(5)预算执行与控制:预算核销管理、执行数据录入、预算执行报表、医院年度决算报表、财政(部门)决算报表、预算调整管理。

（6）考核与评价：根据不同的预算层级、预算内容、会计期间进行对比分析。

（7）预警分析：业务计划预警、费用预警、均次费用预警、收支结构预警。

（8）系统设置与维护：财务软件接口、成本项目设置、审批方案设置、审批流程设置、审批人员设置、人员使用权限设置、数据权限设置、组织机构维护、用户管理、角色管理、权限设置、口令修改、数据字典维护、科目项目对照。系统参数设置包含经费记账参数、期间记账设置、出纳结转日期、出纳记账设置等。

（三）常见问题与对策

1. 预算的实施需要员工的积极参与

预算系统本身不能自动执行，预算编成后，还需管理者的指导、员工的全面使用，才能发挥预算的作用。同时，由于使用角色众多，预算管理系统本身也需要具有强大的权限管理能力，才能实现人员权限的高效精准管控。

2. 预算流程需要理清

简化线上编制流程。将复杂的业务沟通（预算申报科室与预算归口部门、预算归口部门与预算办公室或预算委员会）移至线下处理，根据单位管理基础，固化预算编制流程；引入预算草案概念。政府部门未审批下达正式预算之前，可先按内部通过的预算额度作为预算执行的初步依据（草案），待上级（主管）部门下达预算批复后，将其引入系统并按内部管理层级下达，进入常规预算管理。

二、会计核算系统

（一）功能介绍与业务流程

会计核算是会计活动中最基本的一项管理活动，它通过确认、计量、记录、分类、整理或汇总，将原始数据转化为会计信息，形成供日常管理和决策使用的资源。会计核算系统主要通过录入记账凭证收集财务信息，也可以自动引用 HIS 及相关系统数据，生成会计凭证，转入会计核算系统中，需要精准地设置对应的明细科目，减少大量重复录入工作量，达到快速便捷的效果。会计核算系统用于日常会计财务账务处理及会计核算报表编制。

会计核算管理包括填制手工凭证、填制自动凭证（如转账、计提折旧、利润结转）、审核（会计主管）、结账、会计报表，实现与"财"有关的所有业务，做到数据流与业务流程的统一，物流、资金流与信息流的同步，为会计核算和成本核算提供完整的数据，会计核算业务流程见图 5-3-3。

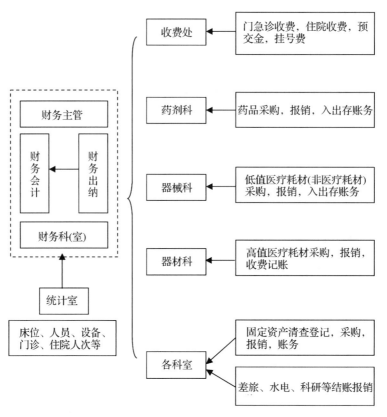

图 5-3-3　会计核算流程

收费处模块对挂号收费、门诊收费、住院收费、预交金及欠费等医疗收费,生成收费记账凭证,转入会计核算系统,落实"日清月结"制度。

药品管理模块包括西药、中草药、中成药的入库、报销、付款全流程生成会计凭证生成管理,做到账物相符,账账相符,财务与库房的应付款统一管理。

医疗耗材管理模块包括高值、低值医疗耗材的入库、报销、付款全流程生成会计凭证管理,做到账物相符、账账相符,财务与库房的应付款统一管理。

报销管理包括借还款、部门项目预算、结算报销,自动生成会计凭证,记入会计核算系统。

统计功能模块包括物资转移、消耗、盘点、调价等账务数据,提取应收医药费、统计核算需要的基本数据,如门诊人次、住院人次、手术人次,保证数据的准确一致。

(二)系统设计与实现

1. 系统架构

本系统为医院财务部门、采购中心等相关部门协同使用,包含系统管理、核算数据采集、财务记账、数据上报等功能模块。会计核算系统架构见图 5-3-4。

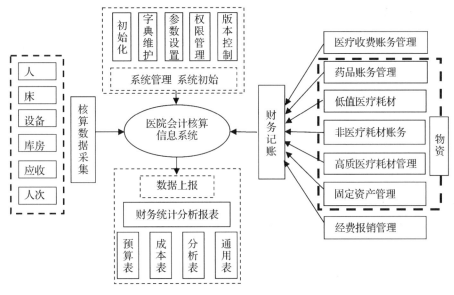

图 5-3-4　会计核算系统架构示意图

2. 开发要点

（1）期初建账：建立核算单位、会计人员、会计科目与账户。

（2）凭证管理：人工录入凭证、复制凭证、设置凭证模板、自动转账凭证、结转凭证、凭证审核、凭证查询、凭证打印、凭证汇总。

（3）账簿处理：通过账簿功能实现登账、结账操作，实现账簿浏览、账簿智能排版与打印及智能用账功能。

（4）专项账务：专项账务是对财务特殊科目进行重点管理，主要有银行对账、日记账、往来专项管理等功能。

（5）会计报表：具有任务管理、表样处理、数据处理与分析等多项功能。能够满足报表处理的期间性、报表执行的制度性、报表管理的工具性、报表信息的多维性等要求。

（6）财务分析与评价：医院财务活动分析是以医院会计核算资料和财务会计报告为主，结合医疗统计和其他有关资料，检查医院经济活动过程中计划预算执行情况，通过与本单位历史年度或最好时期相应指标的比较，或与同类医院相应指标的比较，以评价工作业绩，总结经验教训，提出改进工作的意见或措施，更好地服务于医疗活动。财务分析评价的主要内容包括医院业务开展情况分析、财务状况分析、劳动生产率分析、医院盈利能力分析、医院成本效益分析、医院财产物资利用情况分析、医院内部报表分析等。

（7）系统维护：用户管理、角色管理、权限设置、口令修改、核算科目设置、核算单元设置、审批流程设置、系统参数设置，接口（HIS、资产、成本核算、预算等）对照与设置。

（三）常见问题与对策

会计核算系统的很多数据来源于医院各个业务系统,数据来源广,数据格式庞杂,要以会计核算科目,核算单元为基准,做好与各业务系统项目的精准对接,还要做好数据入账前的核对。各类业务系统生成的凭证必须保证调用和查看的及时性与便捷性,方便数据核对。

1.系统的主数据问题

会计核算系统的主数据问题是核算的基础,需要提前确定。在实际系统上线和部署阶段,主数据经常出现错乱和重叠的情况。要实现患者收费从计价、收费、收款、记账全过程管理,实现物资从采购、入库、使用、付款、记账全封闭管理,各环节、各部门之间无缝连接,相互协同,相互督促,规范管理。

2.系统衔接有待增强

要实现患者收费从计价、收费、收款、记账全过程管理,实现物资从采购、入库、使用、付款、记账全封闭管理,各环节、各部门之间无缝连接,相互协同,相互督促,规范管理非常重要。

3.业务管理稍显粗犷

现有的医院财务管理系统用综合差价率对单项目、单病种、核算单元进行粗放式核算,系统要从源头入手,建立起符合现代会计制度的账目,使每项业务有章可循,每个人员有据可查。

4.业务流程需要理清

从医院经济管理总体出发,理顺医院经济管理的各条线,理清收入线和支出线,各条线从源头、环节到末端整个流程加以有效控制。

三、成本核算系统

（一）功能介绍与业务流程

成本核算是指医院将其业务活动中所发生的各种耗费按照核算对象进行归集和分配,计算出总成本和单位成本的过程。医院可以根据成本信息需求,多维度、多层次地确定成本核算对象。一般可分为科室成本核算、医疗服务项目成本核算、病种成本核算、床日和诊次成本核算、DRG成本核算,其中科室成本核算是基础。

医院业务活动成本归集和分配的一般流程如图5-3-5所示。

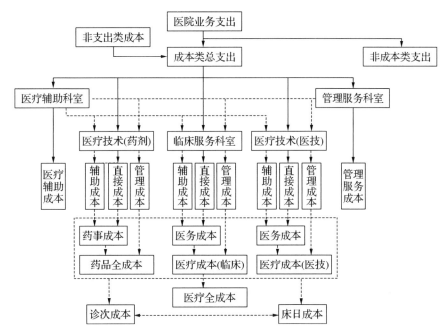

图 5‐3‐5　医院业务活动成本归集分配流程图

医院成本核算系统是按成本核算管理要求,自动提取医院各业务系统中的收入与支出数据进行汇总分析,要求医务统计、人力、药品、物资、经管等部门数据统一、口径统一,实现数据共享,不仅满足成本核算基本需求,还为预算管理、医保管理、医疗服务定价和监测、网上直报等系统的专项工作与各种运营分析工作提供数据支撑。

按照医院成本核算管理要求,对接各业务系统,对照各数据字典,实现收入分成、成本分摊、效益分析、资金分发全流程自动管控。

1. **核算框架设计**

确定基础要素(核算参数、核算体系、科目编码)的编码规则,明确责任单元、责任人、收入项目、支出项目等核算要素的理论分类,设定内部分配模式,设定经营分析报告重要参数。

2. **核算数据采集**

包括原始收入数据采集、原始支出数据采集、服务计量数据采集和数据审核。

3. **责任中心分摊**

根据核算方案自动核算各级、各类责任成本,为绩效考核和管理决策提供精细数据。

4. **会计核算同步对接**

按会计原理和会计制度建立成本核算与会计核算并轨运行环境。由成本核算的明细数据生成收入和支出记账凭证。

5. **医院成本分析**

选择比较分析、结构分析、趋势分析、因素分析、本量利分析等方法,开展医院成本数据的全面分析、局部分析、专题分析等，生成成本分析报告，制定成本控制措施，提出改进建议。

(二) 系统设计与实现

1. 系统架构

医院成本核算管理系统需真实地反映人力资源、收入成本、药品物资资产等方面医疗成本的投入情况，对综合经济效益进行统计核算，优化医院的资源配置。因此，成本核算管理系统将通过接口管理平台对接人力资源系统、成本系统、物资管控系统等其他信息系统。提供按照 SOA 架构的核心思想的服务，以 Web Service 技术实现。

2. 开发要点

(1) 核算方案设计：确定责任单元、责任个人、收入项目、成本项目、内外服务计量、医疗业务量等指标。制定直接成本分配方案、管理成本分配方案、辅助成本分配方案、护理单元的分配政策、医技成本分配方案、协同作业成本分配方案。满足成本核算中的"受益原则""配比原则""权责发生制原则"等会计核算原则的实际应用。核算分摊方法可灵活设置科学、合理的参数，便于不同成本项目采取不同的归集分摊方法，诸如按面积分摊、按人员分摊、按服务量分摊等。

(2) 原始数据采集：包括收入台账录入、收入表格采集、收入数据接口采集。支出台账录入、支出表格采集、支出数据接口采集、支出分期摊销处理、支出数据科间调整处理、公用支出转移。通过数据审核，对收入、支出、工作量数据进行逻辑性和有效性审核，对科室、人员等的收入、支出、工作量数据进行归集调整，保证成本分摊的数据基础的有效性。

(3) 科室成本核算：采用多级多向分摊的方法，将医院科室分为直接医疗类、辅助医疗类、管理职能类、后勤保障类，通过各级分摊，将各项成本分摊到医疗科室中。成本归集与分摊后，实现会计核算与成本核算结果一致。

(4) 成本与会计核算接口：导入现行会计科目体系，按采集、审核、浏览、分配等环节对原始收支进行分权管理。根据权责发生制原则对原始支出进行跨期分摊处理。按会计核算要求，由成本核算的明细数据生成符合政府会计制度收入和支出记账凭证底稿，包括财务会计凭证和预算凭证。按要求导出规范的记账凭证格式，供财务软件导入。通过资产、物流系统接口数据，定义转换对应关系，生成供应商往来凭证。

(5) 项目成本核算：按照成本核算规范方法，在科室成本核算的基础上，对各科室发生的收费项目进行成本核算，反映全院及各科室、各收费项目的收入、成本及结余情况。如药品成本、卫生材料成本核算中，首先确定药品、卫生材料采购成本的核算方法，计算药品、卫生材料的单品采购成本，将药品、卫生材料相关的辅助和管理成本按合理的方法分摊到单品药品和卫生材料中,核算出单品药品和卫生材料的总成本和单元成本。

(6)病种成本核算:在项目成本核算的基础上,根据出院患者发生的医疗服务项目、药品、卫材的费用明细,计算出院患者的病种成本。病种成本计算以单个出院患者计算收入、成本、结余情况,按出院患者的诊断 ICD,计算出医院发生的每个病种的总收入、成本、结余及均次收入、成本、结余。

(7)医院成本分析系统:为医院管理层提供经营分析查询平台。按管辖范围对科室的经济运行进行损益分析、结构分析、差异分析、趋势分析。对责任个人的经济活动进行损益分析、结构分析、差异分析、趋势分析。按分层、分级查询的原则对全院范围内的咨询人员进行授权管理。

(三)常见问题与对策

1. 数据统计口径难以统一

由于医院信息化的飞速发展,医院相关业务系统也与日俱增,不同业务系统构建初期没有考虑数据口径统一问题,导致各个业务系统形成"信息孤岛",进行成本核算的时候难以统一数据格式与数据口径。其中,部门信息、人员信息、收费信息、项目字典信息、医保项目信息等基础信息领域问题尤其严重。无法保持统一的数据口径会对医院的会计核算、成本分摊、成本状况分析等工作造成极大的困难及影响,因此,医院需要建设运营数据中心,统一数据口径与各类字典信息。

2. 科室、项目等成本与科室收入匹配的数据合理性问题

为准确反映科室的收支情况,要求按最小单元归集成本和收入数据。直接计入科室的收入、成本应符合配比原则,避免收入支出口径的不匹配造成科室和项目成本的异常现象。

3. 分配政策的合理性问题

对管理、辅助、医技的成本应尽量按照服务量或受益工作量为分摊依据向服务对象进行成本分摊,分摊依据的合理性对成本分配结果有重要影响。

4. 与各业务系统对接问题

成本核算系统与各业务系统进行对接至关重要,一旦出现错漏,容易出现业务系统和成本核算系统之间脱节、影响时效性等问题。成本核算系统上线前需要对主要业务进行梳理和确认,避免产生成本数据遗漏等情况。做好多个系统接口的对接和数据传输。针对新增成本数据,要在新业务上线使用之前,做好与成本核算系统的对接。

四、绩效管理系统

(一)功能介绍与业务流程

绩效管理的核心是绩效考核。医院绩效考核包括政府对医院绩效考核、医院内部绩效考核。医院财务管理范畴的绩效考核属于内部绩效考核,主要是科室绩效考核。科室绩效考核过程包括绩效计划、绩效辅导、绩效评估、绩效激励、绩效沟通。

①绩效计划:根据医院战略和绩效考核原则,对全院的绩效管理工作做出整体安排,实务中很多医院按年度与科室负责人(科主任)签署绩效管理目标责任状。

②绩效辅导:医院绩效管理部门及分管院领导,根据科室履职和任务完成情况,及时给予检查和督导,帮助科室提升能力。

③绩效评估:按考核区间(月度、季度、年度),就科室绩效目标的达成情况进行测评与总结,以促进工作绩效的改善与提升。

④绩效激励:薪酬和绩效相结合,通过绩效计划及评估,把员工的聘用、职务升降、培训发展、薪酬福利等相结合,使医院的激励机制得到充分运用。

⑤绩效沟通:在整个绩效管理过程中,管理者与被管理者就绩效目标、衡量标准、评估办法、绩效辅导、绩效激励等进行持续不断的沟通和交流。

绩效管理系统就是绩效管理的工作平台,为绩效计划提供系统设置和管理环境,为绩效辅导提供即时监测与辅助诊断平台,为绩效评估提供系统工具,为绩效激励构建模块和数据支撑,为绩效沟通提供管理平台。

(二) 系统设计与实现

1. 系统架构

本系统包括考核方案管理、考核数据采集、考核数据处理、绩效考核报告、绩效薪酬计算、系统配置管理等核心功能。

2. 开发要点

①核算体系设置:绩效目标、绩效对象、指标体系等设置;支持按院区、科室、诊疗组、岗位、个人以及相关自定义分组进行核算对象体系设置。

②基础信息维护:绩效单元基本信息维护;绩效单元与 HIS 单元、成本核算单元、预算单元、医疗组、岗位、个人等关系对照设置。

③绩效方案设置:测算指标体系(建立平衡计分卡指标体系)、考核指标体系(衔接国考指标)、专项考核等;可自定义灵活调整指标体系。

④数据采集和录入:对接 HIS、PACS、LIS、DRGs 以及人财物资源系统;采集和录入原始数据,展示处理过程;提供源数据追溯、数据稽核、异动数据提醒等功能;可自定义查询和分析绩效数据;支持绩效数据明细的多维度(按项目、科室、时间等)账簿式分类汇总查询;增设医疗纠纷分摊、成本分摊、固定资产折旧分摊等明细辅助账,支持自动计算分摊和查询分析。

⑤绩效结果：出具不同管理层级的绩效结果报表，并自动稽核；具备对绩效数据的备份与恢复功能。

⑥绩效二次分配：支持存档二次分配方案，采集二次分配数据，开展薪酬差异分析和二次分配方案监督。

⑦绩效分析评估：按照绩效层级开展不同维度（组织、指标、时间）、不同方式（结构、差异、趋势、同比、排名）的可视化、可溯源分析。

⑧授权管理：根据管理需求授权给院级领导、归口部门、业务科室查询，为决策提供依据；支持操作人员口令、权限管理。

（三）常见问题与对策

1. 考核方案动态优化，系统升级问题

国家医改政策不断升级、人事薪酬制度不断完善，医院发展战略和内部管理也在不断调整优化。目前医院常用的绩效考核方案包括：医疗收支余提成模式、医疗项目点值模式、DRG 绩效模式、平衡积分卡模式，各有利弊。医院需要根据内外形势和要求持续改进绩效考核方案，这就要求绩效考核系统迭代更新，具有灵活性，可配置、可扩展。

2. 考核数据质量治理问题

目前医院的管理基础、数据基础、信息基础存在各种各样的问题，给绩效考核数据采集的全面性、及时性、准确性、稳定性都带来巨大的挑战，因此需要通过全生命周期的数据治理，建立医疗数据采集、存储、整合、分析、应用的全流程，梳理并形成高质量的医疗数据，才能实现数据资产的全面掌握，有效控制数据风险，提升数据质量，规范数据应用，促进数据利用，最终实现数据价值的持续释放。

第四节　资产管理

资产管理是现代化管理科学中的重要内容，医院资产管理是医院为完成医疗、教学、科研等工作，对所需资产进行计划、采购、保管、供应、核算、处置等组织管理工作。医院资产管理的目标是保障需求、科学配置；控制增量、盘活存量；合理使用、规范处置；保障增值、提高效益。考虑到医院固定资产中医疗设备的特殊性和重要性，医院资产管理系统应包括固定资产管理系统、医疗设备管理系统、医用耗材管理系统三部分。

一、固定资产管理系统

（一）功能介绍与业务流程

医院的资产按形态可分为有形资产和无形资产；按流动性可分为固定资产和流动资产；按用途可分为医疗类资产和非医疗类资产。在会计实务处理中，一般按会计科目进行划分，分门别类地进行核算与统计。

医院固定资产品种多、数量大、价格相差悬殊，人工难以做到及时、准确、有效的管理，建立网络化的固定资产管理系统，将资产管理工作落实到终端，实现资源共享，信息互通，使医院管理者对全院固定资产的分布、使用情况一目了然，从而为医院的管理、发展规划、决策提供有效的依据。

固定资产管理实现从购置申请、资产采购、验收、编码建档、资产日常变动、维护到资产报废全生命周期的流程化管理，流程如图 5-4-1 所示。

①资产采购流程：包含资产的申请、审批、采购、采购审批等业务环节。

②资产档案管理流程：包括资产新增、资产信息修改、资产档案审核、资产查询与资产标签打印。

③资产变动处理流程：包括资产转移、资产拆分、资产价值变动、折旧变动、工作量变动等的申请、操作、审核与资产档案更新。

④资产转移维护流程：包括使用科室对资产的转移申请及相关的资产转移审批与实物转移管理，本科室资产信息的维护修改与确认。

⑤资产处置流程：包括处置申请、处置审批、处置上报、处置执行、账务核销等环节，并且有无偿调出、出售、对外捐赠、报废、报损等多种情况。

⑥资产盘点流程：包括盘点任务管理、盘点执行、盘点结果处理确认等。

⑦资产核算、分析流程：财务、职能管理部门、使用科室根据使用权限随时掌握固定资产的详细情况。

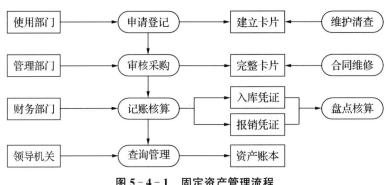

图 5-4-1　固定资产管理流程

（二）系统设计与实现

固定资产管理要求从申购到报废的全生命周期可追溯管理,具备供应商管理、采购管理、合同管理、招标管理、资产入库管理、资产出库管理、资产领用管理、资产状态管理、资产盘点管理、移动盘点管理、资产转移管理、资产借还管理、资产维修管理、资产报废管理、资产折旧管理、资产标签管理、资产报表管理、资产维修保养预警规则管理等功能。具体包括:

1. 实现固定资产精细核算与动态管理

实施全院固定资产统一标识管理,从资产购置申请即引入资产目录的管理理念,统一规范资产的各种分类、编码规则、归口管理、折旧政策的管理,从源头开始避免人为因素影响,提高资产管理质量。

2. 实现固定资产全生命周期管理

将医院所有固定资产归入管理范围,按资产产权形式和权属单位进行区分,全面反映医院固定资产的全貌。从资产购置申请开始,到资产采购、验收、资产档案的建立、资产日常变动、维护再到资产处置的全生命周期管理。

3. 满足多方位的资产管理需求

实现从院级、职能级、科室级的固定资产查询、统计、维护功能,满足资产申购、审批、财务核算和绩效核算的需求。按管理职能和权限实现全院、职能部门、使用科室的固定资产和房屋信息查询和统计分析。

固定资产管理系统采用模块化管理方法,对业务模块进行分类管理,包括资产购置、资产档案、资产变动、资产信息维护、资产处置、维修管理、房屋管理、资产盘点等功能。

（1）资产购置:实现从科室资产申购、流程审批、资产购置（采购、调拨、捐赠）、采购审批、资产验收入库及供应商管理等功能。

（2）资产管理:包括资产档案管理、资产变动管理、科室资产信息维护、资产处置、资产盘点等功能模块,实现资产档案建立、变动、到处置的资产全生命周期管理,资产盘点等。

（3）财务核算:实现折旧的计算、房屋折旧分摊及相应的折旧报表的制作、资产变动表及核算期间的结转等功能。

（4）查询分析:根据管理权限提供全院、职能部门和科室的固定资产和房屋信息查询,并支持多维度的分析功能。

（5）系统基础管理:提供各种基础信息定义,包括集团、科室、资产分类属性,资产目录、流程管理、工作台管理及相关的参数设置。

（6）系统维护管理：提供系统的初始化参数定义、人员角色权限的管理及系统菜单的定义功能。

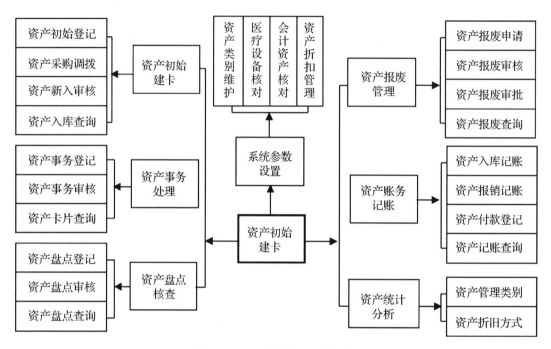

图 5‑4‑2　资产管理系统架构

（三）常见问题与对策

1. 数据的及时性、准确性、完整性账实不符

账面与实物管理脱节，资产管理与预算管理脱节，资产管理与绩效管理脱节。由于管理分散，存在信息壁垒未能实现过程管理、动态管理，造成账实不符。通过与预算系统、绩效管理系统等相关系统进行对接，核对资产系统里已入账的单据，确认财务是否已入账，同时核对财务已入账的单据，确认资产系统是否已入账，从而减少对账时间，提高对账准确度，解决对账问题。

2. 固定资产系统基础数据初始化问题

固定资产系统的基础数据初始化有固定资产卡、资产单元、核算单元、国标码、核算分类以及维修人员信息维护。其中确定固定资产卡、资产单元与核算单元之间的关系在初始化不明确，将导致国标码、核算分类和维修人员信息不完整。资产管理部门需对固定资产卡、资产单元与核算单元之间的关系进行系统梳理，并通过大量时间到业务科室进行调研，解决基础数据初始化问题。

二、医疗设备管理系统

医疗设备管理应根据国家的相关法规、条例和技术标准,通过医院战略目标和运营系统的有机结合,结合自身特点和实际需求,借鉴企业管理和其他医院管理的先进经验,帮助医院建立一整套科学、规范、适合医院应用的先进医疗设备管理流程。

医疗设备管理系统要满足医疗设备预算、计划、采购、安装、验收、出入库、使用、维修、计量和报废等环节全生命周期管理,规范医疗设备性能和质量管理,以及医疗设备效益分析、全生命档案管理等功能。功能完善的医疗设备管理系统应与 HIS、CIS、PACS、LIS 和财务管理系统互联互通,打破"信息孤岛",实现医院临床科室、财务、质控、医务等所有与医疗设备相关的科室人员与设备关系清晰对应,管理内容的全面覆盖。同时医疗设备管理系统也应确保医疗设备在临床应用、保障中的安全和质量,提升医疗设备运营效率与效益。

(一) 功能介绍与业务流程

医疗设备管理业务流程如图 5-4-3 所示:

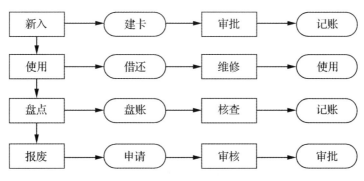

图 5-4-3 医疗设备管理业务流程

①科室需求申请与审批:根据科室业务需求,提交购买设备的需求申请,并按照设备管理流程进行设备采购申请论证与审批。

②制订采购计划:根据医院的设备需求,制订设备采购计划。使用部门提交医疗设备购置计划申请单,购置管理人员根据采购方式编制年度购置计划汇总表,医疗设备管理部门整理录入专家论证意见及可行性分析报告。

③合同管理:管理招标、合同的相关文档,过程签字。

④入库管理:管理各环节的相关文档、手册、说明书、合同、付款情况等内容。购入设备应录入设备基本信息、设备购置申请、验收、项目归档等信息,还应登记随主设备的

附件相关信息,保证主设备与附件的关联。

⑤设备调拨:登记设备的医院内部科室间的调拨和设备的外单位调拨,打印调拨单据。

⑥设备维修:使用科室提交维修申请表,设备维修分为现场维修和送修。现场维修后及时登记设备所在科室,维修人员等信息。送修需登记设备维修费用等信息,便于设备效益评估。

⑦设备退库:依据医院流程,对相关设备执行退库管理。

⑧设备报废:使用科室提交设备报废申请,管理部门根据设备使用情况进行设备报废技术鉴定并形成设备报废上报明细,填写固定资产处置申报表,打印设备报废单。设备报废审核后填写设备最终去向,同时系统中进行处置确认流程。使用科室跟踪报废申请执行情况。

(二) 系统设计与实现

1. 主要功能

为全面提升医疗设备管理水平,要建立一套适合医院医疗设备管理需要的管理体系,实现医疗设备的采购、运营、监控、管理,系统应包括以下功能:

①采购管理:供应商管理、采购管理、合同管理、招标管理、标签管理。

②库存管理:入库管理、出库管理、盘点管理、移动盘点、库存管理。

③使用管理:状态管理、转移管理、借还管理、维修管理、报废管理。

④效益分析:折旧管理、效益分析、预警管理等功能。

2. 开发要点

①医疗设备维护设置:系统应实现医疗设备的类别、分组、折旧方式、条码信息、资产档案等设置,医疗设备类别参照国家相关标准。

②医疗设备采购管理:先科室医疗设备需求计划编写、提交,再进行医疗设备购置的审批。通过审批的购置计划单,进行设备招投标采购。还包括设备采购环节的招标、合同、付款方式等管理。

③医疗设备验收入库:医疗设备安装后,对医疗设备进行验收、填制入库单确认入库,打印医疗设备标签。根据使用情况,对医疗设备的变更进行登记。

④医疗设备处置:科室提交设备报废申请,管理部门组织进行设备报废论证,填写固定资产处置申报表,生成设备报废单,进行设备处置的实物及账务的处理。

⑤医疗设备盘点:对医疗设备分科室进行日常盘点,并对盘盈盘亏进行处理。按设

备名称、类型、科室等分类登记盘点表。

⑥医疗设备计量：对每台计量设备设定计量类型、计量周期,按年度记录计量数据。

⑦统计查询：包括医疗设备档案查询、设备明细查询、使用维修及效期查询等。支持移动推车、PDA、平板电脑、手机等方式实现对医疗设备移动盘点。

⑧医疗设备效益分析：包括单机设备效益分析、大型医疗设备检查阳性率等。

（三）常见问题与对策

1. 医疗设备质控安全问题

医疗设备临床使用发生医疗设备安全事件或出现故障,应立即停止使用并报告,由医疗设备管理部门按规定进行处理和检修;经检修达不到临床使用安全标准的医疗设备,不得再用于临床。

2. 医疗设备的全过程管理问题

对购置、使用、维修、报废等过程详细记录,定期对医疗设备进行全面维护和检查,对医疗设备进行全方位的信息管理,实现对医疗设备的全程监控和管理。

三、医用耗材管理系统

医用耗材分为临床试剂、高值耗材与低值耗材。随着医学相关学科的飞速发展,医用耗材发生了许多新的变化,品种繁多、需求多样、技术含量高等特点,造成了医用耗材管理难度大。医用耗料管理系统包括计划、预算、采购、入库、出库、库存、计费、应付款、付账等全流程的闭环管理,实现物流、信息流和财流的统一。对医用耗材实施集约化、信息化管理,才能保证质量、合理使用、减少流失、提高效益。

（一）功能介绍与业务流程

医用耗材在医院实行集中采购,分散使用,其流程采用"进销存"模式,即采购、使用、库存。对整个流程中的信息流进行管理,形成从"采购计划→供应商→采购订单→收货单→应付账款→物资请领单→费用计价→财务支付"全流程闭环式的自动同步的物流、财流可视可控管理流程(见图5-4-4)。

医用耗材管理流程包括：主数据管理、请领及计划管理、采购管理、库存管理等,以及计划、审核、采购、入库、出库、消耗、报废（退换）、库存、盘点等流程的管理,实现从科室需求、计划采购到患者消耗的全供应链闭环管理,最终达到优化流程、保证质量、提高保障效能的目的。

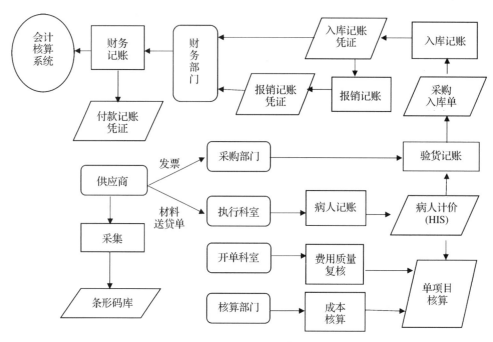

图 5-4-4　医用耗材管理流程图

（二）系统设计与实现

1. 医用耗材管理系统主要功能

①临床试剂管理：建立临床试剂入、出、存管理流程，实现完整的、规范的、标准化的试剂管理。具备供应商管理、试剂字典、出入库管理、库存管理、临床试剂信息共享、临床试剂自动识别、试剂盘点、效期、库存报警、账务管理等功能。

②低值耗材管理：具有低值耗材申请、审批、核对全过程管理，支持接入院外供应链信息。具备低值耗材请领、出入库、物资调价、物资盘点、标识码、批次、台账、电子数据交换、自动化预警、自定义审批设置等功能。

③高值耗材管理：接入院外高值耗材供应链信息，实现高值耗材标识码、有效期、资质等信息全流程管理及追溯。具备院内外高值耗材信息共享、供应商管理、采购管理、档案管理、使用审批、使用登记、使用追溯、医嘱核销、扫码计费、库存移动盘点、库存自动化提示等功能。

④支持条形码、二维码、RFID、电子货柜识别等识别方式，支持 PDA、扫描枪、电脑、手机等终端设备，提升医用耗材自动化管理水平。

2. 医用耗材信息管理系统模块

①主数据管理：对各类字典进行管理，如对医用耗材名称、别名、俗称、分类、代码、

规格型号、生产厂家等信息进行定义，特别是价格字典的定义和调整。对全院价格表中医用耗材项目和价格进行更新，这是收费系统的重要组成部分。主数据管理的目的是保证数据的唯一性、准确性，统一各子系统的基础数据，保证数据源的一致性，兼顾多部门的分类及命名规则，实现与财务等模块的有效集成。

②计划管理：计划职能由专门人员统一受理科室请领需求和下达采购指令。计划部门对外受理所有的科室请领需求，对内下达请领发货、科室请购及库存采购指令。有库存的安排库房配送或通知科室领用，无库存的安排请购，需补充库存的下达采购申请并报领导审批后安排采购执行。

③采购管理：通过对供需双方商品、服务进行科学的资源规划、组织和控制，通过系统自动生成采购订单；对采购全过程进行跟踪管理，监督和控制采购订单的执行；合理控制医用耗材的储备；对供货商实行信息管理等。

④库房管理：包括医用耗材的库存建账、入库处理、出库处理、统计查询等功能。通过控制库存的成本，优化库存结构，可完善供应链的可见性和有效性。

⑤出入库管理：医用耗材分为高值材料出入库管理和普通材料出入库管理。高值材料采用供应商寄售方式管理，即供应商将物资存放于医院，使用消耗时再同步进行入库和出库，并结算。该方式以耗定支核算，大大节省了医院的资金占用，并通过序列号建立起"一物一码"的对应关系，实现了材料从生产到患者消耗的全过程可追溯。普通医用耗材常采用以领定支的核算方式，具体指部门从库房领出物资就转为消耗并计入科室成本的管理方式。该方式对进入医院的医用耗材严格按照计划进行订单采购、入库、出库的闭环供应链管理流程，实现数量、批次、金额的全程记录，并实现财务的实时挂账。

⑥高值耗材接口：为保证医生对高值耗材的申请及使用，高值耗材的使用申请在HIS系统中实现，医院的高值耗材已实现"一物一码"，术中计费和全程双向追溯，并采用备货模式实现先使用后结算。该流程保证了手术耗材整体发放和整体回收，避免了器械的交叉使用，并加强了医疗废物的管理。实现高值耗材使用责任到人且减少耗材管理部门的工作量，有效提高了高值耗材采购部门、临床科室以及手术室的高值耗材业务效率。

（三）常见问题与对策

1. 耗材溢库问题

耗材科室领用和计费时存在时间差，导致出库和计费信息不一致。科室在计费时通过名称选择材料可能出现选错的情况;或者通过套餐计费,一旦科室领用的材料有变更,科室计费时仍然使用旧的材料套餐计费,导致耗材溢库。高值耗材通过实现一物一码管理,计费时入库、出库一键完成,解决高值耗材的溢库问题。低值耗材通过建立低值二级库,各个科室管理已领用耗材,并且计费时只能选择领用耗材,杜绝了错计的情况,解决耗材溢库问题

2. 物资耗材存量的统计与核对

在医用耗材管理系统的建设过程中,最为关键的节点是系统上线前各科室物资耗材存量的统计与核对工作,这一工作的完成质量直接影响到系统上线后耗材存库模块的运行情况,一旦数据有误,在系统上线后需要付出成倍的精力梳理耗材实际库存,并需进行多次库存盘点,因此上线前的物资清点工作需要特别注意。

3. 系统交互问题

在系统运行过程中,与 HIS 系统的数据实时交互也极为关键。高值耗材的使用几乎是全天候的,且每一个高值耗材涉及金额较大,医用耗材管理系统的采购核算时间口径。一旦出现纰漏,就会导致医院巨大的经济损失,因此数据核算口径一定要多方面核实。

第五节　后勤服务保障

后勤管理系统,依据"讲究实用、注重实效、逐步推进信息化"的原则,充分应用现代先进的医院后勤管理思想和软件工程技术,充分利用医院现有系统,对医院后勤业务信息系统进行整体规划,将后勤所辖各项管理业务整合为统一的后勤综合管理平台,将后勤业务所涉及的各类成本数据集中统计,从而实现后勤业务的集中管理,后勤成本信息的综合利用,并为成本分析提供完备的数据支撑,最终达成以下管理目标:① 后勤管理各项流程规范化、信息化,逐步走向精细化、智能化管理,为后勤业务安全、可靠运行提供技术保障;②建立后勤保障运行成本分析的指标体系和考核体系;③为后勤改革的方向、模式提供技术解决思路;④为医院总体经济运行成本的分析提供参考;⑤为医院做好节能减排工作提供数据基础;⑥对后勤日常运行成本控制和内部科学管理提供依据。

后勤管理系统主要包括楼宇管理、医疗废弃物管理和消防安全管理三个部分。

一、楼宇管理

（一）功能介绍与业务流程

楼宇管理是医院后勤保障中的关键环节。信息化的楼宇管理按照功能划分，可以分为医院楼宇的智能照明控制、环境温湿度控制、智能热水控制、智能电能控制以及智能门禁控制等。

1. 智能照明控制

传统的医院一般不配备智能照明控制系统，只能通过人工方式对遍布在整个医院的海量照明设备进行控制和维护，效率低下且效果不佳，往往造成过度照明，导致用电浪费。智能照明控制通过信息化手段对医院照明系统进行统一调配、控制与管理，实现医院内各部门、各科室、各区域照明系统的智能控制，从而起到合理满足照明需求、降低用电量、节约能源的作用。

2. 环境温湿度控制

温度和湿度都是影响治疗效果的因素，不同情况的患者对环境温湿度有不同的要求，各类医疗设备的正常运转对温湿度也有指定要求，病原体在适宜的温湿度下存活时间会延长、繁殖速度会增加，因此有必要对医院楼宇的环境温湿度进行实时监控。同时，针对不同的环境，例如病区、实验室、手术室等，需要根据实际要求制定不同的温湿度控制策略。

3. 智能热水控制

医院内部人员密度高，有患者、陪护人员、医务人员、医院行政和后勤管理人员，对热水的需求量非常大，需要24小时全天候持续提供热水，包括生活用水和饮用纯水，并且对水质、水温、水压以及设备噪音都有较为严格的要求，因此需要引入智能热水控制系统，实现快速出水、水温调节、自动补水、水位监控、自动计费等功能，以满足上述需求。

4. 智能电能控制

医院作为一种特殊的公共机构，绝大多数部门需要保证7×24小时的不间断运行，并且医院内部电能系统复杂，医疗设备数量庞大，用电负荷不均匀，假如出现停电，不仅会导致医院业务难以开展，手术室、ICU、病房中各类维持系统的中断更会严重威胁患者的生命安全，这对医院电能保障的安全性和可靠性提出相当高的要求，因此必须采用信息化手段对医院用电情况进行实时监控、实时告警、历史记录、实时分析和实时控制。

5. 智能门禁控制

医院作为开放场所，人员密集，身份复杂，流动性高，传统的门禁制度已经无法满足现代需求,需要采用门禁管理控制系统来保障医院内部人、财、物的安全,同时医院不同的科室部门,对门禁功能有着多样化的需求,例如由于无尘无菌的要求,医务人员在手术室无法携带身份卡,也不能使用指纹认证,必须采用人脸识别或虹膜识别,因此需要充分发挥信息化优势,开发多功能智能门禁控制系统。

(二)系统设计与实现

1. 系统架构

楼宇管理系统架构主要分为四个部分,即物理层、传输层、管理控制层和应用层。其中物理层主要包括光敏、温湿度、液位、电压、电流等各类传感器和智能电力、身份识别等各类终端,传输层主要是采用有线和无线方式的各类传输协议将物理层采集到的数据传输给管理控制层,管理控制层负责数据的存储、解析、分析等,应用层根据物理控制层提供的数据实现各类终端的控制。楼宇管理总体架构见图 5-5-1。

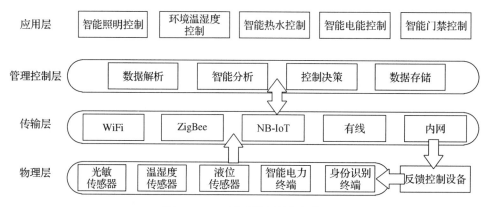

图 5-5-1　楼宇管理总体架构

2. 开发要点

(1)智能照明控制:需要详尽了解不同区域、不同时段、不同场景下对照明的要求来设计控制方案,并对控制权限进行管理,授权类型包括控制时间段、控制类别等。只有在获得使用者授权的情况下,才能对照明进行控制,在未授权时发出提示。可以根据预设算法、照明模式等自适应调节照度、色彩、持续时间等属性。所有的控制行为都可以按照时间、控制类别、操作者为选项,存储在数据库中,便于查阅。

(2)环境温、湿度控制:支持多级权限设置,提高敏感区域操作权限,防止误操作。针对不同场景,温湿度控制目标不同,需要预设控制模板,当错误使用模板时自动停止并提示,同时支持在对应权限下的手动调节。支持温湿度调节速度设置。支持温湿度动态范围调节,可设置温湿度在某个范围内,则停止调节。所有的控制行为都可以按照时间、控制类别、操作者作为选项存储在数据库中,便于查阅。

（3）智能热水控制：支持水位、水压、水质、温度等数据在控制平台及用户侧的同步显示。当水位、水温、水压超出阈值时，能够按照预定算法自适应调节。当水位、水温、水压、水质异常时，通过控制平台告警，所有的控制行为都可以按照时间、控制类别、操作者为选项存储在数据库中，用户的热水使用情况同样存储在数据库中，便于查阅。

（4）智能电能控制：支持电表数据远程实时上传。对开关分合、电路异常、UPS 与柴油发电机等应急设备的启用进行实时告警。支持对院内电力设备进行差异化管理，防止出现异常用电的误报。所有的控制行为都可以按照时间、控制类别、操作者为选项存储在数据库中，便于查阅。支持电力数据通过数据分析、机器学习等方式总结规律、趋势，并形成优化意见。

（5）智能门禁控制：支持不同时间段下不同人员出入权限的设置。门禁在联网和脱机状态下可正常使用。在封闭场所设置紧急呼叫功能，防止由于故障产生的问题。所有的控制行为都可以按照时间、控制类别、操作者为选项存储在数据库中，便于查阅。

（三）常见问题与对策

1. 照明控制容易出现过度管理问题

在楼宇照明管理中，由于前期设计不完善、部署方式不到位的情况，容易出现设备自动控制、后台远程控制、用户线下控制冲突的现象，导致预设的照明场景模式无法满足用户的实际需求。应在合理收集用户实际需求的情况下，进行设备管理与后台控制操作。

2. 门禁管理出现故障难以处理

门禁系统在投入使用后，由于线路故障、设备器件故障、网络故障等原因，会造成门禁异常关闭，从而导致用户无法进、出门，而此类故障定位较为复杂，必须等候专业维修人员处理，假如发生在手术室，则有耽误手术进度的风险，为患者带来安全隐患。门禁系统应设置应急处置方案，减少不安全事件发生。

二、医疗废弃物管理

（一）功能介绍与业务流程

医疗废弃物是指医疗卫生机构在医疗、预防、保健以及其他相关活动中产生的具有直接或者间接感染性、毒性以及其他危害性的废物，包括但不限于被患者血液、体液等污染的棉球、棉签等物品，手术或其他诊疗过程中产生的废弃人体组织，各类医用锐器，废弃的细胞毒性药物和遗传毒性药物以及医药化学试剂等。

目前国内医疗机构对医疗废弃物的一般管理流程为分类收集、转运、暂存和处理，在各个环节上仍存在管理漏洞,这导致医疗废弃物在转运、交接过程中存在记录缺失风险,在分类收集和暂存时难以对医疗废弃物进行监控管理,因此需要借助条码、RFID 等物联网技术,建立合理的医疗废弃物管理体系,对医疗废弃物的全生命周期进行有效监管,对医院所有医疗废弃物均可及时准确定位溯源。医疗废弃物业务流程见图 5-5-2。

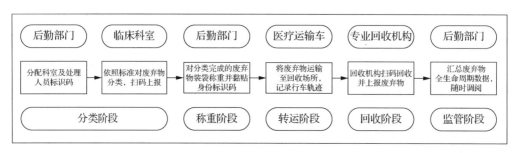

图 5-5-2 医疗废弃物管理流程

(二) 系统设计与实现

1. 系统架构

医疗废弃物管理总体分为线下处理、信息支撑系统和医疗废弃物管理平台三个部分,线下处理包含医疗废弃物院内分类称重、车辆转运、回收机构处理,信息支撑系统包括条码识别、数据传输和位置信息三个部分,医疗废弃物管理平台主要包括位置轨迹、分类数据、重量数据、交接数据、入库数据、人员数据和操作数据,总体架构见图 5-5-3。

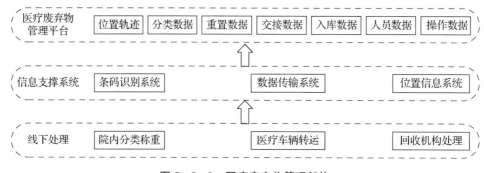

图 5-5-3 医疗废弃物管理架构

2. 开发要点

(1) 可视化闭环管理:操作人员借助手机终端实时上传详细数据,包括但不限于医疗废弃物收集的时间、地点、经办人员、交接人员、种类、状态、重量等,数据上传至管理云平台后,可以供管理人员实时查询,并借助可视化工具生成数据分析图,便于更加直观地对历史数据进行分析,对未来数据进行预测,掌握数据动向。系统提供针对每一袋医疗废弃物单元的流转轨迹图,监管人员能查看每一袋医疗废弃物产生、运送、入库、出库的全流程记录。

（2）线下操作便利性：为了减少线下操作人员的工作强度，降低误操作的可能性，提高操作便利性以节省时间，可以为线下工作人员提供人员信息码，并提供一套标准化的医疗废弃物分类模板，实现一键导入，高效修改。

（3）平台系统可拓展性：平台建设需要具备拓展性，需要提供丰富的数据接口，可以根据需要为管理部门提供相应的数据。

（4）统计分析模块

①入库出库表：可按时间查看各个时段入库统计单、出库统计单。统计单列表显示科室、各类型废弃物重量、总计、科室移交人员、回收人员、入库/出库人员情况。

② 年度、季度、月度、每日汇总表，按相应时间段显示各种类型废弃物重量。

③ 医疗废弃物交接统计表，按时间统计各科室、各类型废弃物重量、总量、包装完好程度、科室移交人员、回收人员、出库人员、回收公司人员等信息。

④各科室医疗废弃物交接明细，统计某一时间段各科室每天各类型废弃物统计量以及科室移交人员、回收人员、出库人员等信息。

⑤医疗废弃物回收明细，按时间段显示各科室回收废弃物的条码标识、回收趟次、收集时间、收集人员、移交人员、废弃物类别、重量、入库时间等信息。

⑥工作量分析，某个时间段每个收集人员按类别收集的废弃物量及总计。

⑦异常分析，基于统计信息，分析超时未出库、重量明显低于或高于同期均值等情况。

（三）常见问题与对策

1. 医疗废弃物处理流程的不透明性

在医疗废弃物处理流程中，线下处理部分占据了较大的比例，而所有贴标签、扫码、上传数据的行为由人为处理，导致无法全面地监管整个流程，医疗废弃物的丢失、窃取、非法买卖有可能会出现在线下处理的每一个环节，这种客观存在的不透明性要求系统设计人员从技术层面上加以注意。

2. 紧急状态下医疗废物处理问题

在发生大型的公共卫生事件时，医疗废弃物会在短时间内剧增，医疗废弃物的危险性会变得更加不确定，这会为医疗废弃物管理系统带来巨大冲击，任何一个环节的缺位都会造成严重的隐患，需要系统设计完善，做好应急预案。

三、消防安全管理

（一）功能介绍与业务流程

医院是特殊的人群聚集场所，其特点为人员密度高、流动性强，医院内部存有大量的易燃物品,昂贵的医疗设备和危险的化学物品,一旦发生火灾,不仅会带来大量的经济损失,更会造成严重的人员伤亡,医院建筑面积大,建筑结构复杂,起火点定位时间长,对后续的火灾救援也提出了巨大挑战。这就要求不断完善医院消防安全系统,对医院水、电、气、烟雾、温度等指标实时监测,及时预警。消防安全管理业务流程见图5-5-4。

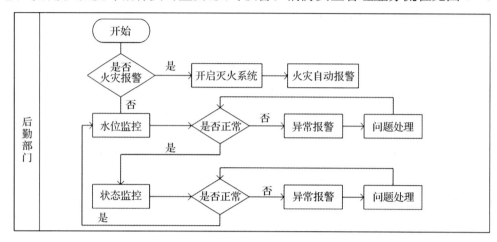

图5-5-4 消防安全管理流程

(二) 系统设计与实现

1. 系统架构

消防安全管理架构与楼宇管理相似,分为采集数据的传感器设备层、传输数据的网络层和数据处理的控制平台,总体架构见图5-5-5。

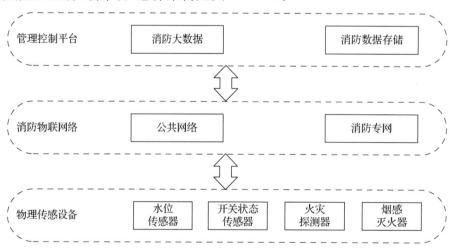

图5-5-5 消防安全管理架构

2. 开发要点

(1) 消防物联网:通过租用电信链路建设消防监控专网,结合公共网络,将医院和相应的安全系统连接,通过网络的互联便可以实现消防安全保障部门和被监控的消防设施的实时对应,便于后续保障工作的开展。

（2）消防大数据：安防工作数据主要包括设备运转参数、人员轮班信息、设施保障结果以及维护管理信息，在系统上查看各部门的工作、消防情况，实时了解相关部门的消防物品状态、资料存贮情况等。如有火灾警报，系统将立即通知医院消防部门和消防中心火警情况。

（3）消防设备智能联网：目前的智能系统区别于传统的火情上报系统，充分利用了互联网的优势，掌握所有线上系统的联网、监管、维护等信息，能够更加准确并且及时地确认和上报火情。一旦火情得到智能系统的确认，"119"指挥中心将会第一时间在专用设备上得到火情信息，消防部队也会第一时间得到火情的具体信息，不论是反应的时间还是效率都相较之前得到改善，整个消防安全工作更加高效、可靠。

（三）常见问题与对策

1. 设备维护、巡检不到位

医院内部消防设备众多，大多由第三方公司运维，在监管不到位的情况下容易出现虚报巡检时间、频率等问题，这将带来极大的安全隐患，因此需要在系统中设计检查考核机制，监管设备维护状况和巡检效果、频率等。

2. 起火原因复杂，灭火难度增加

医院内存有大量各类化学制品和医疗器械，一旦发生火灾，难以分析起火原因，对灭火工作带来挑战，影响救援效率，严重威胁院内人员的生命财产安全。因此管理部门需要总结以往的经验教训，建立灭火应急预案，日常加强应急演练，危化品加强线上闭环管控。

第六节　科研管理

科研管理是对科研工作的计划、组织、指挥、监督、协调等活动的管理。医院科研管理系统是一个基于计算机网络的信息管理系统，可帮助医院科研管理部门实现无纸化、网络化、标准化管理。一个完整的科研管理系统通常应包括以下功能模块：科研项目管理、科研经费管理、科研人才管理、科研平台管理、科研伦理管理、科研成果管理（含论文、专利、专著管理等）、科研成果转化管理、科研数据统计分析、药物研究管理等模块，每个管理模块间应实现数据的联通和交互。以下节选科研管理系统中几个重点功能模块做详细介绍。

一、科研项目管理

（一）功能介绍和业务流程

科研项目管理是科研管理的核心部分,科研项目管理系统模块可实现科研项目的申报审核、遴选评审、立项论证、组织实施、中期管理、结题验收,同时联通了项目的经费管理、成果管理等,是科研项目全生命周期的网络化管理(见图5-6-1)。

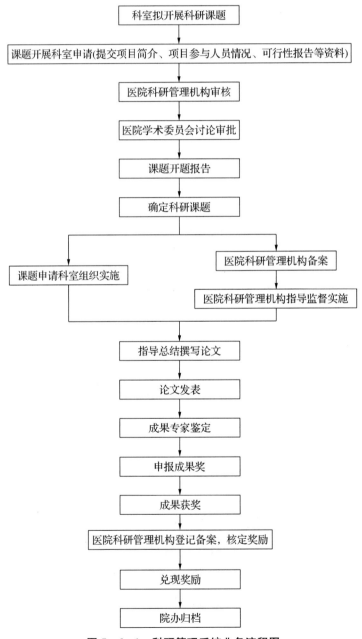

图5-6-1 科研管理系统业务流程图

1. 科研项目申请管理

医院科研项目管理流程一般从科研管理部门发布项目申报通知开始,医院申报人员根据不同课题申报类型,通过系统填报提交至医院科研管理部门。医院科研管理部门进行形式审核后,组织专家进行院内遴选评审,除院内设立的科研项目评审后直接立项外,其余类型项目经专家院内评审后按相应科研主管单位(如国家自然科学基金委、省科技厅、省卫健委等)的要求完成最终申报。

2. 科研项目立项管理

在科研项目正式获批立项后,项目负责人需将项目合同书上传至管理系统中,医院科研管理部门依据项目合同书中的经费预算在系统中进行项目立项及经费设置、支出科目金额分配预设,待项目经费到账后,正式在系统中完成经费入账管理以及将纸质项目经费入账单报送财务部门。

3. 科研项目过程管理

过程管理即对已立项科研项目进行经费使用、中期考核、结题验收管理等。科研管理部门根据项目实施节点,在系统中导入中期进展报告、结题报告等模板,由项目负责人按时间要求完成填报,科研管理部门可完成审核或邀请专家审核并点评进展报告内容。

4. 科研项目经费管理

项目负责人可根据项目实施需要进行经费报销。在报销时根据系统设置的经费预算,选择支出科目、填写报销事由和金额,系统自动生成报销单,并可同时上传相关票据及附件电子版,以备后续项目结题审计时调阅。报销单生成后,由经办人打印,连同相关附件一起送至科研管理部门进行初审,科研管理部门收单时核对纸质信息和系统信息,同时在系统中对该报销单进行收单锁定操作,锁定后该报销单即不可修改。科研管理部门和财务部门的审核结果可同时在系统中反馈,若财务审核通过,直接通过电子渠道向收款人进行付款或转账操作。报销审批完成后,财务系统可通过数据接口获取到科研管理系统的相关财务信息,并可在财务做账后将相关的凭证号回写至科研管理系统,科研管理部门与项目负责人均可实时掌握科研经费动态变化情况。

科研管理系统财务审批业务流程见图5-6-2。

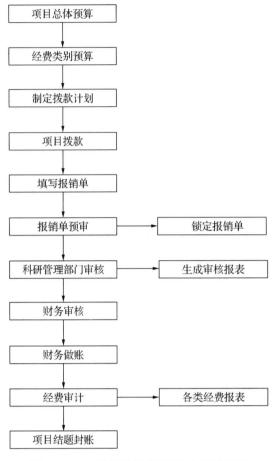

图 5‑6‑2　科研管理系统财务审批流程图

5.科研项目成果管理

科研项目实施的阶段总结论文或结题成果论文在发表前,需要登录管理系统新建介绍信,按要求填报提交相关文章内容并勾选来源的科研项目。为防止出现学术不端情况,所有的论文作者均需在线完成作者授权。纸质版介绍信待所在学科主任签字后送科研管理部门审批。文章正式发表后,科研人员登录管理系统,完善已发表文章的相关信息。科研项目结题后,按照相关主管部门要求,科研人员及时办理科研成果登记手续,获得科研成果登记证书号,科研管理部门将项目成果登记证书号和成果登记表扫描到系统中,以备查询统计。

(二) 系统设计与实现

科研项目管理系统的体系结构一般采用表现层、数据层、应用层的三层结构,能方便地实现扩展和升级。Web Service 技术可以方便地实现与其他应用程序的数据同步,从而实现与第三方系统结合。用户可以通过浏览器登录系统平台,对相应的课题和信息进行创建、维护、修改与查询,B/S 架构的优点是无须安装任何软件,系统只需维护服务端。C/S模式用于科研管理部门的后台数据处理,实现了数据的审核、维护、统计等功能,保证了系统运行的稳定性。

数据库可以与医院的其他系统在数据访问层进行有机整合,利用 Web Service 的技术与财务系统进行有机结合,与医院财务系统进行数据交换,完成项目信息、报销信息、财务账务信息等的共享。对课题项目所取得的成果进行存档,以便成果信息的查询与管理。预留各种应用接口,如短信、移动设备客户端应用等,实现全方位、立体式信息交流。

(二) 常见问题

1. 项目申请过程中的项目申请书的保密和防篡改问题

为保护申请者的合法权限,以防止项目申请书被窃取或篡改,系统应能实现项目申请书格式自动转换功能,申报者上传的 word 版申请书,系统可以自动转变为带水印的pdf 版本保存,以有效保护申报者的知识产权。

2. 专家评审问题

项目上线初期,部分类别的课题需要在全国范围内请相关专家对项目进行预审,系统应能实现专家在线电子评审,若某专家未及时反馈,在系统提醒后可选择另外的专家进行评审,评审提交页面要简单,便于专家操作。系统还可对专家的邀请数和评审数进行统计,以便于后续评审专家的选择。

3. 关键操作权限控制问题

为区分科研管理部门的不同角色和保证系统安全,系统设置了关键操作的二次密码验证功能,如经费拨款、经费审核、经费调整、开关账等,均设置了独立的操作密码,保证经过授权的管理者才可操作。

4. 论文、科研奖项等个人信息维护问题

科研处只能在论文版面费报销或科研奖项奖励时,由职工主动去科研处登记得知医院职工论文发表、奖项获得等个人情况,也无法和其他系统交互。在科研管理系统中,需增加个人信息变更审批流程,由职工主动填写论文、科研奖项等获得情况,科研处审批。职工可以在系统内查询个人信息,若有信息更改,则在系统发起更改流程,审批通过后系统自动更正相关信息。保证医院科研信息的一致性,若其他业务需要取得职工相关科研信息,可以与科研管理系统交互,比如职称申报系统,在职工申报职称时,应自动带入在科研管理系统中审批通过的相关信息,无须职工重复填写,也不用管理部门重复审批。

二、药物临床试验管理

(一) 功能介绍和业务流程

药物临床试验是确定试验药物有效性和安全性的重要环节,对新药上市前进行最后评审起着关键的作用。试验用药规范化管理,直接影响试验结果的质量,是临床试验核查的重要内容。药物临床试验管理系统通过对机构管理、临床试验项目和伦理相关工作的全程信息化,实现对临床试验全流程、全方位的高效管理。

《药物临床试验质量管理规范》明确提出了对临床试验机构信息化系统的建设要求,要求研究者应当确保所有临床试验数据是从临床试验的源文件和试验记录中获得的,是准确、完整、可读和及时的。

药物临床试验业务流程见图 5-6-3:

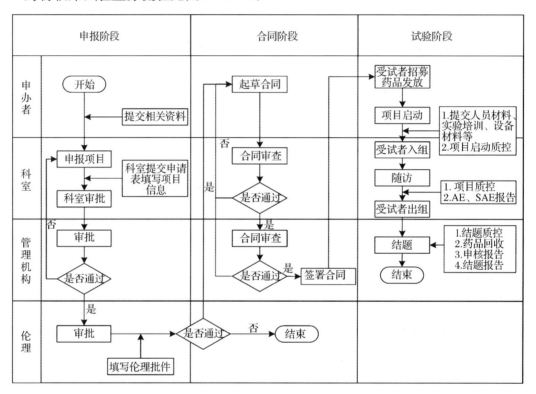

图 5-6-3　临床试验业务流程图

具体流程如下:

(1) 立项申请:申办方按照管理机构要求填写项目基本信息、药物临床试验中心相关信息、各参与组织信息、中心所需要的资料,填写完成后递交中心审查,审查完成后能够直接下载加盖中心水印的资料,递交中心备案。

(2) 合同审查:临床检查员(Clinical Research Associate,CRA)按照中心要求来递交项目主合同、SMO(Site Management Organization,SMO,协助临床试验机构进行临床试验具体操作的现场管理组织)合同、补充协议到中心。

(3) 伦理审查:在系统中能够实时递交伦理审查资料进入伦理审查,递交完成后能够及时了解伦理审查的进度,获取伦理审查结论,同时可以将获取的伦理批件及时递交到机构进行备案,机构接收到批件后可以进行备案审核。

（4）人类遗传资源管理办公室资源审查:CRA 能够进行人遗办资料的申请,申请递交以后机构能够及时审批,CRA 能够实时了解审批进度;同时,CRA 能够将人遗办批件信息在线系统进行填报和递交审批。

（5）启动会审查:CRA 按照机构的要求递交启动会资料,只有达到机构启动会的所有条件,并且通过机构审查以后,才能够召开启动会。

（6）试验实施:提供试验启动、受试者招募、知情同意、筛选、入排、随访、完成/脱落以及数据锁定的实施过程管理和跟踪。

（7）试验用药管理:对药物的入库管理、处方、出库管理、药物监测管理、回收管理、转移管理、退回管理等药物全流程管理模式。

（8）结题审查:项目结题所需要的资料需要允许机构进行设置,CRA 按照要求进行资料递交,机构可以逐项来审核资料,只有审核通过以后,才允许进行项目结题。

（二）系统设计与实现

药物临床试验管理系统功能模块主要分为门户网站管理、组织人员管理、机构管理、项目管理四个部分。

1. 门户网站管理

门户网站管理包括门户信息展示、机构用户管理、监察员管理、临床协调员（Clinical Research Coordinator，CRC)管理、网站配置等功能。通过平台对外宣传,将线下对接工作转移到线上,让各方都能实时与医院进行沟通和交流,并吸引更多的国际多中心临床试验以及创新药临床试验来参与项目开展,加强医疗领域的合作。网站可根据医院需求配置首页门户内容,完善门户基本信息设置,可编辑首页栏目及栏目内容。让 CRC 可通过机构门户进行登录,来完成分配给自己的项目任务,而机构人员、研究者都可以通过机构门户网站进行登录,来参与和管理自己负责的临床试验项目,处理分配给自己的任务。同时允许在机构门户递交项目信息及资料,后期也可以通过网站登录进行项目进度的查阅。

2. 组织、人员管理

组织、人员管理主要用于对机构办、专业科室人员、院方/合同研究组织等多方人员的身份和权限管理。按照机构要求对与机构合作的 SMO 公司进行统一管理,每个公司指定专门的负责人来统一管理公司内部的人员及项目。在院内人员管理上,能够按照分配的权限来管理本科室或者本医院的人员信息,包括人员的账号信息、人员的简历信息、人员的角色配置和人员的密码重置。牵涉到人员变动时,需要能够允许将人员的工作进行一键交接,避免人员变动后工作的丢失和遗漏。以个人身份登录系统后（CRA、CRC),用户能管理个人的基本信息、账号信息以及个人简历信息,个人可以在系统中设置个人的签名信息(可以上传个人的签名章)。

3. 机构管理

机构管理包括项目配置、项目受理、立项审批、合同审查、伦理审查、人遗办资源管理、项目启动、项目管理、通讯管理、文档管理、质控管理、费用管理、药物管理、培训考试管理和统计查询等功能。根据医院需求自定义审批流程,集中受理申办方递交过来的所有项目资料,对审核的每一份资料能够标注是否合格的标志,同时能够给出审核意见,实时反馈给申办方。如果审核通过,则进一步确认执行科室、项目负责人,同时项目自动转入项目立项审批流程。立项受理通过以后的资料,允许申办方下载加盖机构水印的资料,确保资料的线上、线下统一,避免机构的重复审核。实现机构与伦理系统的自动关联,所有的项目信息在机构和伦理系统中能够实现共享。申办方递交到机构的资料,通过机构审核以后能够直接递交到伦理审查部门,避免各类资料的重复上传和递交。资料递交到伦理审查部门以后,可一键查阅伦理审查进度,并且自动获取伦理审查结果及审查电子批件。根据系统内可配置项目的收费规则,在项目执行过程中能够实现自动提醒。按照机构的要求自定义各种费用类型,包括收入类型、支出类型等。按照不同的费用类型来设置不同的审批流程,实现医院机构、科室、财务、院长等对项目费用的审批和管控。研究者/受试者或项目其他费用可按照医院管理及财务的要求,实现费用的在线申请、发放及报销管理。实现院内收支的实时管理与统计,了解项目费用收支情况。

4. 项目管理

项目管理主要包含:项目全流程管理、方案解读、随访方案、随访管理、受试者管理、受试者状态管理、项目人员管理、研究者项目管理、数据采集、AE/SAE 管理(Adverse Event,AE,不良事件/ Serious Adverse Event,SAE,严重不良事件)、项目文档管理、伦理申请等功能。项目全流程管理包括立项申请、合同审查、伦理审查、人遗办资源审查、启动会审查、结题审查等流程管理。

根据项目方案设置受试者在研究周期内的随访计划,包括每次随访的日期、检验检查项、访视任务、CRC 工作任务等。随访方案配置完成并且发布以后,随着受试者的入组,能够自动转换为每一个受试者的随访计划,同时生成每个访视的随访日期、注意事项、访视任务、随访提醒等,随访任务能够转化为系统可以识别的 CRC 访视日历,随访提醒能够提前提醒 CRC 和研究医生,也可以提醒受试者,从而提高随访的依从性。按照项目要求配置需要收集的关键数据,并在过程中收集数据。在受试者随访过程中,能够实现和医院信息系统的对接,自动抓取医院信息系统中受试者的数据。根据需求可按照单个受试者的方式、按照访视的方式呈现。项目执行过程中递交的各种文档,在审核通过以后,能够自动归档到项目文档中心指定的位置。

(三) 常见问题

1. 临床药研患者门诊挂号问题

临床试验受试者参与临床试验项目所完成的临床行为需要进行规范管理,合理跟踪试验结果。为了规范系统流程,需要从挂号开始使受试者进入系统流程管理。受试者需在 HIS 系统参照常规患者完成建卡,而后由临床试验管理人员在临床试验管理系统中核对保存患者基础信息并完成注册。受试者在自助机录入就诊卡号后,自助机程序从临床试验管理系统获取患者挂号权限信息。

2. 临床药研门诊医嘱开立问题

临床试验过程的费用管理规则复杂多变,试验开立的检验检查单属于临床试验项目方案的,试验经费予以结算报销。医生要通过门诊电子病历系统接诊受试者,该系统提供"临床药研医嘱"开立功能。通过对机构管理、项目管理、临床试验项目和伦理相关工作的全程信息化,可实现对临床试验的高效管理,提高临床试验机构、专业科室、伦理审查等各个部门的工作效率,合理统筹、分配、协调各部门的工作及流程,帮助临床试验机构及时发现并协调处理好问题,实现信息的实时交互和共享,提高机构和伦理审查人员的工作效率,有效控制医院的人员成本,全面提高临床试验质量。

三、生物样本管理

(一) 功能介绍和业务流程

生物样本库又称之为生物银行(BioBank),主要是指一个集中构建和管理生物资源库(包括人类资源、动物资源、植物资源、微生物资源等),用于生命科学相关研发及转化应用的生物应用系统。近些年,国内建设了一批比较有代表性的样本库,如:科技部牵头建立的"中国人类遗传资源平台"、国家"重大新药创新专项"临床标本资源库、北京重大疾病临床数据和样本资源库、复旦大学附属肿瘤医院组织库、中华民族永生细胞库等。

生物样本库信息系统(BIMS)是生物样本库管理的核心组成部分,是标准化收集、处理、储存和应用健康与疾病生物体的生物大分子、细胞、组织和器官等样本以及与这些样本相关的临床、病理、治疗、随访等资料及其质量控制的信息管理与应用系统。样本库信息系统可为用户提供友好直观的操作界面,其管理范围可涵盖样本采集、接收、保存、存储、分发、运输、质控、追溯、弃用等各个环节。

生物样本库信息系统的设计应符合《中国医药生物技术协会生物样本库标准》的管理要求,以满足医院相关科室和用户对样本信息的使用需求和提供最为便利的信息服务为原则,结合医院生物样本使用流程进行模块化设计。信息系统的模块化设计应对应生物样本的全生命周期过程,包括特定的样本前处理过程、收集/采集、获取和接收、记录、登记、编目/分类、检查、制备、保存、储存、数据管理、销毁、包装以及安全防护、分发和运输等相关业务过程。

样本库整体工作流程的主线包括样本采集入库和样本分发出库两大部分。样本采集入库又可具体区分为体液样本的采集和组织样本的采集。在样本的全生命周期中,涉及的部门有样本库、临床科室 PI、护士站、手术室,伦理委员会,学术委员会等。样本的整个管理过程较长,具体的业务流程如图 5-6-4 所示。首先与患者沟通签署知情同意书,进行样本的采集工作,生物样本库信息系统中生成标本号,通过 HIS 接口获取捐献者基本信息。标本在进行了必要的处理后登记入库,录入样本类型、储藏形式等样本相关信息,生成二维码标签后完成系统入库。根据科研项目的使用需求,在系统中进行项目登记与审核,通过样本筛选后进行样本出库操作,在科研实验结束后上传实验结果记录。

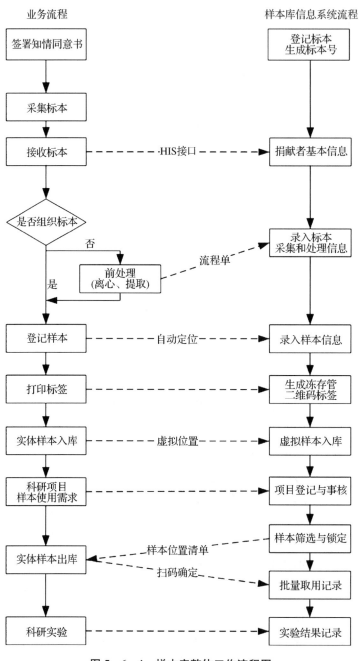

图 5-6-4 样本库整体工作流程图

（二）系统设计与实现

样本库信息系统的软件部分是整个管理系统的核心，它决定了计算机技术在样本库的应用范围、工作强度和使用感受。

1. 主要模块

（1）数据库系统：目前的主流数据库系统主要是微软公司的 SQL Server 数据库和甲骨文公司的 Oracle 数据库，两者都是功能强大、性能可靠的大型关系型数据库管理系统，都具有典型的 C/S（客户端/服务器）技术架构，并能提供高安全性的数据库自动维护（备份）功能，是大型资料管理系统的理想后台。相对而言，SQL Server 数据库在国内 IT 界具有更好的受众基础，开发和维护成本较低；Oracle 数据库则由于结构复杂、操作烦琐而较难掌握。

（2）服务器端软件：服务端软件可用来提供 web 服务，webservice 接口服务，以及提供对外服务接口以提供计算服务输出调用，如 RESTFUL 接口控制，负责控制样本库系统与全院系统数据库之间的接口交互管理功能，提供定时自动化任务执行功能，监控记录数据修改痕迹，均衡 WEB 服务器访问流量。

（3）客户端平台：样本库信息系统的客户端是用户平时进行操作的应用程序，由于成熟的样本库信息系统的设计是遵循工作流程和不同场景下的使用特点而设计的，通常会根据不同的工作环节和不同的用户身份，提供不同的客户端软件，如在组织样本采集时会使用 App 进行移动数据管理，而临床查询样本时则以 web 访问方式进行。

2. 样本库信息系统的硬件

样本库信息系统的硬件部分是软件运行和功能实现的物理平台，主要包括以下部分：

（1）服务器：服务器是样本数据库软件运行的载体，同时也是样本信息数据和图像保存的载体，所以安全稳定地运行是最基本的要求。服务器的硬件配置要和整体网络的规模和运行要求相关，特别要注意的是备份工作要做好，经常被用到的备份策略包括双机热备、硬盘镜像（RAID1）、硬盘阵列（RAID5）、数据库自动维护计划等等。

（2）工作站电脑：工作站电脑是样本库信息系统各个工作站软件运行的载体，目前主流品牌的商用台式机均可满足需要，由于样本库操作展示的特殊性，一般以宽屏电脑为最佳，部分操作点（血液登记）可采用触摸屏电脑。

（3）标签打印机和整板扫描器：标签打印机是用来打印样本条码标签的输出工具，二维码扫描器是用来扫描样本管上预置条码的批量输入工具。这两种设备在样本管理中已经得到了普及，并将在样本库的标准化上发挥越来越大的作用。

（4）外延部分：样本库信息系统要想最大限度地发挥作用，必须扩大信息处理的范畴，从而为用户带来更多的价值，比如减少重复工作量、降低出现工作误差的风险等等。样本库信息系统常见的外延部分包括：①与全院网络的互联接口，完成样本库信息系统与 HIS、LIS、EMR、PACS、手麻、病理等系统的连接，实现直接提取或调阅患者的基本信息、病理诊断结果、检验检查结果、影像学检查结果、电子病历内容等临床信息的功能；②与自动化设备的接口，样本库信息系统可通过多种方式定制自动化设备接口，完成样本库信息系统与自动化液体分装工作站、全功能酶标仪、自动化冰箱、自动化液氮罐、温度监控机器等设备的连接。

3. 生物样本管理系统的主要业务功能应满足的要求

（1）样本采集管理：内容包括按标准操作程序设定不同的采集标准，通过医嘱接口筛选捐献者，同步手术麻醉系统获得手术排班信息，以制定样本采集计划（见图 5-6-5）。体液样本完成采集后进行登记，打印标本条码，血样经过处理后贴上标签分装入库。组织样本在手术室取材后进行分装，登记入库同时张贴标签。不同样本按照标本类型、样本类型分区域统一存放。样本库工作人员掌握样本的采集计划后，可提前进行信息登记，按预定义的样本收集要求，打印成套的条码标签，确保样本采集的成功。

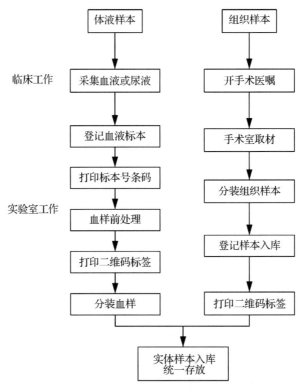

图 5-6-5 样本采集流程图例

（2）样本接收管理：就是对采集的样本进行登记的管理操作。可以通过对捐献者基本信息提取或者从 Excel 文件中批量抓取样本源基本信息进行样本登记，也支持用户按照自定义模板，自动批量预登记标本号。

（3）样本制备管理：样本制备是指对原始标本执行切取分割、离心分装、组分分离等过程，以制取更适合于应用需求的样本形式。在样本制备管理模块中，系统需要预设分装模板，自动生成分装后的样本编码，同时还需要根据样本类型对样本设置不同的分装参数，如离心条件、分液时间、体积等。

（4）样本入库管理：就是根据不同的情况对登记的样本进行入库的管理操作。既支持直接分配位置入库，也支持先登记样本管后单支扫码入库。冻存管入库时，系统可根据标本类型、样本类型和储藏形式自动定位存储设备及储藏位置，也可通过连接二维码扫描仪，读取底部二维码整版扫码信息，支持整版扫描入库。

（5）样本存储管理：由用户自定义空间结构来进行空间设置管理，系统能以图形化的方式模拟显示实际分区、容器、冻存盒等的结构，并有具体到每一样本的概括性说明。可批量录入符合筛选条件的入库样本管浓度或体积等数值，提供冻融次数、样本容量、最后一管等预警管理功能。系统可批量导出选择的样本基本信息。

（6）查询统计管理：对入库的样本基本信息、样本的使用情况等进行查询和统计，方便用户对样本进行查看和管理。

（7）样本分发管理：就是对库存的样本进行取用出库的一系列管理操作。可根据多种组合条件查询标本信息，按照"每样一支冻存管""单管保留"等条件来筛选，方便进行批量取用。可以按照特定条件筛选后批量出库，也可实现按照患者编号、姓名等条件精确批量查找后批量出库。

（三）常见问题

1. 样本信息编码没有统一的标准

我国各个研究机构的编码方式良莠不齐，使得本机构的专业人员无法识别其他机构的样本编码，造成研究机构之间交流的障碍，样本信息因此不能得到有效的利用。

2. 缺乏统一的管理、使用、共享等标准化流程及规范

受到样本来源、科研体制及管理机制等因素的限制，我国生物样本信息化管理水平与先进国家相比尚有一定差距，缺乏统一的运行标准，尚不能与国际的标准体系接轨，导致样本相关资料收集不全、不能充分利用的情况时有发生，大大降低了样本的科研应用价值。

第七节 典型案例应用

医院人力资源管理是以医院的专家、医生、护士、管理人员、外聘人员等为管理对象，遵循相应的法律法规及医院管理条例，为适应医院治理环境变化，为满足社会医疗需求，根据医疗人力资源供给实际情况而不断出台医院人力资源政策，优化医院人力资源结构，提升人力资源开发能力等一系列涉及医院人力资源战略规划的综合管理过程。

医院人力资源管理系统的建设，旨在实现医院人力资源管理各项工作的信息化、科学化和规范化，提高人力资源管理的工作效率，促进医院人才体系的建立和完善。医院人力资源管理经过多年积累，逐步沉淀下丰富的组织机构信息、人才信息、人员信息等数据，随着现代化、科技化的进程加快，数据的价值不断释放，跨部门、跨业务数据共享难题是医院人力资源深度应用必须跨越的障碍。数字驱动的医院人力资源管理已经成为医院集团化发展、治理结构升级的重要影响要素。因此，建立一个统一的医院人力资源管理平台，能够充分发挥和利用人力资源的效能，建立医院人才培养的长效机制。同时，数据互联互通的顶层设计可以解决"信息孤岛"、数据壁垒问题，为管理创新、集约化发展提供有力支撑。

一、需求分析

医院人力资源管理系统建设的主要目标包括：

（1）建立统一的人力资源系统平台，由多个人力资源管理模块所组成，数据库中的信息由各个模块共享，但各模块对数据库的写入的权限有区别。

（2）人力资源管理模块包括新员工入院模块、员工离院模块、请假管理模块、合同管理模块、考勤管理模块、职称管理模块、等，各模块之间相互联动，互相提醒。

（3）数据库包含人员的所有信息，其字段包括但不限于：员工身份、工号、姓名、性别、年龄、出生年月、身份证号、参加工作时间、来院时间、工龄、学历（起始至最高，含取得时间）、学位（起始至最高，含取得时间）、学龄、档案所在地、科室、所在片、联系方式、聘任职称时间（历任）、教学职称聘任时间（历任）、行政职务（历任）、党委职务（历任）、团委职务（历任）、工会职务（历任）、参加医院工作会议（参加身份）、年度考核结果（历年）、工资号、岗位工资、核算单元、核算号等。

（4）系统中管理单元的设置依据医院科室及部门设置，建议管理单元最小化，细化到病区和科,层级关系为病区—科室—大科—院部,责、权、利明确,分工负责,各司其职。

（5）给各科室下放权限,开放其排班、人员调动申请、人员联系方式修改、完善人员基本信息申请权限。

（6）给员工个人开放权限,开放其个人基本信息查看及修改申请、工资查询、考勤查询、排班查询、上传证件扫描件等功能。

（7）提供短信发送功能,要求能够给满足相关条件的人发送短信,以便相关部门发送通知、提醒等。

（8）与医院相关部门现有系统进行对接或融合,如将护理部排班系统纳入人力资源管理系统,作为人力资源管理系统的一个模块使用,与计财处工资查询系统对接,个人登录人力资源管理系统查询工资时直接进入计财处工资查询系统。

（9）为保证联系方式的准确性,个人账户登录时通过登录密码与动态密码两步验证,将动态密码发送至其手机,以保证其登记的联系方式能够联系到本人。

医院人力资源管理系统的业务基本流程如图 5-7-1 所示。

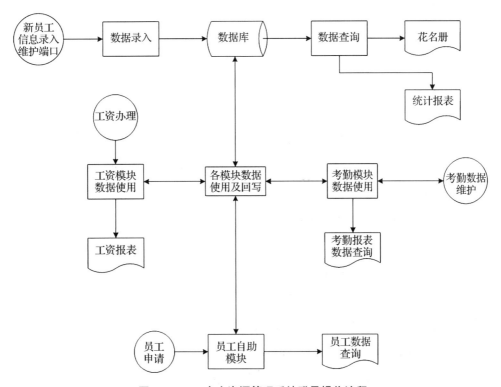

图 5-7-1　人力资源管理系统登录操作流程

用户登录后,依据不同的权限,会包含如基础信息、人事调整、考勤管理、工资管理、查询统计、员工自助、系统维护等子系统,内含机构管理、人员管理、岗位管理、新员入职、员工离院、人员调动、职称晋升、排班管理、工资变动、员工自助等不同的功能模块，实现对人员全方位的信息维护。

二、功能设计

本系统为医院内部各级领导、人事处、各级科室、员工个人协同使用，基于医院内网运行的网络版B/S架构系统。医院人力资源管理信息化系统的相关业务依赖于数据库的统一存放与管理，保证各类数据的准确性和实时性。通过权限的划分，使得各部门有较强的自主性，可以根据本部门的业务特点查看特定信息，使用特色功能。

1. 网络拓扑图

系统运行的网络拓扑图如图5-7-2所示。

系统支持B/S架构，数据库服务器和WEB应用服务器部署于医院内网，医院工作人员连接到医院内网，通过桌面计算机的浏览器即可访问部署于医院内网服务器端的人力资源管理信息化系统，应用简单，维护方便。

2. 功能架构

系统分为两个中心、三个体系、四个平台。两个中心为应用数据中心和

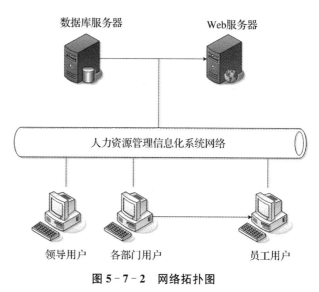

图 5-7-2　网络拓扑图

网络维护管理中心；三个体系为安全体系、管理体系和标准体系；四个平台包括网络/硬件平台、系统支撑平台、基础平台和交换平台。

（1）两个中心：包括应用数据中心和网络维护管理中心。

应用数据中心：应用数据中心是医院人力资源管理信息化系统的核心，这里运行着组成人力资源管理系统所需的重要服务器，存储着大量的应用数据。一般情况下我们将数据中心根据任务划分出不同的管理区域，如应用服务区、数据存储区、运行维护区以及外部接入区等以便于对数据中心的管理。

网络维护管理中心：是医院内网的运行管理中心，用于对网络的安全、性能、故障、配置、记账等功能进行管理，是网络资源的管理和调配中心，根据各单位需要调配网络设备、通信带宽等各项网络资源。网络维护管理中心主要负责应用系统的运营维护和管理。采用规范的管理规程，保证IT系统的安全性、可靠性、可用性和可管理性。

（2）三个体系：包括管理体系、安全体系和标准体系。

管理体系：管理体系为系统的建设、运行、维护提供组织、标准和政策的保障。主要包括相关政策、考核制度、应用系统运行维护制度、用户管理制度、访问控制制度、授权管理制度、配置管理制度等内容。

安全体系：为保障医院人力资源管理信息化系统的安全性、保密性、可靠性、可控性、可管理性，采用自顶向下的设计原则设计安全体系，物理安全、网络安全、系统安全、用户安全、应用安全和数据安全涉及六个层面范畴。

标准体系：标准体系包括网络构造规范、数据资源交换规范、安全体系规范、各类指标体系、运行管理规范、系统建设开发规范等内容，是企业信息化建设的基础性工作，是互联互通、信息共享、业务协同的基础。

（3）四个平台：即网络/硬件平台、系统支撑平台、基础平台及交换平台。

网络/硬件平台：医院人力资源管理信息化系统构建在已经建成的医院内网上，该网络连接集团各部门。数据库及应用服务器统一建立在医院的信息中心机房中，为系统提供硬件支撑。

系统支撑平台：系统支撑平台是医院人力资源管理信息化系统的最终承载平台，为各部门的应用服务提供系统软件支撑，主要由运行在硬件网络上的系统软件组成，如Windows Server、SQL Server 等。

基础平台：基础平台为应用开发的基础，为应用系统的开发提供统一的、公共的服务。主要包括：统一用户管理平台、信息通知平台、运行监控平台、门户平台、应用服务器平台、数据库服务器平台、工作流引擎、数据备份服务、运营服务等，是为上层业务系统提供运行以及管理维护的平台。

交换平台：医院人力资源管理信息化系统需要和多种业务系统进行数据交互，由于各类应用系统在应用范围、构建方式、系统结构、数据资源等方面存在一定的差异，因此需要建立统一的信息交换共享平台，实现各业务系统之间的统一信息交换。信息交换共享平台为信息交换提供数据转换、业务流程定义与运行、消息封装、路由、传输等具体业务服务。整个信息交换共享平台建立在底层的基础安全服务之上，基础安全服务作为基本的应用安全服务，提供数字签名，实现各种安全服务，其上的信息交换共享平台负责整个信息交换过程的控制、排队、建立信息交换通道、信息封装等服务。

3. 系统开发模型

系统开发过程采用瀑布模型，如图 5-7-3 所示。

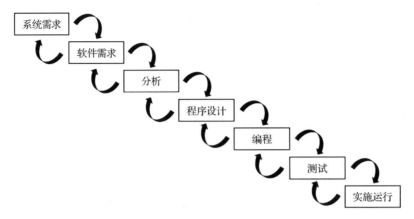

图 5-7-3 瀑布模型

在瀑布模型中,软件开发的各项活动严格按照线性方式进行,当前活动接受上一项活动的工作结果,实施完成所需的工作内容。当前活动的工作结果需要进行验证,如验证通过,则该结果作为下一项活动的输入,继续进行下一项活动,否则返回修改。

瀑布模型具有简单易用、顺序严格、质量可控的优点。清晰的阶段划分可以降低复杂系统的开发难度,每个阶段都要求编写规范的文档并进行评审,确保错误早发现、早修正。

三、系统开发

1. 数据库设计

数据建模方面,本系统的信息主体是人与单位及其相关业务管理信息的关系,数据库概念模型如图 5-7-4、图 5-7-5 所示。

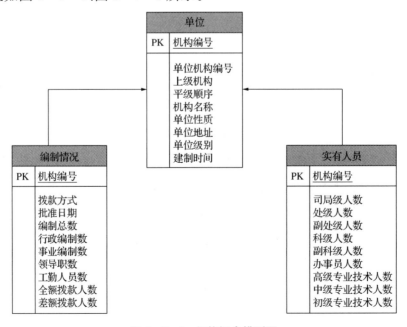

图 5-7-4 机构概念模型图

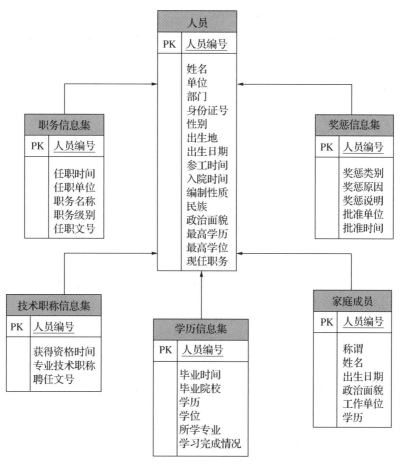

图 5-7-5　人员概念模型图

信息集和信息项(姓名、出生年月等)必须具有可扩展性。即随着系统的使用,可增加新的信息项或修改原信息项。例如,当未来系统需要追加一些医务人员特定的信息时,该系统必须能够随需增加和调整。

对于新增的字段,如果是一般不会变化的信息项(如出生年月、籍贯等),则增加到人员基础信息表中,还有一种是变化具有历史追述性的信息(如任职、学历、年度考核等),则增加到人员相关的子集中。

2. 接口开发

(1) 登录接口:用户通过个人身份账号验证成功才可以登录系统。

(2) 审批接口:在基本信息库中进行员工入职、员工离职、员工调岗,员工在员工自助提交请假、培训、职称评聘、员工年度考核等信息维护,需要经过科室和人力资源管理部门的审批,审批接口都要在这些地方实现。

(3) 权限接口:在建设人力资源系统时,要分清各科室、各科主任、考勤员以及员工各自的权限,不同类型的人员进入系统的界面是不同的,比如员工只能看到员工自助功能模块,科室能看到员工自助、绩效管理等。

（4）物理文件处理接口:在人力资源系统的各个模块中,几乎都会用到上传文件或者导出文件,通过对文件处理的接口使得下载模板、导入数据、导出数据得到支持。同时,接口的设计根据文件类型 word、excel、压缩包形式等方式进行设置,传送形式会与当前系统界面设置的表字段形式一致。

（5）结果回传接口:在使用人力资源系统的时候,员工申请提交后管理员通知栏会收到该人的申请通知,管理员审核通过后会将结果返还给员工,通过触发接口的形式做到及时响应。

（6）人力资源管理系统与集成平台接口

①对接方式:人力资源系统与集成平台实现对接,以人员工号为唯一主键,将集成平台中各系统所需的字段、数据统一发送到集成平台,并设置定时更新,定时将更新数据更新到集成平台中。

②字段对应表:将需要导入集成平台的字段和人事系统中工号进行对应,并查看是否需要增补字段,且以工号为唯一识别码。

③代码对应表:需要将导入集成平台的代码型字段的代码项和人力资源管理系统中代码项进行对应。

④接口程序编写:包括系统数据结构研究熟悉;接口程序设计方案编写以及讨论;接口程序编写;日期型字段数据格式处理;字符型字段长度处理;通过其他多个字段判断而得到的信息的处理。

（7）人力资源系统与财务系统接口

①对接方式:人力资源系统与财务管理系统只对接人员变动,人力资源系统中若有员工发生进入、离职、调岗、退休等业务将推送信息给到相关系统,系统收到通知后自行修改。

②字段对应表:将需要导入财务系统的字段和人力资源管理系统中字段进行对应,并查看是否需要增补字段,且以身份证号为唯一识别码。

③代码对应表:需要将导入财务系统代码型字段的代码项和人力资源系统中代码项进行对应。

④接口程序编写:包括系统数据结构研究熟悉;接口程序设计方案编写以及讨论;接口程序编写;日期型字段数据格式处理;字符型字段长度处理;通过其他多个字段判断而得到的信息的处理。

四、系统部署

1．系统部署

人力资源系统应用服务器：双核及以上 CPU，16G 及以上内存；硬盘：C 盘 100G、数据盘 100G；操作系统：Windows server 2012 R2。

人力资源系统数据库服务器：双核及以上 CPU，16G 及以上内存；硬盘：C 盘 100G、数据盘 200G；操作系统：Windows server 2012 R2。

应用服务器统一安装 Office 2013，客户端电脑建议使用 Windows7 及以上操作系统。

系统采用浏览器方式直接登录，请采用 IE8.0 或以上版本浏览器（推荐使用谷歌 Chrome 浏览器）。

准备下载软件：数据库 SQL SERVER 2008 R2、IIS 和 .NET4.0、Web 文件夹、还原数据库、配置应用服务器和数据库服务器后整个系统搭建成功。

2．性能指标

（1）并发数：系统设计的并发数达到或超过 3000 人。

（2）响应速度：平均页面响应速度不超过 3 秒；常用页面响应时间不超过 1 秒。

（3）采用三层架构，充分考虑到系统今后纵向和横向的平滑扩张能力。

（4）产品配置参数化、模块化，提供渠道开关、交易启停、灵活参数化配置功能。

3．系统安全

人力资源系统项目必须通过严格、科学的实施才能最终达到目标。项目的实施也是整个项目管理过程中最长的一个阶段，在这个过程中，必须采取有效的控制和监督手段，才能保证和促使项目是按照预期的方向推进。

项目跟踪的主要目标是让项目经理及相关人员掌握项目执行情况，以便能够及时决定是否需要采取什么措施，确保项目目标得以满足。满足既定的项目目标是基本的要求，所以必须监督、控制所有会影响达到目标的因素。系统质量保证从任务跟踪、故障跟踪和问题跟踪三个方面进行跟踪执行。

参考文献

[1]Khatoon A. A Blockchain-Based Smart Contract System for Healthcare Management[J]. Electronics，2020，9(1)：94.

[2]Liang J，Zheng X，Chen Z，et al. The Experience and Challenges of Healthcare-reform-driven Medical Consortia and Regional Health Information Technologies in China：A Longitudinal Study[J]. International Journal of Medical Informatics，2019，131：103954.

[3]Vijayalakshmi M，Rajasekaran I．Dynamic multi-variant relational scheme－based intelligent ETL framework for healthcare management[J]．Soft Computing，2022，1－10．

[4]Yousefi M，Yousefi M．Human resource allocation in an emergency department：A metamodel-based simulation optimization[J]．Kybernetes，2019，49（3），779－796．

[5]Tursunbayeva A．Human resource technology disruptions and their implications for human resources management in healthcare organizations[J]．BMC Health Services Research，2019，19（1），268．

[6]Skm A，Mo B．The impact of green human resource management practices on sustainable performance in healthcare organisations：A conceptual framework[J]．Journal of Cleaner Production，243(C):118595．

[7]Aruna M，Uma G，Sadia N．Efficient Equipment Management for Biomedical Engineering Department in the Hospital[J]．International Review of Management and Marketing，2018，8(3)：69－74．

[8]Benzidia S，Ageron B，Bentahar O，et al．Investigating automation and AGV in healthcare logistics：a case study based approach[J]．International Journal of Logistics，2019，22（3），273－293．

[9]Moons K，Waeyenbergh G，Pintelon L．Measuring the logistics performance of internal hospital supply chains-A literature study[J]．Omega，2019，82(1):205－217．

[10]Yu R P，Yoon Y J，Koo H Y，et al．Utilization of a Clinical Trial Management System for the Whole Clinical Trial Process as an Integrated Database：System Development[J]．Journal of Medical Internet Research，2018，20(4):e103．

[11]Kaijun Y，Zhou X，Luo S．Design of hospital scientific research talent management information software system[J]．Journal of Discrete Mathematical Sciences and Cryptography，2018，21（6），1461－1466．

[12]赵然，杨川，王慧卿．医院人事考勤管理系统信息化建设与应用[J]．中国医院管理，2019，039(009):52－54．

[13]曲颖，王雪，孙凯洁，等．基于人力资源能力成熟度模型的公立医院人力资源管理质量评价．中国医院管理 2022，42（03），78－82．

[14]秦佳鑫，马晓静，代涛．公立医院绩效考核政策认同评价框架构建研究[J]．中国医院管理，2021，41(08)：8－11＋31．

[15]王韬．医院绩效及运营管理信息化发展现状分析[J]．中国数字医学，2021，16(10):1－4．

[16]方骏，李先茜．公立医院资产管理考核指标设计及其意义探讨[J]．中国医院管理，2020，40(12):3．

[17]朱晓丽，郑英，王清波，等．我国部分地区医联体医保总额预付制改革的比较分析[J]．中国医院管理，2020，40(02):21－25

[18]刘彦茜．公立医院固定资产实施全生命周期管理的思考[J]．卫生经济研究，2020，37(8):4．

[19]陈珍，张红梅，宋锦璘．基于 HRP 系统的医院科研管理子系统建设问题及对策探讨[J]．中华医学科研管理杂志，2019，32(6):4．

[20]李婷，刘相武，李欣，等．药物临床试验医院信息系统免费医嘱系统的应用[J]．中国临床药理学杂志，2019，35(07):712－713．

[21]张媛媛，王亮，程龙妹，等．生物样本信息化管理的应用与挑战[J]．中国临床药理学杂志，2018，34(14):1710－1713．

［22］黄晓花，陈昌贵，叶韵，等. 等级医院评审视角下的医院质量监督反馈体系优化与实践［J］. 中华医院管理杂志，2021，37(9):5.

［23］金荣华编. 新发突发传染病的医院应急管理［M］. 北京:科学技术文献出版社,2021.

［24］高岩，程棣妍，皮红英. 医院感染监控执行手册［M］. 北京:清华大学出版社,2021.

思考题

1. 医院医疗管理体系有哪些组成部分？实现了哪些医疗管理功能？

2. 医院人力资源管理系统主要有哪些功能模块？主要功能模块的作用是什么？

3. 简述医院财务管理系统由哪些子系统组成？子系统的主要功能有哪些？

4. 医院资产管理包含哪些子系统？子系统的管理流程是什么？

5. 医院后勤服务保障的管理目标及主要管理业务包括什么？

6. 医院科研管理的主要业务系统有哪些？

第六章　医院信息平台与数据中心

随着信息时代的全面到来,基于信息一体化规划与集成建设实现系统整合与数据治理,使院际和区域实现互联互通与业务共享,达到多院区、跨区域信息化管理。集成化建设是实现信息标准化、平台化与一体化的基础,通过建设互联互通的医院信息平台和数据汇聚融合的数据中心,实现医疗信息资源整合共享,提高数据资产利用效率与医疗协同服务水平,推动医疗业务服务模式创新,成为医院信息化发展新的里程碑。

本章着重介绍信息平台与数据中心建设内涵、关键技术及基于信息平台与数据中心的外部互联应用,旨在体现医院信息平台与数据中心在医院信息化建设中基础支撑作用。

第一节　信息平台及数据中心建设

一、信息平台架构及功能

(一)架构与功能

医院信息平台整合医院内部所有信息资源,实现全院医疗信息的共享共用与应用交互协同,为新增业务功能提供标准化、规范化数据和信息交互服务,同时为医院信息提供统一的对外接口,向包括区域卫生信息系统在内的医院外应用提供一致化的交互通道。依据《WS/T 447-2014 基于电子病历的医院信息平台技术规范》,参考技术架构如图 6-1-1 所示。

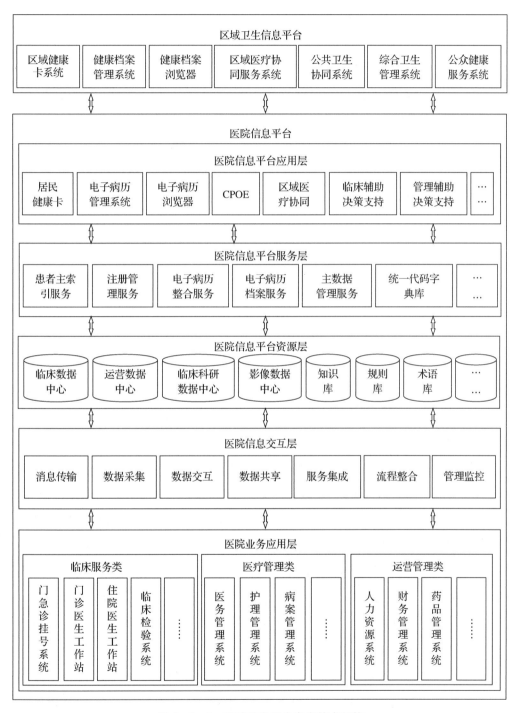

图 6 - 1 - 1　医院信息平台参考技术架构

1. 医院信息平台参考技术架构

医院信息平台包含业务应用层、信息交换层、信息平台资源层、信息平台服务层。

（1）医院业务应用层：医院业务应用层是医院信息平台的基础。业务应用层包括三大类业务系统——医疗服务系统、医疗管理系统、运营管理系统。业务应用层接入医院信息平台，向平台提供相关业务数据，同时也从平台获取业务协同支持。

（2）医院信息交换层：信息交换层为整个平台的数据来源提供技术基础和保障，通过信息标准、交换原则的制定，对业务系统提供标准的信息交换服务，确保数据交换过程的安全性、可靠性，实现数据在系统平台范围内自由、可靠、可信的交换。医院信息交换层的主要任务是满足临床诊疗信息、医疗服务信息和医院管理信息的共享和交互，通过相关业务数据的采集和交互，对外部系统提供数据交换服务。信息交换是平台的核心功能之一，主要通过采用服务总线（Enterprise Service Bus，ESB）技术和面向服务架构（Service-oriented Architecture，SOA）的集成平台实现。

（3）医院信息平台资源层：医院信息平台资源层包含整个平台的数据资源，通过对平台各类数据的存储、处理和管理，构建临床数据中心、运营数据中心、知识库、规则库、术语库等资源库。

（4）医院信息平台服务层：医院信息平台服务层的主要任务是为平台提供各种服务，主要包括患者主索引、统一代码字典库、术语及主数据管理、操作数据存储（Operational Data Store，ODS）以及电子病历档案服务、注册服务等。

2. 平台服务

医院信息平台是实现医疗业务整合、医疗监管和区域医疗协同的基础。对内可实现医院内部不同业务系统的统一集成、互联互通和信息整合，提供基于主索引管理机制的主数据管理与共享，提供基于电子病历文档的数据集成与共享；对外可联通区域卫生信息平台实现跨机构医疗信息共享，实现医疗业务协同和医疗业务监管等功能。

（1）基础服务：指患者、医疗卫生机构（科室）、医疗服务人员、医疗卫生术语和字典的注册管理服务。注册管理服务通过对医院的主数据进行注册，赋予唯一标识，方便标记、管理与查询，是实现医疗信息集成与业务协同的重要基础。主要包含以下四类：

①个人注册服务：对就诊患者的基本信息进行注册和管理；

②医疗卫生机构（科室）注册：对医疗卫生机构（科室）的基本信息进行注册和管理；

③医疗卫生人员注册服务：对医疗卫生机构内部所有医疗服务人员（包括医生、护士、医技人员、药事人员等提供医疗卫生服务的全部人员）的基本信息进行注册和管理；

④术语和字典注册：对医疗卫生领域所涉及的各类专业词汇以及所遵循的数据标准进行注册和管理，从数据定义层面解决各系统的互操作问题。

（2）电子病历整合服务：指通过整合就诊服务、医嘱交互服务、申请单服务、预约信息服务、结果信息服务等，将分散在医院 HIS、CIS、LIS、RIS/PACS 等各应用系统中的各类医疗数据集成到平台中，便于临床医疗服务人员掌握服务对象所有医疗信息，有利于提高医疗水平、降低医疗风险。"就诊服务"管理服务对象入院、转科、出院、门诊就诊等各环节的就诊信息；"医嘱交互服务"管理服务对象的整个临床诊疗过程中的医嘱信息，包括医嘱开立、医嘱执行、医嘱停止、医嘱取消等；"申请单服务"用于对接入平台的各系统提供申请单信息共享服务，包括输血申请单、手术申请单、检查检验申请单等；"预约信息服务"是在预约处理过程中对接入平台的临床系统提供医疗资源共享服务，包括挂号预约、检查检验预约、治疗预约等；"结果信息服务"是对接入平台的各系统提供观察结果、业务活动记录信息共享服务，包括检查报告、检验报告、电子病历文档等。

（3）电子病历档案服务：包括电子病历档案索引服务和电子病历档案存储服务。电子病历是居民在医疗机构历次就诊过程中产生和记录的完整、详细的临床信息资源，由医疗机构以电子化方式创建、保存和共享，重点包括门诊、急诊、住院患者（或保健对象）的临床诊疗过程和指导干预信息。"电子病历档案索引服务"是将所有关于患者（或保健对象）的诊疗信息，包括个人的就诊时间、科室、接受的医疗服务以及产生的业务活动记录的索引信息等，保存到文档注册库中，通过索引服务从基本业务系统查看个人的诊疗事件信息，以及事件信息所涉及的文档目录及摘要内容；"电子病历档案存储服务"是接受电子病历文档并将文档存储在文档存储库中，同时对文档的版本及生命周期进行管理，并提供文档注册服务。

（4）医院信息平台与区域卫生信息平台的交互服务：医院内各信息系统应统一通过医院信息平台实现与区域卫生信息平台的交互，进而实现与外部机构的信息共享与业务协同。此外，医院信息平台也是基于电子健康档案的区域全民健康信息平台的服务应用组成部分。医院信息平台整合了全院的临床诊疗、医疗管理、医院运营相关的信息，可通过标准化接口与区域平台进行交互。调用包括个人注册服务、医疗卫生人员注册服务、医疗卫生机构（科室）注册服务、医疗卫生术语注册、健康档案调阅服务、病例文档上传服务、病例数据查询服务等多种服务。

（5）信息安全及隐私服务：信息安全及隐私服务包括用户管理及授权服务、信息安全服务、隐私保护服务以及审计追踪服务。授权服务指各应用系统和使用者对信息资源内容访问时，医疗信息平台提供的统一用户授权管理服务；信息安全服务指各应用系统和使用者在信息交互时，医院信息平台提供认证等信息安全保护服务；隐私保护服务指医院信息平台针对患者隐私数据提供的保护服务；审计追踪服务指医院信息平台对所有信息访问或信息更新操作日志提供记录服务，并对数据的审计及操作提供追踪服务。

(二)运行机制

医院信息平台对内整合各业务系统,实现标准化数据交互,对外进行院内平台与院外平台交互,通过患者身份标识交叉索引解决患者身份唯一性问题,而跨机构文档共享和文档订阅与发布机制解决了不同业务应用或机构间数据交互共享的问题。

1. 患者身份标识交叉索引(Patient Identifier Cross-referencing,PIX)

当存在不同的标识域时,即不同应用领域或系统采用不同的标识码标识同一个患者,即需要引入一个交叉索引系统,能够将不同标识域中的患者通过索引联系起来,在需要访问某个应用领域或系统时可以自动提供患者在该系统对应的识别码。一般采用IHE-ITI技术框架提供的患者身份标识交叉索引技术(PIX)及患者主索引(EMPI)来解决这一问题。交叉索引PIX基本技术框架如图6-1-2所示。

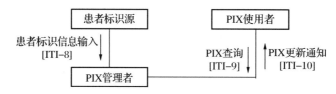

图6-1-2 PIX基本技术框架图

PIX定义了不同标识域之间患者标识符相互映射的服务,使应用领域或系统可以用已知域的患者标识符查询该患者在其他域的标识符。通过PIX实现各应用系统中患者标识的登记和管理,且支持其他应用的查询或主动通知信息变更。通过不同应用系统之间患者标识的同步,每个应用系统不需改变其标识符的定义和格式即可解决患者身份唯一性问题。

2. 跨机构文档共享(Cross Enterprise Document Sharing ,XDS)

在医院的不同业务应用或机构间调用同一患者电子病历时,一般采用基于IHE跨机构文档共享(XDS)的临床电子病历数据集成方案。XDS集成范式的基本理念是采用ebXML注册/仓库机制实现医疗文档的注册、检索和获取。XDS基本技术框架如图6-1-3所示。

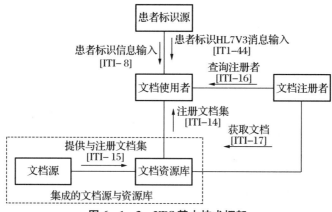

图6-1-3 XDS基本技术框架

XDS定义了文档资源库、文档源、文档使用者、患者标识源以及集成文档源的文档资源库角色。文档共享与文档内容无关,可以支持任何类型的临床信息。这使得XDS能够同质化处理包含简单文本、格式化文本、图像或结构化的临床信息文档和词汇编码性的临床信息文档。

3. 文档订阅与发布

以医院信息平台为中心的电子病历共享文档,需要跨系统、跨领域或跨机构被调用。对于点对点的互操作应用,电子病历文档资源库与电子病历用户之间可通过适时"拉取"的方式向资源中心检索信息或调阅电子病历;但对于建立以医院信息平台为中心的新型互操作模式,为了电子病历共享文档更新时能适时地向电子病历用户"推送"已更新的电子病历,采用订阅发布的模式共享文档。医用信息系统集成(Integrating the Healthcare Enterprise,IHE)文档元数据订阅(Document Metadata Subscription,DSUB)定义了文档元数据订阅与发布的范式,流程见图6-1-4。

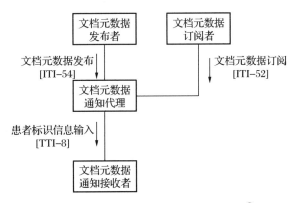

图6-1-4 文档元数据订阅发布模式①

主要角色包括文档元数据发布者、文档元数据订阅者、文档元数据通知代理、文档元数据通知接收者。

电子病历用户可向电子病历资源库订阅电子病历文档;电子病历文档源向电子病历资源库提交注册新的电子病历文档后,电子病历资源库向电子病历用户发出更新通知;电子病历用户依据通知向电子病历文档资源库调阅电子病历文档。

医院信息平台的交互服务一般有两种模式:通过服务总线(Enterprise Service Bus,ESB)进行服务交互以及通过微服务进行服务交互。

---

① IHE International. Document Metadata Subscription (DSUB)//IHE IT INFRASTRUCTURE TECHNICAL FRAMEWORK (PROFILES)[eb/ol]. https://profiles.ihe.net/ITI/TF/Volume1/ch-26.html, [2021-08-21]

4. 基于企业服务总线 ESB 的服务交互

企业服务总线(Enterprise Service Bus，ESB)由面向服务架构的技术进化而来,本质是一种支持异构环境集成和互联互通的重要技术架构,可以理解为是一种基于企业应用集成(Enterprise Application Intergration，EAI)和面向消息的中间件(Message Oriented Middleware，MOM)平台。ESB 通过将各类通信协议等聚合到一个分布式的系统中,达到集中管理、统一部署的效果。ESB 采用中间件技术的集成解决方案,使异构应用系统间的互操作成为可能。使用 ESB 的主要目的是"中介"和"集成",也可以作为一个应用程序服务器为一个特定平台提供服务。ESB 的关键特性之一是服务虚拟化,使服务和服务之间不通过传统的硬连接,而是通过 ESB 中间件达到解耦合和去同步连接。如图 6-1-5 所示,服务之间通过 ESB 总线进行消息传输,对于异构的分布式多服务系统,其通过统一集中的总线进行管理。系统交互服务基于 SOA 架构、HL7V3 消息标准模型以及 CDA 标准规范进行设计,将之前点对点对接改为消息发送机制,一次发送消息多系统订阅,充分利用 ESB 服务总线的技术特性。通过消息的统一平台发送,完成患者主索引和主数据的统一管理。业务系统间的数据交互,实现医院内部系统间的集成互操作性,提升了应用系统的安全性与稳定性。

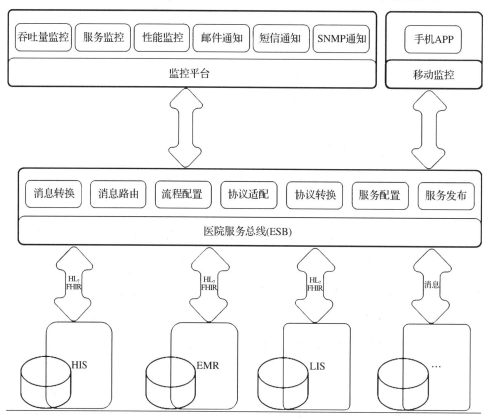

图 6-1-5　ESB 架构图

5. 基于微服务进行服务交互

在医院信息平台之上也可以基于微服务进行服务交互,常见的有 Web Service 和 RESTful 这两种方式。

(1) Web Service:

Web Service 是一种平台独立的、低耦合的、自包含的、基于可编程的、可用于开发分布式的交互操作的 Web 应用程序,可以使用开放的 XML(Extensible Markup Language)标准来描述、发布、发现、协调和配置。

Web Service 具有以下特点:

①使用户无须借助附加的、专门的第三方软件或硬件实现不同应用之间的数据交互或集成;

②Web Service 是自描述、自包含的可用网络模块,可以执行具体的业务功能;

③Web Service 基于常规的产业标准以及现有技术,如标准通用标记语言下的子集 XML、HTTP,部署简单,同时减少了应用接口的花费。

Web Service 常使用到 XML 与 SOAP 这两种技术。

① XML:XML 是一种用于标记电子文件使其具有结构性的可扩展标记语言。XML 使用一个简单灵活的标准格式,为基于 Web Service 的应用提供了一个描述数据和交换数据的有效手段。计算机系统和数据库系统所存储的数据有多种形式,如何快速实现相互不兼容的系统间数据交换是开发者面临的主要问题。通过 XML 技术将数据转换为 XML 格式,将大大减少交换数据时的复杂性,便于这些数据被不同的程序读取。XML 数据以纯文本格式存储,XML 更易读、更便于记录、更便于调试,使不同系统、不同程序之间的数据共享变得更加简单。此外,XML 具有普适性,与软件、硬件和应用程序的种类无关,因此各类客户端和应用程序可以将 XML 文档作为数据源,像操作数据库一样处理它。

②SOAP(Simple Object Access Protocol):也称简单对象访问协议,是在分散或分布式的环境中交换信息的基于 XML 的协议。包括四个部分的内容:SOAP 封装(envelop)定义了一个描述消息中的内容是什么、谁发送的、谁接受并处理以及如何处理的框架;SOAP 编码规则(encoding rules)定义了不同应用程序间交换信息时,需要使用到的数据类型;SOAP RPC 表示(RPC representation)定义了一个表示远程过程调用和应答的协定;SOAP 绑定(binding)定义了 SOAP 使用哪种底层协议交换信息的协定,如 HTTP/TCP/UDP 协议。

(2) RESTful

RESTful(Representational State Transfer)也称表述性状态转换,它是一种软件架

构风格、设计风格,而不是标准,只是提供了一组设计原则和约束条件,主要用于客户端和服务端交互类的软件。RESTful 适用于移动互联网厂商作为业务接口的场景,实现第三方调用移动网络资源的功能,动作类型为新增、变更、删除所调用资源。其具有如下特点:

①资源(Resources)方面:每个资源可以用一个 URI(统一资源定位符)指向它,每种资源对应一个特性的 URI。通过访问它的 URI 获取该资源,因此 URI 即为每一个资源的独一无二的识别符。

②表现层(Representation)方面:将资源具体呈现出来的形式叫作表现层。比如,文本可以用 TXT 格式表现,也可以用 HTML 格式、XML 格式、JSON 格式表现,甚至可以采用二进制格式表现。

③状态转换(State Transfer)方面:客户端使用 GET、POST、PUT、DELETE 四个表示操作方式的动词,对服务端资源进行操作——GET 用于获取资源,POST 用于新建资源,PUT 用于更新资源,DELETE 用于删除资源。

二、医院数据中心

(一)临床数据中心

临床数据中心(Clinical Data Repository,CDR)是电子病历文档及其他临床业务系统数据的存储中心,它将患者在医疗机构内发生的包含门诊、住院等所有临床活动中产生的数据保存在一个物理或虚拟的存储内,是一个面向主题的、集成的、可变的、包括明细数据在内的数据集合。临床数据中心支持医院临床、科研和管理工作需要,满足医院对于即时性的、操作性的、集成的临床数据需求,方便研究人员、管理人员、医务人员等不同业务角色快速访问患者信息。

CDR 将原有系统的数据进行分析和梳理,以规范化方式进行物理汇聚和整合,建立以患者为中心的数据集成模式,实现临床业务数据的集中管理。CDR 建设的关键一是要参考借鉴 HL7 RIM /HL7、SNOMED、LOINC、CDA 与 Open EHR 等国际先进标准,遵循 WS445、WS/T 500 等行业标准,建立 CDR 的数据模型,包括采用 HL7 V3 基于信息本体的建模方法,以及采用 Open EHR 的分层建模方法;二是要建立主数据管理,以主数据为主线串联不同应用系统的业务数据,实现不同系统数据的共享共用,其中患者主索引建设是主数据管理重点,也是 CDR 建设的重中之重;三是要建立 CDR 的数据资源目录及元数据管理体系,实现对 CDR 资源的高效、快捷访问。

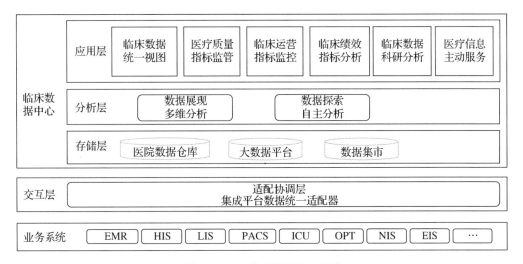

图 6-1-6　临床数据中心架构

在临床数据中心基础之上，可以构建临床专病数据库。数据仓库技术（Extract-Transform-Load，ETL）将临床数据抽取到临时中间层后进行清洗、转换、集成，最后加载到专病临床数据库中，并根据业务需求对结构化数据进行规范化、标准化和有效性校验，同时对大量非结构化文本数据，如既往史、现病史、入院记录、手术记录、出院小结、心电图报告、病理报告、放射报告等，进行自然语言处理（Natural Language Processing，NLP），实现临床概念的归一化和后结构化，汇聚形成具有价值的专病临床数据库，供后续辅助决策、智能评估、质控统计及科研使用。

（二）运营数据中心

运营数据中心（Operation Data Repository，ODR）按照数据中心一体化建设、知识化管理、自助式管理、自运维管理建设原则，以医院诊疗服务为主线，设计并建设满足医院精细化管理、绩效评估和管理决策需求的运营数据资源库模型，收集医院管理、医疗服务、医院运营所产生的各类结构化数据，将原来分布在人事系统、财务系统、采购供应系统、资产管理系统等的数据重新组织整合，并围绕管理活动所关注的门诊人次、次均费用、在院人数、平均住院日等指标，形成运营数据仓库及数据立方体。通过搭建统一平台，汇集人、财、物的过程管理和信息流，全方面考察医院运营质量，全面分析业务数据，包括门诊和住院的实时运行数据、工作量数据、收入情况、用药情况、物资和药品库存周转情况、手术情况、供应商情况、预算情况等，有助于管理者掌握医院真实运营情况，及时进行有针对性的决策和管控。同时，向上支撑医院精细化运营管理，监控医院经营和运作情况，满足医院管理决策者的决策分析的需求。

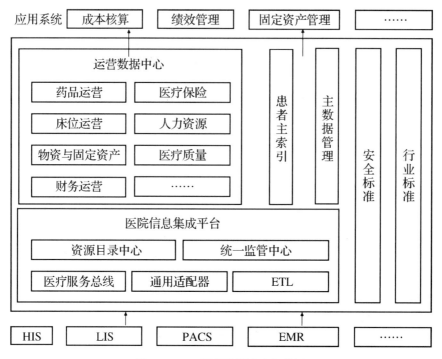

图 6 - 1 - 7　运营数据中心架构图

运营数据中心应参照《医院智慧管理分级评估标准体系(试行)》《医院会计制度》《医院财务制度》等政策、制度,建立运营数据中心的行业规范。基于运营数据中心数据存储标准集,结合医院信息化及数据特点,提供定制化存储标准制定,建立规范化、标准化运营数据中心。

医院管理中运营管理和业务管理同等重要,是医疗行业面临的重大议题。医院经济运行活动及资源管控日趋复杂,需要通过 ODR 实现全部资源分配过程动态匹配,让医院运营管理更便捷、更精益。

(三)临床科研数据中心

临床科研数据中心(Clinic Research Data Repository,RDR)面向临床研究与决策支持,收集科研病例数据以及患者随访数据,并在此基础上建立面向不同专病的专病库(Disease Data Repository,DDR)与课题库(Subject Data Repository,SDR),支持不同的临床科研项目。RDR 的分层结构见图 6 - 1 - 8。

科研数据中心以数据仓库形式进行建设,基于电子病历共享文档数据标准以及基于语义的病历分词技术,实现预定主题的临床数据分析、病历的结构化检索以及病历的全文检索功能,让研究人员能安全快速搜索历年积累的临床数据;同时建立专病库,为医院各临床科室科研统计分析项目提供基础支撑。基于 CDSIC 标准,通过严格控制数据库的域、变量的相关约束,建立专病库。各个专病均具有特异性,针对专病

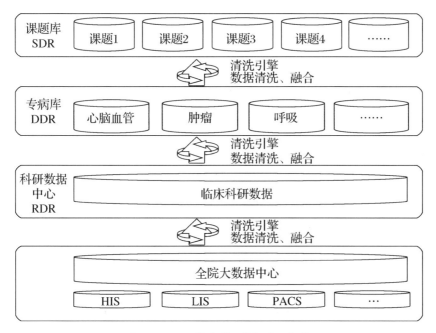

图 6 - 1 - 8　临床科研数据分层架构

数据标准集不包含的专病数据,需要从专病特异集、电子病历报告表单(Electronic Case Report Form,eCRF)及第三方数据源等获得。其中,专病特异集指基于该病种特征,通过使用公式或换算等方式进行变量的衍生,从而自动生成科研需要的数据;eCRF 表单是针对专病又非常重要,但不能从业务系统采集而做的补充表单;第三方数据源包括基因库、随访数据库、样本库等。数据中心中符合入排标准的患者数据自动入库,通过数据挖掘技术实现科研变量数据自动生成并填充入专库。庞大而全量的变量字段集能够满足各类科研需求,同时,灵活的数据挖掘功能可帮助医生快速提取所需数据。

RDR 的建立可参考采用 OHDSI 的通用数据模型(Common Data Model,CDM)。在临床研究中,观察性临床研究是任何随机临床测试的先导,前者发现问题、提出假设、积累证据,后者用严格的实验设计验证假设,其过程包括刻画临床特征、基于人群的估计和预测、设计应用符合研究的患者条件、进行观察性研究指导随机对照试验(Randomized Controlled Trial,RCT)设计和目标制定、展示药物在临床的使用及其安全性等。

(四)影像数据中心

医学影像在临床上的应用非常广泛,为疾病诊断提供科学、直观的依据,对最终准确诊断病情起到不可替代的作用,目前广泛应用于临床诊疗。由于影像科室业务独立,通常按照科室业务发展需求,逐步建立各自相关的影像信息系统,造成资源存储分散、共享复杂等问题,在一定程度上影像医疗领域的发展。

影像数据中心（Image Data Repository，IDR）的建设思想是以"患者为中心"关注所有患者的历次各类影像检查资料（图像及报告），这些影像检查资料（图像及报告）在影像数据中心集中规整、统一保存、归档及调阅（系统架构图如图6-1-9所示）。

影像检查资料的采集主要分为 DICOM 格式的影像资料采集和文本格式的检查报告采集，两者分别保存于影像数据中心的文件存储中，其中

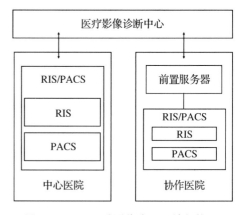

图 6-1-9　区域影像中心系统架构

检查报告可进一步结构化解析，存储于影像数据中心的数据库中。基于影像检查资料（图像及报告）的统一存储，影像数据中心向医务人员、患者等用户集中展现所有影像资料和检查报告，并通过与 HIS、EMR 和 CDR 集成，为医务人员诊疗提供服务，医务人员在这些系统中通过患者索引直接浏览、应用当前患者的影像检查资料（图像及报告）。

三、关键技术

（一）服务总线技术

服务总线是一种消息和服务集成的中间件平台，是实现系统间集成和互联互通的重要技术，可以解决多应用系统互联互通的复杂问题，降低系统集成和维护成本，保证多个应用系统的服务接入、协议转换，并提供可靠的消息传输、数据格式转换、基于内容路由等功能。

医院服务总线包括集成平台引擎监控与异常处理模块。集成平台实现消息转换与数据传输，基于内容的智能路由，提供基于事件驱动机制的系统集成，完成各业务系统之间的解耦连接；通过消息队列实现信息传输，具备异步性和消息存储的特点，可对数据进行持久化以规避数据丢失风险，消息队列通过缓冲层帮助任务写入队列快速处理，而不受队列读取时预备处理约束，有助于控制和优化数据流速度，并提供冗余机制，保证数据按照特定顺序被处理；提供系统集成的综合管理功能，用以维护管理接入集成平台的各业务系统。监控平台与异常处理实时刷新各个业务消息的流动状态，更新监控结果，实现消息交互量、术语变更量、实时交互量、服务交互量、错误消息量、服务消费分析、系统接收消息量、队列消息堆积量等统计分析功能，对集成运行过程中出现的问题进行全面分析，并设计多层次、多角度、多路径的异常处理机制，保证整个集成方案的可靠性和稳定性。

（二）数据采集汇聚技术

数据的采集汇聚包括将数据从来源端经过抽取、清洗、转换、装载（Extract-Transform-Load，ETL）至目的端中涉及的技术。主要通过 ETL 工具完成，也可以利用编写程序或数据库语句等方式完成。

数据抽取有多种方法，包括由数据源主动提交、从数据源采集获取、向数据源订阅获取、数据库直接导入、通过 ETL 工具抽取、拷贝等。

ETL 数据抽取是指从数据源中提取数据的过程。实际应用中，数据源常采用关系型数据库。数据抽取方式主要包括全量抽取及增量抽取。全量抽取是指将数据源中全部数据从数据库中抽取，并转换成 ETL 工具可以识别的格式；增量抽取是指仅抽取上次抽取之后新增或修改的数据。在医院数据清洗中，增量抽取应用广泛。在增量抽取中应能准确、有效地捕获属于增量的数据而不对业务系统造成太大影响。

数据清洗是指对数据进行重新审查和校验的过程，用于删除重复信息、纠正错误数据，并确保数据一致性。数据清洗是数据预处理的第一步，也是保证后续结果正确性的重要环节，包括检查数据的一致性、重复性、处理无效值、错误值和缺失值等。主要包括采用人工判断、逻辑检查、统计分析、机器学习、自然语言处理等手段。

数据转换是将数据依据目标数据库的格式进行转化。ETL 工具提供字段映射、数据过滤、数据清洗、数据替换、数据计算、数据验证、数据加解密、数据合并、数据拆分等功能。一些 ETL 工具还提供脚本支持，可通过编程的方式定制数据的转换和装载。

数据装载是将经转换和加工后的数据装载到目的库中。方法取决于所执行操作的类型以及数据量。当目的库是关系数据库时，一般有两种装载方式：直接 SQL 语句进行 insert、update、delete 操作；采用批量装载方法，如 bcp、bulk、关系数据库特有的批量装载工具或 API 等。

（三）数据湖技术

数据湖是以原始格式存储数据的大型数据仓库，它可对其存储的数据进行存取、处理、分析及传输。数据湖以自然格式存储数据，即按照原始格式存储数据，而无须事先对数据进行结构化处理。因此，数据湖可以处理任意类型的数据，包括结构化数据（关系数据库数据）、半结构化数据（CSV、XML、JSON 等）、非结构化数据（电子邮件，文档，PDF）和二进制数据（图像、音频、视频），是一个容纳所有形式数据的集中式数据存储。数据湖的主要目的是对存储库或系统中的所有数据进行统一存储，将原始数据转换为可用于机器学习、可视化分析等的目标数据。针对不同的数据源、不同的数据格式、不同的数据逻辑关系，通过 Hadoop 等平台，实现实时数据库、关系数据库、NoSQL 数据存储、HDFS 文件存储等多种存储与访问机制，为数据的高效存储和有效管理提供了保障。

医院的数据湖数据不仅源自传统的 HIS、LIS、PACS 等临床数据，同时也汇聚了医疗协作、外部数据、医院管理、患者交互等多源、异构、多模态的原始数据。针对不同应用目的，数据湖可对同一份原始数据提供不同的数据副本以满足特定内部模型格式的需要，如文本格式的电子病历以及关系数据库存储的临床诊疗记录或标准化的电子病历共享文档(Clinical Document Architecture,CDA)。

第二节　外部互联应用

一、医保结算

(一)系统概述

基本医疗保险是为补偿劳动者因疾病风险造成的经济损失而建立的一项社会保险制度。通过用人单位和个人缴费，建立医疗保险基金，参保人员患病就诊发生医疗费用后，由医疗保险经办机构给予一定的经济补偿，以避免或减轻劳动者因患病、治疗等所带来的经济风险。

医疗保险制度的不断完善，城乡居民医疗保险全覆盖的不断深入，以及医疗保险本身的复杂性，决定了医疗机构的保险结算离不开信息化的技术支持。随着信息技术以及互联网的发展，医疗保险信息系统的使用使医疗保险机制运转更为高效和便捷。医疗保险结算系统的业务功能用于医疗机构按照国家医疗保险制度对医疗保险人进行各种医疗费用的结算处理，其主要任务是完成医院信息系统与医疗保险部门信息交换，包括下载、上传、处理医疗保险患者在医疗机构中发生的医疗保险有关的费用，并完成实时结算。医疗保险结算系统涉及各级医疗机构、医保结算中心、参保人员、银行结算等多个部门，具有参保人群和费用结算政策多种多样，且对系统实时性、响应时间要求较高的特点。通过医院信息平台接收省市各级医保数据，为医院进行医保结算业务管理而建设医保信息集成平台是行之有效的实施方案，可减少医保结算系统信息维护量，提高业务效率。目前结算系统主要采用全实时交易模式，就诊患者的结算信息实时从医疗保险结算系统中通过交易获取，同时就诊费用信息通过交易上传至医疗保险结算系统进行结算和存储。

(二)业务功能

医疗保险业务功能规范必须符合国务院、国家医疗保障局、地方的有关法律、法规、规章制度的要求。医疗保险结算系统按照国家医疗保障局"统一分类、统一编码、统一维护、统一发布、统一管理"的建设要求,建立自上而下、规范分类的医保业务编码体系,充分发挥信息标准化的作用。

医疗保险结算系统的业务功能包括以下三点:

1. 医疗保险基本字典维护及对账

实时从医保系统下载更新的疾病编码、药品目录、诊疗服务目录、医用材料目录、黑名单、医疗保险结算、对账单等,并根据政策要求对疾病编码、药品目录、诊疗目录、材料目录等进行对照维护,同时对医院科室、医保医师与医保药师等信息进行维护。

2. 医疗保险交易信息上传

包括门诊挂号、门诊处方、门诊医技检查、门诊个人账户;住院病案首页信息、住院医嘱、住院个人账户、医保基金及个人支付明明细等信息;原费用信息、退费金额等退费信息;月度结算汇总信息。

3. 医疗保险结算处理

确认医保患者身份与医保待遇;确定医疗费用划分,如个人账户支付、现金支付等;提供相关医保结算明细,用于月度对账。

(三)业务流程

医院信息系统,如医保信息集成平台,可与省市各级医保中心医疗保险结算系统采用虚拟专用网络的连接形式,通过前置机或直连方式进行医疗保险结算交易的申请、处理和结果返回。医院的运营数据中心可整合患者信息和医疗数据,实现和医保结算系统的数据共享和实时数据交互,从而在患者就诊后确保医保费用的实时结算和报销。

1. 门诊医保结算流程

医保患者在门诊就诊结束进行结算业务的流程见图6-2-1。通过将省、市等不同医保中心的业务服务统一注册到医院集成平台,在门诊结算业务发起时由医院系统计算总费用后通过集成平台调用服务获取数据,经过数据校验成功后返回结果。当医保预结算总费用与汇总费用不平时,需要核对记账不平的记录,并清除已上传医保收费数据,再次调用医保中途记账接口重新上传收费数据。当返回结果总费用一致,更新就诊费用分类、就诊类型、就诊原因、审核结果等必要信息,进行费用收取。收费完成后调用医保结算服务,确认交易成功后完成支付结算。同时相应数据通过平台上传至运营数据中心,实现全流程的统一服务、统一监管和统一存储。

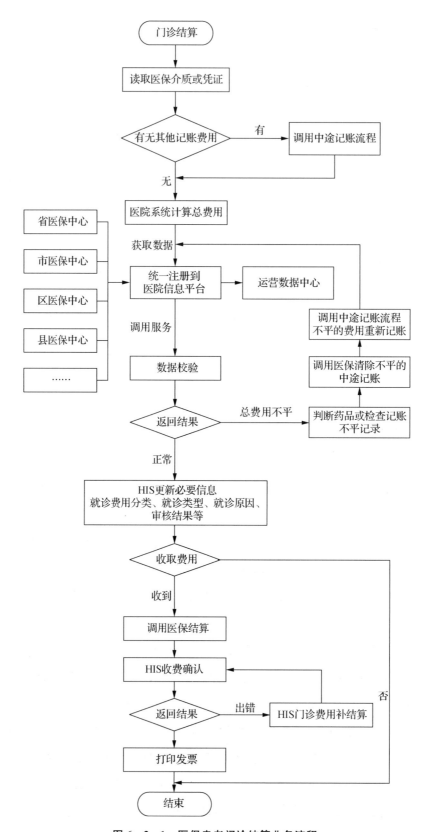

图 6 - 2 - 1　医保患者门诊结算业务流程

2. 住院医保结算流程

医保人员办理出院时的结算业务流程见图 6-2-2。

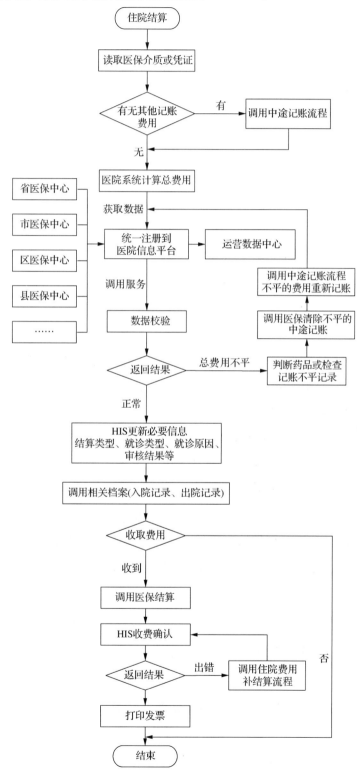

图 6-2-2　医保患者住院结算业务流程

调用医保住院预结算交易汇总医保端总金额,并与本次出院费用的总金额进行比较。如果不一致,则需要清空医保端费用,通过调用医保费用上传交易接口,重新上传医院端收费明细。在 HIS 端总金额和医保预结算总金额一致的情况下,按医保结算要求,医院出院业务人员录入住院档案相关信息,并按医保预结算提示收取患者自理费用。最后,医院出院业务人员确认结算,HIS 端调用医保住院结算交易,在确认医保住院交易完成后,HIS 端完成患者出院结算业务。

二、传染病网络直报

(一)系统概述

为提升公共卫生机构信息化建设与应用能力,促进医防融合,健全重大疫情应急响应机制,国家卫健委、国家中医药管理局联合制定并于印发《全国公共卫生信息化建设标准与规范(试行)》。在传染病防控管理方面,文件明确了病例报告、流行病学调查、呼吸道传染病实验室检测等多个三级指标的具体内容和要求。此外,根据《传染病防治法》规定,报告法定传染病病例是相关责任人的法定义务。2004 年我国建立疾控系统的传染病网络直报系统(National Disease Report System,NDRS),利用现代通信手段,在全国建立统一、高效、快速、准确的疫情上报系统。通过直报系统,我国各地医院可以及时报告当地的传染病疫情。疫情的实时上报实现了传染病早发现、早干预,提高了我国对传染病的预防和控制能力,为传染病防控做出重要贡献。NDRS 和医院信息平台连接,在实现传染病报告无纸化的同时,加强了医疗机构对内部传染病疫情的监控和管理。医疗机构通过建立医院感染监控直报系统,一方面可加强对易感人群前瞻性监测,减少传染病漏报,提高数据质量,实现过程监控;另一方面可减少迟报率和信息误差,提高管理质量和效率。

以整合医院各系统数据的临床数据中心作为数据基础,设定传染病相关规则,有效整合传染病患者的临床诊疗数据、传染病相关知识、传染病报卡信息,简化传染病上报的工作流程,同时保障传染病上报信息的完整性和准确性。

(二)业务功能

实现网络直报系统和医院信息系统的有效衔接是医院信息化工作的重点之一,临床数据中心的建立为数据直报提供了有力保障。传染性疾病实时监控模式取代以往回顾性调查为主的模式,通过系统主动、精准地发现疑似感染病例,大大减少防疫诊断时间,也减轻临床上报压力。同时针对疾病数据统计分析汇总,对可能存在的传染性疾病高危因素进行前瞻性监测。

通过嵌入专业筛查策略,进一步分析医院信息平台挖掘有效信息,对疑似感染病例智能化筛查和个案预警,便于管理人员和临床医生确认病例。病区预警机制的建立,有效实现了医院感染暴发隐患的早期发现。

医院传染病网络直报系统的业务功能包括以下五点：

①人员配置：包括用户管理、角色管理、权限管理、菜单管理等功能。

②传染病上报基本功能：染病数据上报。

③值域管理：包含数据上报系统中字典操作的主要内容，包括字典维护、操作字典、字典对照等。

④流程配置管理：管理数据上报平台的流程，实现医疗数据上报过程中的协同工作，包括审核和上报等流程。

⑤填报：上报生产系统中没有的数据，避免非系统数据不能上报的情况，包括报表维护和数据填报等。

(三)业务流程

医生登录系统后进行表单填报，上报相关患者的信息，相应数据可调用集成平台数据服务实现自动采集，录入传染病信息基础数据库。填报完成后，系统会自动发送到医院传染病防控相关管理部门进行数据审核。审核通过后，遵循相关接口规范进行网络直报，未通过审核的表单会自动返回给医生并说明原因。同时系统可基于医院传染病病例数据，对医院传染病数据进行监测分析和统计汇总。通过层层将关、严格审查的方式实现了上报过程的环节控制。系统通过数据访问医院临床数据中心，采集 HIS、LIS、RIS、EMR 等主要业务系统中所需的相关信息，建立动态的疾病信息数据库，实现对传染病患者从入院到出院的全流程监测(见图 6-2-3)。

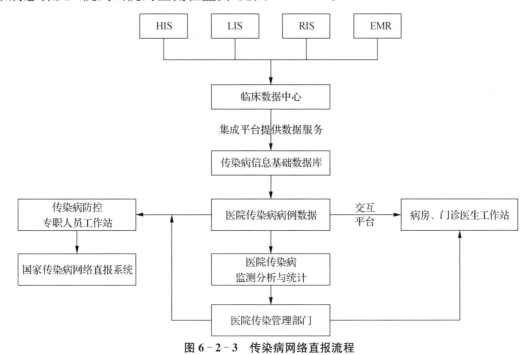

图 6-2-3　传染病网络直报流程

三、区域医疗协同

（一）系统概述

区域医疗协同系统是指以各级医疗机构为主体，利用先进的信息化手段，实现医疗机构之间的信息系统集成及信息共享，建立区域协同的医疗公共服务集成平台和运行机制，最大化利用有限的医疗卫生资源，控制医疗成本，提高医疗质量，保障区域医疗的同质化。随着移动互联技术、信息集成技术等的日趋成熟，通过建设互联互通的医疗信息平台，实现医疗信息资源整合与共享，探索基于互联网＋医疗服务模式，协同优化区域医疗资源配置。医院信息平台的建立为实现各异构系统协同工作和跨区域医疗奠定了技术基础。

随着信息技术的不断发展，通过医院信息平台和数据中心协同各级医疗机构的异构系统打破医疗机构间信息壁垒。区域医疗协同系统克服了医疗机构各个异构系统间缺乏统一标准和规范、信息整合缺乏统一集成技术等困难，实现了区域内部跨机构的信息化集成，充分利用各家医疗机构的资源，实现各机构的相互协作、优势互补，促进协同服务模式转变，建立面向个人、医疗机构、监管部门等全方位的应用服务。

（二）业务功能

医疗协同主要包括：①远程会诊，②远程影像诊断，③分级诊疗，④双向转诊，⑤区域病理共享，⑥区域检验共享。区域医疗协同信息系统是为采集、加工、存储、检索、传递患者的医疗信息及与之相关的管理信息而建立的。以远程会诊为例，远程会诊是在医疗机构之间，基于互联网技术、多媒体技术与多学科专家会诊相结合的开展异地临床诊疗、在线交互式指导模式的远程医疗服务。远程会诊系统包括远程预约、双向转诊、病历资料共享、远程影像、远程心电、远程病理、临床会诊等功能模块。

远程医疗是采用通信技术，结合远程视频，为患者提供全面的、远距离的医疗服务活动，是信息技术和远程医疗服务的有机结合。远程医疗平台主要包括患者病史资料、登录信息资料、会诊医师资料、会诊意见、咨询结论材料、病历资料以及远程医疗服务情况登记资料等。这些图文影音资料的收集、整理、登记、保存及保密工作尤其重要，因此要建立远程医疗会诊数据库，尤其是对患者的电子病历、处方信息和电子医学影像等有关资料，更要严格管控，对病历的调阅、借用、使用要严格按照规定的审批手续办理。

远程医疗系统架构设计如图6-2-4所示，主要包括以下四个层面：

1. 数据集成层

数据集成层是整体平台应用的基础底层要求，主要通过业务系统或数据中心的系统数据对接和人工上传方式进行患者数据整合,根据用户权限和安全控制,实现在线的病史资料查阅,服务互联网诊疗、远程医疗业务。

2. 支撑服务层

支撑服务层是整体平台应用的中间技术支撑模块,集成了服务业务应用的信息安全服务、注册服务、远程服务、平台运行云服务以及用于远程在线通讯的音视频服务。

3. 业务应用层

业务应用层由院内应用、远程医疗应用以及基于人工智能的患者随访应用等组成,通过多学科联合会诊(Multi disciplinary team,MDT)发挥上级医院自身学科优势,打造多学科综合诊疗业务;通过远程医疗,联合医疗机构彼此的优势资源,延伸优质医疗服务;最后,通过人工智能对接多学科诊疗、远程医疗、互联网诊疗的患者,进行跟踪随访。

4. 应用对象层

以标杆医院为核心,建设一个"1+N+n"的统一远程医疗中心服务体系,其中"1"为远程医疗中心平台,"N"为远程医疗服务中心(附属医院),"n"若干下级医疗(社区机构、乡镇诊所)协作单位。形成覆盖区域性的综合医疗服务网络和体系,向下辐射各级协作医院,向上增加与省院联合的其他医院的远程协作,提供远程医疗支撑。

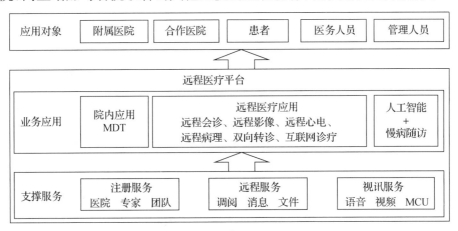

图6-2-4 远程医疗平台系统架构

可靠的基础建设是保证区域医疗协调系统平台高效运行提供稳定服务的前提。该信息系统的业务采用集中式部署,双层星型结构的网络结构设计,以区域性医疗信息资源为数据交换中心、以医疗机构和社区卫生服务中心为基层终端。

(三)业务流程

针对区域内医疗卫生机构信息系统结构多样化的现状,可采用基于SOA平台软件体系、基于HL7数据交换标准的设计理念,实现区域范围内医疗信息资源的共享,支撑网上预约挂号、双向转诊、转检、远程医疗等便民创新医疗服务模式的开展。下面主要以医疗协同中的远程会诊为例,阐述医疗协同业务流程。

当合作医院在远程会诊系统中提出远程会诊申请后,远程会诊系统通知会诊专家。专家会诊时,系统借助医院信息平台同步数据中心的信息,展示患者在 HIS、LIS、PACS 等医院信息系统的数据。会诊过程中,申请医师和会诊专家可以同步查看患者的病程记录、影像报告、检验报告等各类就诊信息。会诊医师通过多媒体设备"面对面"交流,制定患者综合诊疗方案,远程会诊结束后,在系统中总结会诊意见,撰写病历文本,并同步至临床数据中心储存。

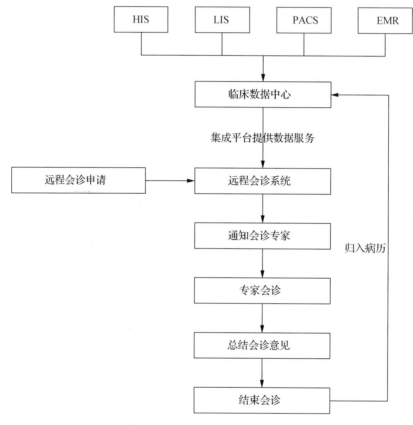

图 6-2-5　远程会诊诊断流程图

四、区域信息共享

(一)系统概述

区域医疗信息共享指按照法律法规,以医疗信息标准化和规范化为基础,依据医疗信息系统的集成技术和传输技术,在一定区域内不同医疗机构之间实现数据交互与共享。区域医疗信息共享能够优化资源配置,节约社会成本,提高信息资源利用率,不仅能够提高整个医疗数据处理效率和质量,也是我国卫生健康事业的发展需要和必然趋势。要实现区域医疗信息共享,必须制定统一的医疗数据标准,实现区域内数据格式标准化,同时对数据进行统一管理。

区域医疗信息平台是整合区域内各级医疗卫生机构的诊疗数据,改善医疗服务质量的有效手段。医院信息平台与区域医疗信息平台有所区别,同时又紧密联系。医院信息平台汇总院内临床诊疗数据,区域医疗信息平台则以居民的健康管理数据为基础进行区域内各医疗卫生机构诊疗数据的收集和汇总,实现各级医院信息平台与区域医疗信息平台数据的互联互通和共享,加快医疗资源的有效整合与配置,推进我国"健康中国"战略实施。

(二)业务功能

区域信息共享是以居民健康档案为基础的区域人口健康信息平台,采集区域内各管辖机构的数据,对包括基层产生的健康档案等基本公共卫生服务类数据、医疗机构产生的诊疗数据、疾控中心产生的疾病和公共卫生检测类数据等进行汇聚处理,发布可用的服务。医院整合内部异构的信息系统,部署完善的业务封装、数据交换、流程闭环的集成平台对实现区域信息共享具有重要意义。

对于区域信息共享需求,主要业务功能包括以下五点:

(1)数据规范上报和共享:数据采集和标准化上报、数据质量管理、数据标准管理和数据标准服务。

(2)平台管理:用户管理、角色管理、日志管理、监控管理、权限管理、配置管理和平台数据中心建设。

(3)信息安全:用户访问管理、数据安全传递、数据安全路由、隐私保护、审计追踪、节点与机构认证和平台安全加固。

(4)大数据应用支撑:分布式操作系统、数据搜索引擎、集中式数据存储、分布式数据存储和信息安全保障。

(5)业务服务对接:预约挂号、智能导诊、双向转诊、检验检查报告查询、出院患者随访和健康档案查询等。

(三)业务流程

1. 设计原则

早期的数据共享一般采用点到点的方式,但随着业务系统的增多,连接路径以指数方式剧增,维护成本不断上升,建立中心数据平台成为区域信息共享的优秀实践方案。区域信息共享需要一个中心化的数据平台连接区域内各个异构系统,实现数据的汇集、处理、存储和分发。

2. 信息整合方式

信息整合方式主要分为两种:一种是数据层面整合,通常是业务系统与平台之间通过数据库对接及数据映射转换进行数据交换和共享,此种方式一般适用于数据量较大且实时性要求不高的场景,如患者检查检验报告的同步等;另一种是应用层面整合,通过业务系统向平台发送消息的方式整合数据,交换信息和相互调用数据服务,此方式一般适用于对业务实时性要求较高的场景,如预约挂号、在线支付等。

3. 业务流程

区域全民健康信息平台是区域信息共享的一种典型应用。区域全民健康信息平台提供包括个人注册服务、健康档案整合服务和健康档案调阅等服务,通过共享文档交换数据实现区域内跨系统、跨机构按照标准整合电子健康档案临床数据、公共卫生数据。区域全民健康信息平台可覆盖辖区内卫生健康机构和业务系统,采用规范统一的术语、字典进行数据的共享,实现区域全民健康信息共享和业务协同,提供切实有效的协同助医、智能监管、决策分析、惠民利民等区域性应用服务。

建立全生命周期健康档案是区域信息共享的关键。全生命周期包含婴儿期、幼儿期、学龄前期、学龄期、青春期、青年期、中年期、老年期。从出生开始建立健康档案,对各个生命区间的就诊记录及体检记录等进行归档,对各个期间的多发疾病或者卫生安全问题进行追踪归档管理。例如,婴儿期、幼儿期、学龄前期的儿童保健:出生医学证明信息、儿童健康体检信息、儿童疫苗接种等;女性青春期之后的妇女保健:孕产期保健服务与高危管理信息、分娩信息、产后访视信息等;常见老年期的疾病管理:高血压、糖尿病、健康体检等管理信息。

按照国家健康档案基本架构与数据标准,健康档案主要从三个维度构建完整的健康档案,分别为生命阶段、健康和疾病问题、卫生服务活动(或干预措施)。根据健康档案的基本概念和系统架构,健康档案信息一般包括如下信息:

一是个人基本信息,包括人口学和社会经济学等基础信息以及基本健康信息。其中一些基本信息反映了个人固有特征,贯穿整个生命过程,内容相对稳定、客观性强。主要有:①人口学信息,如姓名、性别、出生日期、出生地、国籍、民族、身份证件、文化程度、婚姻状况等。②社会经济学信息,如户籍性质、联系地址、联系方式、职业类别、工作单位等。③基本健康信息,如血型、过敏史、既往疾病史、家族遗传病史、健康危险因素、残疾情况等。④建档信息,如建档日期、档案管理机构等。

二是主要卫生服务记录,健康档案与卫生服务活动的记录内容密切关联。主要卫生服务记录是从居民个人一生中所发生的重要卫生事件的详细记录中动态抽取的重要信息。按照业务领域划分,与健康档案相关的主要卫生服务记录有:①儿童保健:儿童信息、新生儿方式、儿童体格检查。②妇女保健:妇女信息、孕卡信息、产前随访、分娩记录、产后访视、产后 42 天健康检查等。③疾病预防:预防接种信息、死亡医学证明等。

④疾病管理：高血压、糖尿病、老年人健康管理信息等。

三是医疗服务记录，门诊诊疗信息、住院诊疗信息、住院病案首页信息、成人健康体检信息等。

全生命周期健康档案的建立，依赖区域内不同来源卫生健康数据的整合。常用的方式是依托区域卫生信息平台实现不同来源应用系统之间数据交换和共享以及数据映射转换。区域卫生信息平台与医院信息平台之间通过创建数据库联合对象，实现数据交换共享以及数据之间的映射转换。对接参照各级卫生行政部门建立的标准体系，对接内容涵盖：电子病历数据采集、健康档案数据采集、医院运营指标采集等。区域卫生信息平台通过居民主索引系统，根据定制的匹配规则将来自不同条线的居民健康信息串联在一起，形成唯一主索引号。

健康档案整合了各个领域来源信息，并将该居民的医疗数据模块化，分成门诊就诊数据、住院就诊数据、检验数据、检查数据等，这样医生可以全面了解居民的健康历史，并能快速、清楚并准确地定位到需要了解的疾病记录。全生命周期健康档案的建立和共享方便医生和居民快速定位不同时期，查看医疗就诊情况和公卫记录，为医生制定治疗方案提供辅助诊断决策。

医院临床数据中心整合了 HIS、LIS、PACS、EMR 等医院主要业务系统的异构数据，通过医院信息平台统一为区域信息平台提供服务，为注册服务、健康档案、业务协同、安全隐私等服务提供技术基础，保障区域性人口在预约挂号、健康档案浏览、检验检查报告查询、远程会诊、双向转诊、家庭医生签约服务等多方面的便捷医疗应用。

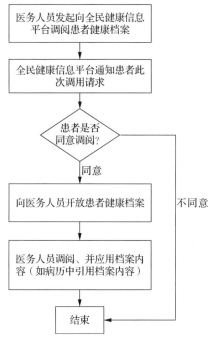

图 6 - 2 - 6　区域人口健康信息平台总体架构图

参考文献

[1] Karatas M, Eriskin L, Deveci M, et al. Big Data for Healthcare Industry 4. 0: Applications, challenges and future perspectives[J]. Expert Systems with Applications, 2022: 116912.

[2] Lu H, Wang R L, Huang Z. Application of Data Mining in Performance Management of Public Hospitals[J]. Mobile Information Systems, 2022, 2022(1): 1 - 10.

[3] Setiorini A, Natasia S R, Wiranti Y T, et al. Evaluation of The Application of Hospital Management Information System (SIMRS) in RSUD Dr. Kanujoso Djatiwibowo Using The HOT-Fit Method[C]. Journal of Physics: Conference Series. IOP Publishing, 2021, 1726(1): 012011.

[4] Xia X. Exploration of Internet Hospital Information System Based on Information Integration Platform [C]. Journal of Physics: Conference Series. IOP Publishing, 2021, 1856(1): 012045.

[5] Kryszyn J, Cywoniuk K, Smolik W, et al. Performance of an openEHR based hospital information system[J]. International Journal of Medical Informatics, 2022: 104757.

[6] Sarwar T, Seifollahi S, Chan J, et al. The Secondary Use of Electronic Health Records for Data Mining: Data Characteristics and Challenges[J]. ACM Computing Surveys (CSUR), 2022, 55(2): 1 - 40.

[7] Ponte S, Ferrara E, Dellepiane S, Ferretti R, Nardotto S. Technical Concept of Health Data Collection and Integration Data Analysis for Gaining Meaningful Medical Information [M]. Clinical Rehabilitation Experience Utilizing Serious Games. Springer Vieweg, Wiesbaden, 2018: 105 - 129.

[8] 徐刚. 医院信息系统集成平台建设[J]. 数字技术与应用, 2022(1): 205 - 206, 239.

[9] 杨晨柳, 方安, 钱庆, 等. 面向人口健康科学数据长期保存的元数据模型构建[J]. 中华医学图书情报杂志, 2020, 29(09): 22 - 28.

[10] 宗喆, 鲁俊群. 疫情之下的数据治理及人工智能应用边界探索[J]. 科技管理研究, 2021, 41(17): 8.

[11] 朱声荣, 左锐, 张晨, 等. 基于数据中心的单病种数据精细化管理设计与实践[J]. 中华医院管理杂志, 2021, 37(10): 4.

[12] 蒋义, 应俊, 薛万国, 等. 综合性医院医疗大数据创新体系建设与实践[J]. 解放军医学院学报, 2019, 40(08): 709 - 712.

[13] 李慧杰, 张晴晴, 刘瑞红, 等. 大数据背景下临床专病数据库建设实践与思考[J]. 中国卫生事业管理, 2020, 37(8): 4.

[14] 许杰, 周瑜, 夏星球, 等. 重症医学专科大数据平台的建设及应用[J]. 中华急诊医学杂志, 2022, 31(1): 129 - 132.

[15] 吴思竹, 钱庆, 周伟, 等, 方安. 面向人口健康领域科研项目数据汇交的数据仓储设计与实现[J]. 数据分析与知识发现, 2020, 4(12): 2 - 13.

[16] 陈芸, 井淇, 高煜, 等. EMT 框架下我国应急医疗队伍建设现况及新冠肺炎疫情下的应对[J]. 中国公共卫生, 2020, 36(12): 1707 - 1710.

[17] 都率, 毛阿燕, 孟月莉, 等. 基于 CiteSpace 公共卫生体系研究可视化分析[J]. 中国公共卫生, 2020, 36(12): 1734 - 1738.

[18] 黄钊, 殷伟东, 苏逸飞, 等. 南京市卫生信息平台的建设与思考[J]. 医疗卫生装备, 2020, 41(10): 70 - 73.

［19］冯力,陈校云,张曙欣,等.国外三种区域医疗体系转型方式比较研究及启示[J].中国卫生质量管理,2019,26(03):137-140.

［20］孙向红,齐向秀,范玲.基于医联体区域协同信息平台的延伸护理服务实践[J].中华医院管理杂志,2019,35(4):4.

［21］单既桢,郑攀,琚文胜.基层医疗与公共卫生管理服务信息系统设计与实现[J].中国卫生信息管理杂志,2021,18(03):346-350.

［22］肖文,牛仕良,董信春,等.经济欠发达地区区域医疗一体化管理实践[J].中国医院管理,2021,41(2):3.

［23］李小华,周毅,赵霞.医院信息平台技术与应用[M].北京:人民卫生出版社,2017.

［24］刘云主编.医院信息互联互通标准化成熟度测评解读与案例分析[M].南京:东南大学出版社,2017.

［25］国家卫生健康委统计信息中心.医院数据治理框架、技术与实现[M].北京:人民卫生出版社,2019.

［26］国家卫生健康委统计信息中心.全民健康信息化调查报告区域卫生信息化与医院信息化 2021[M].北京:人民卫生出版社,2021.

思 考 题

1. 医院信息平台的技术构架与运行机制是什么？

2. 医院主要数据中心的功能有哪些？

3. 什么是医疗保险制度？门诊与住院医保结算流程是什么？

4. 什么是传染病直报、医疗协同与区域信息共享？

5. 医院信息平台如何解决患者身份唯一性问题和不同业务应用或机构间数据交互共享的问题？

6. 医院信息平台的交互服务模式有哪些？

第七章　医院信息化基础建设

国家高度重视医疗信息化发展,《国务院办公厅关于促进"互联网＋医疗健康"发展的意见》要求提升医疗卫生现代化管理水平,优化资源配置,创新服务模式,提高服务效率。《国家卫健委关于深入推进"互联网＋医疗健康""五个一"服务行动的通知》提出,医疗机构要在持续改善线下医疗服务行动的同时,充分运用互联网、大数据等信息技术,拓展服务空间和内容,积极为患者提供在线、便捷、高效的服务。

医院信息化基础建设以网络架构为基础,基于网络安全、统一通信和数据中心等建设,建设以患者为主体、医护工作人员为中心的医疗服务体系,是医院信息系统高效、安全、稳定运行的基本保障。

本章围绕医院数据中心、网络设备、信息化基础设施和安全防护等相关技术展开,描述如何建设医院信息化基础,保障医院信息系统安全稳定运行,提高医院整体工作效率,为医院的发展奠定良好的基础。

第一节　基础设施

一、数据中心机房

(一)数据中心机房要求

1. 数据中心机房分级与性能要求

根据我国《电子信息系统机房设计规范》(GB 50174—2008),数据中心应划分为 A、B、C 三级。设计时应根据数据中心的使用性质、数据丢失或网络中断在经济或社会上造成的损失或影响程度确定所属级别。

符合下列情况之一的数据中心应为 A 级:

①电子信息系统运行中断将造成重大的经济损失;

② 电子信息系统运行中断将造成公共场所秩序严重混乱。

A 级数据中心的基础设施宜按容错系统配置,在电子信息系统运行期间,基础设施应在一次意外事故后或单系统设备维护或检修时,仍能保证电子信息系统正常运行。A 级数据中心要满足下列要求,同时电子信息设备的供电可采用不间断电源系统和市电电源系统相结合的供电方式:①设备或线路维护时,应保证电子信息设备正常运行;②市电直接供电的电源质量应满足电子信息设备正常运行的要求;③市电接入处的功率因数应符合当地供电部门的要求;④柴油发电机系统应能够承受容性负载的影响;⑤向公用电网注入的谐波电流分量(方均根值)不应超过现行国家标准《电能质量公用电网谐波》(GB/T14549)规定的谐波电流允许值。

符合下列情况之一的数据中心应为 B 级:①电子信息系统运行中断将造成较大的经济损失;②电子信息系统运行中断将造成公共场所秩序混乱。B 级数据中心的基础设施应按冗余要求配置,在电子信息系统运行期间,基础设施在冗余能力范围内,不应因设备故障而导致电子信息系统运行中断。

不属于 A 级和 B 级的数据中心应为 C 级。C 级数据中心的基础设施应按基本需求配置,在基础设施正常运行情况下,应保证电子信息系统运行不中断。

2. 数据中心机房选址

数据中心选址应符合下列要求:

(1)电力供给应充足可靠,通信应快速畅通,交通应便捷;

(2)采用水蒸发冷却方式制冷的数据中心,水源应充足;

(3)自然环境应清洁,环境温度应有利于节约能源;

(4)应远离产生粉尘、油烟、有害气体以及生产或贮存具有腐蚀性、易燃、易爆物品的场所;

(5)应远离水灾、地震等自然灾害隐患区域;

(6)应远离强振源和强噪声源;

(7)应避开强电磁场干扰;

(8) A 级数据中心不宜建在公共停车库的正上方;

(9)大中型数据中心不宜建在住宅小区和商业区内。

设置在建筑物内局部区域的数据中心,在确定主机房的位置时,应对安全、设备运输、管线敷设、雷电感应、结构荷载、水患及空调系统室外设备的安装位置等问题进行综合分析和经济比较。

3. 数据中心机房面积规划与分配

数据中心的组成应根据系统运行特点及设备具体要求确定,一般由主机房、辅助区、支持区、行政管理区等功能区组成。

主机房的使用面积应根据电子信息设备的数量、外形尺寸和布置方式确定,并要考虑预留今后业务发展需要的使用面积。主机房的使用面积可按下式确定:

$$A=S×N$$

式中 A ——主机房的使用面积(m^2);

S ——单台机柜(架)、大型电子信息设备和列头柜等设备占用面积,可取 2.0～4.0(m^2/台);

N ——主机房内所有机柜(架)、大型电子信息设备和列头柜等设备的总台数。

一个典型的数据中心机房布局如图 7-1-1 所示。机房划分为主机房、设备网机房、UPS(Uninterruptible Power Supply,不间断电源)机房等区域,其中主机房又划分为服务器存储区、网络区、测试区等功能区域。

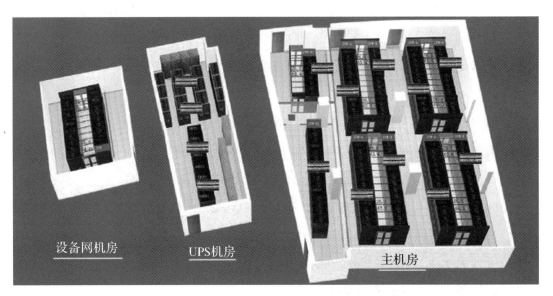

图 7-1-1 数据中心机房布局图

(二)基础装修

数据中心机房建设应当建设成安全可靠、舒适实用、节能高效和具有可扩展性。在数据中心机房装修中,应遵循以下设计理念:①满足信息设备安全、稳定、可靠运行的要求;②运用新工艺新材料展示新一代数据中心机房的室内装饰特点;③充分满足机房的洁净度和特殊介质存放的要求;④选择自然材质,考虑环保要求;⑤考虑与大楼整体装饰风格相协调性。

机房装修的重点设计要素有防尘、屏蔽、防静电、空调回风、防漏水设施、隔热保温、防火等。

(1)防火:机房区域的装饰材料应达到 A 级燃烧性能,机房内电缆应全部采用阻燃电缆并完全在桥架及管内敷设。

(2)防水:在机房精密空调区域四周根据机房环境条件,设置不低于 150 mm 高的挡水堰,挡水堰内设计地漏,以便设备及管道漏水时及时排水。同时在可能漏水的地方采用漏水报警感应器,以便及时发现漏水并处理。

(3)防尘:对地板、吊顶天花板、挡水堰等区域采用防尘处理;对进入机房内的新风进行三级过滤处理,必要时采用脱硫处理。在机房入口处设置鞋套机或粘尘垫等。

(4)抗干扰、防静电:将强弱电线缆、走线槽分不同路由敷设,线槽之间的安全距离应符合相关国家规范并做好良好的接地。对金属墙面、活动地板、设备底座、设备机柜等做好接地处理。

(5)保温、隔热、防结露:由于机房内外温差较大,为防止楼板结露滴水对机房内设备造成损坏,应对机房楼板顶面和地面采用保温棉进行保温隔热,所有隔断墙应采用保温棉进行保温,对所有的管道、桥架出入机房的管道孔进行有效封堵。

(三)电气工程

1. 机房电气工程的组成

数据中心机房电气工程由以下系统组成:高压变配电系统、柴油发电机配电系统、自动转换开关系统(ATSE)、低压配电系统、UPS、UPS 列头配电系统、机柜配电系统和防雷与接地系统等。

2. 机房电气工程设计要点

数据中心机房电气工程应坚持安全可靠、技术先进、经济适用的设计原则,严格按照国家相关标准规范和项目的实际需求作为设计依据,确保为用户建设一个高质量的、安全可靠的电气系统工程。

(1)电气工程功能区规划:电气工程从建筑功能区的平面规划考虑,一般分为:机房所在建筑的变电所(站)、低压配电室、UPS 配电室、蓄电池室、楼层配电室和机房内机柜配电。

(2)变电所设计要点:变电所的平面规划、负荷计算及无功功率补偿、变压器的数量、容量及型号的选型、高低压配电柜的数量、负荷开关的选型、二次回路设计及继电保护的整定计算、防雷与接地等。

（3）低压配电室设计要点：低压配电室的平面规划、负荷计算、低压配电柜的数量及排列方式、短路计算及负荷开关的选型、低压配电回路的接线方式、防雷与接地等。

（4）UPS配电间设计要点：UPS配电间的平面规划、负荷计算、UPS的数量、冗余方式、组网方式、远程监测方式、UPS输出配电柜的数量及排列方式、短路计算及负荷开关的选型、UPS配电输出回路的接线方式、防雷与接地等。

（5）机房配电列头柜及机柜配电设计要点：配电列头柜的负荷计算、输出回路、防雷与接地、远程监控等，机柜的PDU（Power Distribution Unit，电源分配单元）数量、规格型号、排列方式、远程监测等。PDU的插座应注意要适应信息设备的插头和功率，有10A/16A的区分，还有国标、英标、美标的区分。

3. 机房各类供电负荷等级分类

计算机设备：为特别重要的负荷等级；

精密空调设备：为一级负荷等级；

数据机房空调冷冻水循环泵设备：为一级负荷等级；

监控中心和重要的办公及功能区设备：为一级负荷等级；

新风换气、通排风设备：为二级负荷等级；

常规照明用电：为二级负荷等级；

消防紧急照明用电：为准重要负荷等级；

重要保障区间照明用电：为准重要负荷等级；

消防紧急照明用电：为一级负荷等级；

日常维护用电：为二级负荷等级。

4. 机房供配电系统的主要组成部分及功能

（1）高压变配电系统：将高压变电站输入的市电（10KV/35KV/110KV等）三相电通过高压开关柜、母联柜输出至变压器转换成（380V/400V）三相电，提供给低压开关柜，为下一级低压配电设备供电。

（2）柴油发电机系统：作为后备电源，一旦双回路市电停电，迅速启动，提供给低压开关柜，为下一级低压配电设备供电。

（3）自动转换开关系统：自动完成市电与市电或市电与柴油发电机之间的切换。

（4）低压配电系统：完成低压电的输入与输出，负责机房区域的电能分配，将上一级市电按照使用需求分配给机房的各类用电设备，如UPS主机、空调设备、照明设备等。

（5）UPS主机：电源净化、电源后备，为机房计算机设备提供稳定可靠的用电保护，如图7-1-2所示。

（6）UPS输出分配柜及配电列头柜：UPS输出电源分配，将UPS电源按设计使用需求分别分配给各类信息设备。

（7）机柜配电系统：通过PDU将电源分配给机柜内各类信息设备。

（8）动力配电系统：将市电分别分配给机房内空调、新风、排烟等设备。

（四）数据中心机房空调与通风工程

1. 机房空调与通风工程的系统组成

机房空调与通风工程由精密空调系统、新风系统、排风系统、给排水系统等组成。

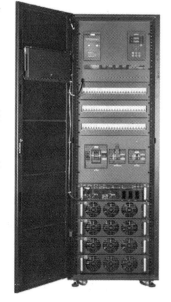

图7-1-2 UPS主机示意图

2. 机房恒温恒湿精密空调的分类

（1）风冷型机房空调：风冷型机房空调以空气为传热媒介，是最常见的数据中心机房的空调制冷方式，实现了每台空调独立循环、控制，不需要引入冷冻水或冷却水的同时实现了模块化配置，具有冗余运行、可靠性高、安装维护简单等优点，被广泛应用于中小型数据中心机房。

（2）冷冻水型机房空调：冷冻水型机房空调以冷冻机组加机房空调机组方式制冷，通过空调机组内冷冻水盘管将机房热负荷传递至冷冻水系统内，被广泛应用于大型数据中心机房。

（3）水冷型机房空调：水冷机房空调机组从房间吸取的热量通过内置水冷冷凝器传输到制冷剂中。冷却水可以由供水管道、冷却塔或者水井供应，或者在一个带有外置干冷器的密封回路中运行。但是在该种情形下，冷却水通常采用抗冻的水和乙二醇的混合物代替常用的制冷剂。该机组适用于有集中冷却水系统的场所。机组能效比风冷式机组高，因此更节能。机组安装不受室外场地限制。

（4）列间机房空调：列间机房空调是应对当前数据中心机房高密度设备机柜散热而开发的新型机房制冷设备，分为直接膨胀式机组（含风冷、水冷/乙二醇冷却）和冷冻水机组，目前已被广泛运用于封闭冷通道的机房。列间空调的自带控制器可根据热负荷的变化自动调节制冷量和风量的输出。

3. 新风系统

为使机房空气保持在正压，新风必须通过加压后再送入机房，同时为了防止室外的热负荷及不干净的空气进入,对机房的恒温恒湿环境产生影响,要求新风机具备处理空气的能力,包括制冷和过滤的功能。此外,新风机应设有与消防系统联动的设备,一旦发生火灾,自动关闭新风机和风机隔离阀,防止火情的扩大。

4. 排风系统

在机房气体灭火区域需设计排气设备,将消防灭火后室内的气体排出室外。各防火分区排气支管上分别设置排烟防火阀,机房正常运行时处于关闭状态,只有在该区域排气时打开。在消防气体喷洒时,新风机立即关机;当消防灭火后室内排气,先打开排风机,后打开新风机补风,使室内废气尽快排出。

(五)消防安防管理

数据中心机房一旦发生火灾事故,除造成直接损失外,间接造成的数据损失和负面影响将是难以估量的。对重要信息设备设计好消防机制,是关系设备正常运行和医院正常运营的关键。数据中心机房灭火系统禁止采用水、泡沫及粉末灭火剂,适合采用气体灭火系统。机房消防系统应是相对独立的系统,通常由火灾自动报警系统和气体灭火系统组成。

1. 机房火灾自动报警系统

火灾自动报警系统可以提前发现机房区域发生的火情,提醒机房运维人员采取必要的灭火手段或者根据火灾发生时的火情启动自动灭火系统。通常使用的火灾探测系统有吸气式烟雾探测系统、感烟探测系统和感温探测系统。

2. 机房气体灭火系统

气体灭火系统是将某些具备灭火能力的气态化合物,常温下贮存于常温高压或低温低压容器中,在火灾发生时采用自动或手动控制方式将设备施放到火灾发生区域,实现灭火的目的。灭火气体种类较多,但现今得以广泛使用的仅有 FM200(七氟丙烷)。

3. 机房出入口控制系统

出入口控制系统也称为门禁系统,系统对进出机房门的人员进行识别。通常按数据中心机房区域的安防等级划分,采用不同的门禁验证识别方式。普通防范区域门禁点采用 IC 卡验证;重要防范区域门禁点采用 IC 卡与密码结合的双重验证方式;核心防范区域门禁点采用 IC 卡、密码及生物识别结合的三重验证方式,如指纹、掌型、虹膜或人脸识别。

4. 机房视频监控系统

视频监控系统是利用视频技术探测、监视设防区域并实时显示现场图像的电子系统,一般由监控接入层、承载交换层、控制管理层和视频应用层组成。应设立专门的视频监控中心,监控中心应设计监控屏幕墙、操作控制台、电子地图显示屏、UPS电源等。

(六)数据中心机房节能

当前,实现节能减排目标面临的形势十分严峻。全国上下加强了节能减排工作,国家制定了《中华人民共和国节约能源法》,国务院发布了加强节能工作的决定,制定了促进节能减排的一系列政策措施,各地区、各部门相继做出了工作部署,节能减排工作取得了积极进展。

1. PUE概念

PUE概念(Power Usage Effectiveness,电能使用效率)最早由 Christian Belady 提出,并由业内颇具影响力的绿色网格组织 TGG (The Green Grid)发展和完善。TGG在2007年给出的定义是:PUE值是指数据中心消耗的所有能源与IT负载消耗的能源之比。PUE值已经成为国际上比较通行的数据中心电力使用效率的衡量指标。

$$PUE = \frac{总设施功率\ TFP(Total\ Facility\ Power)}{IT\ 设备功率\ ITEP(IT\ Equipment\ Power)}$$

PUE值越接近于1,表示一个数据中心的绿色化程度越高。当前,国外先进的数据中心机房PUE值通常小于2,而我国的大多数数据中心的PUE值在2~3之间。这是因为国内机房内芯片级主设备1W的功耗会导致总体耗电量达到2~3W,而国外机房内芯片级主设备1W的功耗只会导致总体耗电量为2W以下。

2. 如何降低PUE

在我国,建筑能耗占总能耗的27%以上,而且还在以每年1个百分点的速度增加。因此,信息通信业"十四五"发展目标中设置了"绿色能源"类别的发展指标,建设大型和超大型数据中心PUE值下降到1.3以下。在当前和今后的数据中心机房设计、建设和运营中,能源节约将占据越来越大的比重。总设施功率减去IT设备功率后,主要功耗包括精密空调设备、新风设备、UPS设备、照明设备等。所以,要降低机房PUE值,可以从以下几个方面入手:

(1)降低空调设备功耗:通过最新的技术,可以将机房建设中空调系统的能耗占整个机房总能耗的比值控制在15%左右。这样整个机房的PUE值就可以控制在2以下。

(2)降低UPS功耗:数据中心的UPS电源占机房总功耗的5%左右。解决UPS的自身功耗也是非常重要的。如果机房供电的电源质量非常好,UPS的工作方式就可以采用后备式的方式。正常工作市电通过UPS的旁路直接给负载进行供电,UPS处于备份状态。市电停电以后,直接转换成UPS电池供电模式。通过这样的方式可以节约所有UPS自身功耗的电量。

(3)降低 IT 设备功耗：要做到最佳节能，降低服务器等 IT 设备的功耗，才是最有效的方法。比如 1W 的 IT 设备需要总功耗电量为 1.6W。当降低服务器设备功耗为 0.8 W 的时候，数据中心总功耗立即降为 $0.8 \times 1.6 = 1.28$ W。IT 设备功耗降低了 0.2 W，而总耗电量降低了 0.32 W。

二、网络系统

(一)总体逻辑架构

1. 设计原则

数据中心作为整个信息化系统计算中心、数据存储中心，也是业务管理中心，网络建设必须考虑基础网络平台的高稳定和高可靠。在保证数据中心网络高稳定性的同时，数据中心网络平台必须具有高吞吐量和高速的转发性能，以满足全业务系统的大数据流量交换和数据流突发的要求，确保各业务系统的稳定高效运行。

数据中心基础网络架构规划必须参考以下设计原则：

模块化、体系化设计——通过分析网络层次关系、安全需求以及动态实施过程，建立科学的网络体系，分析网络中存在的安全风险，提出解决方案，解决存在的问题。

全局性、均衡性设计——从全局出发，综合考虑信息资产的价值、所面临的安全风险，平衡两者之间的关系，采取不同强度的安全措施，提供最优的解决方案。

可行性、可靠性设计——采用可靠性冗余技术，保障从设备级、链路级、架构级各方面实现整个基础架构的稳定可靠。

可扩展性设计——根据网络层次化、业务模块化、层次间松耦合的可扩展性原则，使用成熟的网络设备，遵循兼容性和可管理性原则，网络设备应具备充足的性能、带宽和预留扩展能力。

2. 区域划分

数据中心内根据应用划分多个区域，应充分考虑以实现逻辑区域和物理区域之间的松耦合。依据应用系统的要求，数据中心网络逻辑区域划分考虑如下原则：

- 不同安全等级的网络区域划属不同的逻辑区域；
- 不同功能的网络区域划属不同的逻辑区域；
- 承载不同应用架构的网络区域划属不同的逻辑区域；
- 各区域之间松耦合。

根据以上原则，网络逻辑区域的划分为外网区和内网区，如图 7-1-3 所示。

（1）外网区：根据功能的不同划分为 Internet、Extranet 两个区域。这两个区域部署对外服务的应用系统，Internet 提供互联网用户接入，如邮箱系统、门户网站、OA、互联网医院，一般采用互联网线路接入；Extranet 提供医保、卫健委、银行等合作伙伴的接入，一般采用专线或 VPN。

（2）内网区：根据功能的不同划分为网络功能区、业务接入区、运维管理区。

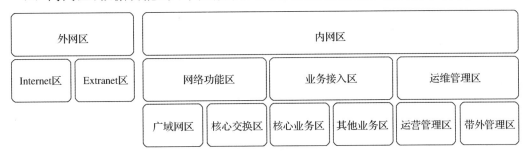

图 7－1－3　网络的逻辑区域划分

网络功能区划分为核心交换机区和广域网区两个子区域，核心区负责高速转发；广域网区负责异地数据中心与灾备中心之间的互联互通。业务接入区负责应用服务器的部署，根据功能的不同划分为核心业务区和其他业务区（生产办公区、桌面云区等）。运维管理区负责 IT 运维管理的区域，包括运营管理区和带外管理区，其中运营管理区负责运维终端以及安全管理平台、系统管理平台和网络管理平台等管理端的接入；带外管理区负责接入服务器和网络设备的管理接口。

3. 物理架构

网络的物理架构依据核心、汇聚、接入三层设计（如图 7－1－4 所示），有时可以将汇聚层和接入层进行整合。

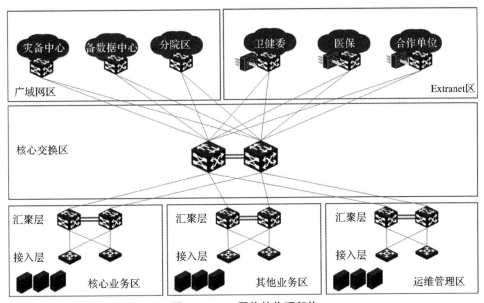

图 7－1－4　网络的物理架构

（二）网络系统架构

1．可用性

网络的可用性是衡量一个网络好坏的最重要指标之一。网络可用性的测量可表示为：可用性＝1－（连接中断的时间总和）÷（生产连接时间总和）×100％，而连接中断的时间总和等于网络故障时间和网络故障恢复时间之和。网络设计需要从两个方面的可用性考虑：

一是如何减少网络故障发生的次数：采用业内先进的高可用的网络架构；充分考虑网络的冗余度，包括设备、链路、板卡、端口芯片等。

二是如何减少故障恢复消耗的时间：要采用健壮的、有弹性的网络协议，便于故障时的快速自动恢复；设计易于运维的网络，提高网络运维效率，便于需要人工介入时快速自动恢复。

从可用性角度出发，需考虑以下因素：

（1）冗余性：数据中心在整体上应保持高可用性、高稳定性、高冗余性，数据中心在网络架构上应在各层次上实现设备冗余、链路冗余、电源冗余、引擎冗余和服务器网卡冗余，具体如下：

①设备冗余：数据中心网络中的交换机设备、防火墙及负载均衡都有主备两套设备，通过路由协议、虚拟路由器冗余协议（Virtual Router Redundancy Protocol，VRRP）或设备自身的双机协议（例如网络多虚一虚拟化）实现设备的冗余。一旦某台设备出现故障，另一台设备能迅速接管网络流量，提高网络的可靠性。

②链路冗余：数据中心网络中的关键线路都采用两条以上的物理链路实现线路级的备份。网络设备之间的互联，建议采用两条及以上的链路进行捆绑互联，二层优先采用链路汇聚控制协议 LACP 的捆绑方式实现线路的冗余和带宽的增强，交换机的链路捆绑成员应该分布在不同的交换模块上。

③电源冗余：数据中心中的所有网络设备都设计两个及以上的电源，并且两个电源分别接入不同的供电系统。

④引擎冗余：数据中心网络中支持双引擎的网络设备均采用双引擎冗余设计，当一块引擎出现故障，另一块引擎能快速接管网络服务。

⑤服务器网卡冗余：对业务量大或冗余性要求高的系统，需要服务器提供双网卡或多网卡上联至服务器机构接入交换机 TOR，TOR 交换机建议支持网络虚拟化技术，服务器网卡可以支持双在线 Active 负载均衡或主备模式。

（2）协议的健壮性：为保证数据传输的稳定性，数据中心在协议选型上应采用国际上通用的标准协议和业界上广泛认可、成熟的技术规范，在网络的路由层面，网络路由技术的可靠性是实现网络高可用的关键，好的路由协议的规划设计可实现网络的容错及快速收敛，提高系统的可用性。

在网络 OSI 标准模型的三个层面上对不同协议类型进行有效的筛选：

①物理层选型：建议采用全双工千兆及万兆以太网标准，其物理传输介质选定为：1000Base-T、1000Base-SX、1000Base-LX、10GBase-LX4 和 10GBaseT。未来可支持 802.3ba 40G/100G 标准。

②链路层选型：采用 802.3z 和 802.3ae 的链路层传输标准，在链路捆绑技术上首选国际通用标准协议 LACP，并通过网络虚拟化技术消除二层环路。

③网络层路由协议选型：数据中心核心区域采用开放的最短路径优先协议 OSPF 路由协议，在设备不支持或特定需求的地方使用静态路由协议。

（3）可用性的其他因素

①提高备件、运维水平：备件方式、备件策略的好坏直接影响到最终板卡失效后的维修时间，备件离故障点越近，故障维修的时间就越短，网络的可用性就会越高，但备件库存太多又会增加库存的成本，需要根据实际情况确定备件更换频率、周转时间、备件成本等因素，综合分析制定备件策略，制定完善的备件策略，减少备件响应时间。

操作异常是人为造成设备失效的主要原因，包括流程不规范直接导致事故，维护人员维护不及时导致事故，以及切换或扩容导致业务中断。可通过提高维护队伍的分布、技术水平，定期网络巡检，增加对维护人员的技术、流程培训，从而减少操作事故，减少故障定位时间。

②应急预案和演练：制定完善的网络应急预案，定期进行应急演练，模拟各种故障场景下如何进行故障定位、排查、处理，熟悉各种问题的处理流程，包括变更流程、备件更换流程等。

③运维管理制度：制定完善的运维管理制度，如操作流程规范、机房准入制度、设备访问的安全认证、授权、审计等，提高运维管理水平，从制度上、管理上有效保证网络的可靠性。

2. 扩展性

（1）模块化：网络架构的设计充分考虑各个网络功能模块的特点和要求，最大化每个功能模块的接入能力，并能够有效保证网络的可扩展性。每个业务模块预留充足的 IP 地址空间，网络架构能够方便地提供业务服务的跨区域、跨数据中心扩展接入能力。

在对某一个功能模块化进行调整、扩容时,不会影响其他业务功能模块。

(2)层次化:网络层次化设计通常划分为四层,核心交换、分区汇聚层、L2核心交换层和TOR接入层。各个层次完成各自的功能和任务并相互协同工作,最大化地保证了网络的稳定和良好的扩展性。在网络规模扩展时,针对不同层面进行相应的扩充。

(3)兼容性:确保设备、技术的互通和互操作性,在同一业务区域采用同一厂商的设备,在不同厂商设备之间互联要确保相互兼容性,在网络技术使用上要确保使用国际标准协议,避免私有协议,能够支持网络、节点的灵活扩展,方便快速部署新的产品和技术,以适应业务的快速增长。

3. 网络架构安全

网络安全体系需要考虑三个层面的内容:网络架构安全、网络安全技术和网络设备配置安全,并通过不断的评估和规划,提高医院整体的安全水平。网络安全体系见图7-1-5。

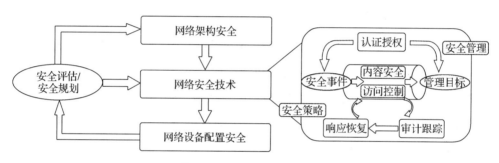

图7-1-5 网络安全体系

其中:

网络架构安全:主要关注安全域划分和安全边界定义;

网络安全技术:主要关注网络中部署的网络安全产品;

网络设备配置安全:主要关注网络设备配置中影响网络安全的定义。

(1)网络安全域划分:参照网络逻辑功能分区中不同网络区域安全特征、连接环境、部署应用系统类型和安全等级的要求,数据中心网络从总体上可分成不同安全级别的四个安全域:非安全域、半安全域、安全域和核心安全域,并根据不同区域安全要求的高低区别,实施相应的安全控制策略和防护手段。

①非安全域

- 非安全域是数据中心直接连接的区域。根据安全域划分原则及业务分区情况,我们将外联区的专线接入、Internet接入、VPN接入划分为非安全域。
- 非安全域属于非信任区域,对经过此区域的数据流应进行严格的安全控制。

②半安全域(DMZ)

- 半安全域是非安全域与安全域或核心安全域之间的过渡区域,用于分割它们之间的直接联系,隐藏安全域和核心安全域的内部资源。
- 此区域通常部署所有与外部连通、为非信任来源提供服务的系统和设备,如门户网站、医院图书馆、前置系统等服务器及 Internet 连接。

③安全域

- 安全域的安全级别较高,提供医院内部各种网络用户的接入服务和基础网络服务。
- 安全域属于被信任区域,原则上从非安全域到安全域不应该有直接的访问数据流,数据流应通过半安全域的服务器进行转发。
- 从安全域可以发起对非安全域的直接访问,但需结合严格的限制源目的地址和服务端口(ACL)进行控制。

④核心安全域

- 核心安全域的安全级别最高,提供医院核心业务应用、管理及办公系统和 IT 运行管理等服务。
- 核心安全域包括核心业务区、运营管理区等区域。
- 核心安全域属于被信任区域,原则上从非安全域到核心安全域不应该有直接的访问数据流,数据流应通过半安全域的服务器进行转发。

(2)安全域访问基本规则

安全区域划分时必须遵循下列原则:

①非安全域:非安全域属于非信任区域,对经过此区域的数据流应进行严格的安全控制。原则上非安全域到安全域和核心安全域不能有直接访问的数据流。

对于必须从非安全域直接访问安全域的业务,首先建议其在半安全域部署前置、Web 服务器或代理服务器,从而避免从非安全域直接访问安全域。对于无法部署前置Web 服务器或代理服务器,又必须实现从非安全区直接访问业务服务器的应用,建议将此业务系统部署于半安全区,而不部署在安全区(即"就低原则")。

②半安全域:半安全域是网络非安全域与安全域或核心安全域之间的过渡区域,用于分割它们之间的直接联系,隐藏安全域和核心安全域的内部资源。非安全域用户只能访问半安全域内部署的前置、Web 服务器或业务代理等,其成为内外访问的过渡。

③安全域/核心安全域:安全域/核心安全域属于被信任区域,原则上从非安全域到安全域/核心安全域不应该有直接的访问数据流,数据流应通过半安全域的服务器进行

転发。

原则上安全域/核心安全域不允许直接访问非安全区。用户从安全域不允许直接访问非安全域,需要在半安全域部署代理服务器,用户通过代理服务器实现对非安全域的访问。对于特殊用户可以允许直接访问非安全域,但需要在防火墙上部署严格的访问控制,限制源地址、目的地址、服务端口等关键参数。

4. 可管理性

(1) 支持标准的管理端口:数据中心采购的所有网络设备采用业界具有领先地位、主流的、有广泛行业应用的厂家设备。设备对业界标准有很好的支持和兼容性,通常具备管理(Console)口、AUX 远程管理口、基于以太网的管理端口 MGT 口,通过以上各类管理端口,将能够实现本地管理和远程管理相结合,带内管理和带外管理相结合的灵活多样的管理方式。

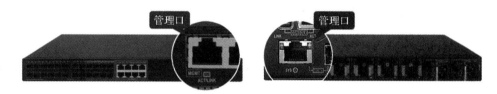

图 7-1-6　管理口介绍

(2) 支持标准的管理协议:数据中心使用的网络设备将支持大部分标准的网络管理协议,包括基于标准的 Telnet 远程登录协议、具有安全性功能的 SSH 协议、支持基于 WEB 服务的 http 协议或 https 协议。考虑到网络设备访问策略的安全级别或工作效率,可相应选择适当的管理协议,大部分设备都将支持基于命令行(CLI)界面和图形化(GUI)界面的管理方式,可根据使用习惯,选择相应的管理方式。

支持网络中用得最广泛的网络管理协议是 SNMP(Simple Network Management Protocol)。SNMP 是被广泛接受并投入使用的工业标准,SNMP 协议有三个版本:SNMPv1、SNMPv2c 和 SNMPv3。

(3) 支持主流的管理工具:网络设备需支持端口流量镜像功能,对关键路径的端口流量进行镜像,通过部署探针、网络分析设备,对流量进行探测、分析。网络设备需支持 NetStream/ Sflow 等技术,通过 NetStream /Sflow 技术,可以对数据中心异常流量的种类、流向、产生后果、数据包类型、地址、端口等多个方面进行分析,从而更好地保障数据中心的稳定运营。

(4) 设备命名及 IP 地址

①设备命名规则:数据中心网络设备命名由如下四个部分和一个可选后缀组

成：区域—（应用系统类别）—设备名称—编号＋（可选后缀），即 AAA－BBBB－CCCnn(_a/b)。

其中，AAA：3 个字位，代表区域，如数据中心、备份中心、园区网等；BBBB：3～4 个字位，代表应用系统类别，如数据中心各个功能区等；CCC：3 个字位，代表设备所属的网络层次及设备类型，如核心交换机、汇聚交换机、防火墙等；nn：2 个字位，代表同一种网络类型的设备编号，从 01 开始依次向后分配；a/b：1 个字位，仅在物理设备上体现。

②IP 地址规划：IP 地址的规划主要涉及对网络资源使用的方便性、高效性等网络管理问题，并需要充分考虑到网络可扩展性的发展要求，在地址选择、分配、规划上兼顾现阶段的需求与长期的持续发展以及网络系统的平滑扩展。

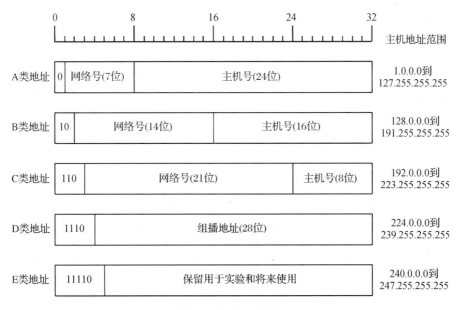

图 7-1-7 IP 地址规划

- IP 地址分配原则

  连续性：按照业务类型分配一段连续的 IP 地址。

  可扩展性：地址分配要留有余量，便于后期扩展。

  层次性：按照连续比特分割法和 CIDR 标准，划分 IP 地址块。

  可识别性：通过 IP 地址可识别出业务应用类型。

- IP 地址分类

  设备管理 IP 地址：包括设备之间的互联接口地址，设备的环回接口（Loopback）地址。

  业务 IP 地址：数据中心 IP 地址，包括对外服务地址和服务器之间地址。

  终端 IP 地址：包括用户固定终端地址、移动终端地址、物联终端地址等。

三、计算存储系统

(一)服务器系统

1. 计算平台架构选择

计算平台是医院网络基础设施的重要组成部分,选择合适的计算平台需要充分考虑网络应用的负载能力和可靠性要求。医院的计算平台需要考虑整体的计算性能和可靠性,一般选择采用 X86 架构的物理服务器,针对轻负载或者普通的应用可以选择采用虚拟机来搭建。

2. 计算处理能力评估

计算处理能力即一个系统的吞吐量(承压能力)。单个响应(Request)对 CPU 消耗越高,对外部系统 I/O 接口、影响 I/O 速度越大,导致系统吞吐能力越低。

系统吞吐量包括三个重要参数——QPS(TPS)、并发数、响应时间,QPS(TPS):每秒钟 Request/事务数量;并发数:系统同时处理的 Request/事务数;响应时间:一般取平均响应时间。

理解了上面三个要素的意义之后,就能推算出它们之间的关系:

$$QPS(TPS)=并发数/平均响应时间$$

以一个典型的上班签到系统为例,说明计算系统吞吐量:一家医院要求员工早上 8 点上班,7 点半到 8 点的 30 分钟时间内,员工会登录签到系统进行签到。假如公司员工为 1 000 人,平均每个员工登录签到系统的时长为 5 分钟。其系统吞吐量的计算方法如下:

$$QPS = 1000/(30×60)/秒;平均响应时间=5×60$$
$$并发数=QPS×平均响应时间=1000/(30×60)×(5×60)=166.7$$

一个系统的吞吐量通常由 QPS(TPS)和并发数两个因素决定,每套系统这两个值都有一个相对极限值,在应用场景访问压力下,只要某一项达到系统最高值,系统的吞吐量就会遇到瓶颈。如果压力继续增大,系统的吞吐量反而会下降,原因是系统超负荷工作,上下文切换、内存等其他消耗会导致系统性能下降。

3. 计算场景梳理

医院的计算场景大体可以分为以下三类:核心数据库场景、Web 应用场景和 OA 办公场景,每个场景对计算能力的要求各不相同。

（1）核心数据库要求计算平台具备高算力、高带宽、高可靠、低延迟的特性。

（2）Web应用要求计算平台具备低算力、高带宽、高可靠、低延迟的特性。

（3）OA办公应用要求计算平台具备高算力、高扩展、高可靠的特性。

4. 计算虚拟化技术

计算虚拟化技术目前已经是医院数据中心不可或缺的重要技术。计算虚拟化主要通过虚拟化管理程序（Hypervisor或VMM）将物理服务器的硬件资源与上层应用进行解耦，形成统一的计算资源池，然后可弹性分配给逻辑上隔离的虚拟机共享使用。基于VMM所在位置与虚拟化范围可以分三种类型：

（1）宿主型（Type II）：在早期虚拟化产品中，VMM运行在宿主机的Host OS上（如Windows），对硬件的管理与操作需要经过Host OS处理与限制，系统运行开销、效率与灵活性都不太好。主要的产品有VMware Workstation、Windows Virtual PC 2004、Xen 3.0之前的版本等。

（2）裸金属（Type I）：VMM直接运行在物理硬件上，可直接管理和操作底层硬件，运行效率和性能较好，是当前主流的虚拟化类型，如开源的KVM、Xen、VMwareESXi、Microsoft Hyper－V等。

（3）容器（应用级）：容器是一种更加轻量的应用级虚拟化技术，将应用的可执行文件及其所需的运行时环境与依赖库打包，实现一次构建，到处运行的目标。相比虚拟化，容器技术多了容器引擎层（如Docker），但上层应用无须与Guest OS绑定，可以实现秒级部署、跨平台迁移，具有资源分配灵活，弹性调度管理等优势。容器、微服务与DevOps为原生云的三大要素，是推动企业技术中台建设与微服务化转型不可或缺的组件。

从服务器组件维度，分为CPU虚拟化、内存虚拟化以及I/O虚拟化。CPU虚拟化的目标是保障CPU资源的合理调度以及VM上的指令能够正常高效地执行。内存虚拟化目标保障内存空间的合理分配、管理、隔离以及高效可靠地使用。I/O虚拟化的目标是保障VM的I/O隔离与正常高效地执行。

5. 可靠性设计

为了保证医院各类应用的可靠运行，硬件平台的高可靠性至关重要。首先单套硬件设备要具备冗余设计，其次通过高可用软件构建服务器集群实现方案的冗余设计，保证单套设备故障后，业务还能正常运行。

6. 安全性设计

服务器的安全关系着业务系统的安全，服务器要具备一定的安全防护能力，首先服务器要具备机箱入侵检测能力，当服务器外部机箱被打开时，需具备报警功能；其次服务器本身可支持基于 PCI-E 的安全防护模块,具有防病毒和防火墙的功能,以此确保服务器本身的安全。服务器安全设计的特点与选型见表 7-1-1。

表 7-1-1　服务器安全设计的特点与选型

应用	特点	选型
数据库服务器	高性能、高可靠	4 路 X86 服务器
普通应用服务器	高扩展、高性能	2 路 X86 服务器
大数据服务器	高扩展性	2 路大容量 X86 服务器
AI 分析服务器	多 GPU 卡	GPU 服务器

(二)存储系统

1. 存储架构选择

当前存储有集中式存储和分布式存储两种。

(1)集中式存储:集中式存储系统指由一台或多台主计算机组成中心节点,数据集中存储于这个中心节点中,并且整个系统的所有业务单元都集中部署在这个中心节点上,系统所有的功能均由其集中处理。也就是说,集中式系统中,每个终端或客户端仅仅负责数据的录入和输出,而数据的存储与控制处理完全交由主机来完成。

集中式系统最大的特点就是部署结构简单,由于集中式系统往往基于底层性能卓越的大型主机,因此无须考虑如何对服务进行多个节点的部署,也就不用考虑多个节点之间的分布式协作问题。

(2)分布式存储:分布式存储系统是将数据分散存储在多台独立的设备上。分布式存储系统采用可扩展的系统结构,利用多台存储服务器分担存储负荷,利用位置服务器定位存储信息,极大地提高了系统的可靠性、可用性和存取效率。

核心数据库和虚拟化场景一般采用高可靠、高性能的集中式存储;对于影像系统可采用高带宽、大容量的分布式存储系统。

2. 构建存储网络

针对核心数据库和虚拟化,为了保证数据传输效率,建议采用 32Gb/16Gb FC 来构建 SAN 存储网;而对于影像系统,可采用 10Gb 以太网来构建 NAS 存储网。

3. 存储规划及选型

存储规划及选型示例见表 7-1-2。

表 7 - 1 - 2 存储规划及选型示例

应用	定位	数据结构	性能	容量	总体需求
HIS	核心	结构化数据数据库	＞30 万每秒读写次数(IOPS);1ms 延迟	＜10TB	高可靠、高性能、高可用、数据安全、业务连续
PACS	核心	非结构化数据大容量存储	＞1GB/s	上百TB~1PB	高带宽、大容量、灵活扩展
EMR	核心	结构化数据,混合 IO 场景	＞20 万 IOPS,1 ms 延迟	＜10TB	较高性能及可用性、灵活扩展、数据安全
LIS/RIS/CIS/手麻	非核心	结构化数据,虚拟化/数据库	＞10 万 IOPS,3ms 延迟	＜5TB	高可用,兼容虚拟化环境,存储效率、数据安全
OA	非核心	结构化数据,虚拟化/数据库	＞3 万 IOPS,5ms 延迟	＜5TB	简化部署,满足一定容量及性能
CRM	非核心	结构化数据,虚拟化/数据库	＞5000 IOPS,5ms 延迟	＜5TB	简化部署,满足一定容量及性能

(三)备份系统

衡量容灾备份系统优劣的三个核心指标:

①RPO 恢复点目标——即备份时间间隔。RPO 决定备份系统可能丢失的数据量大小,其数值越小越好。当 RPO＝0 时,意味着数据 0 丢失,即实时备份。

②RTO 恢复时间目标——即数据及系统恢复所需时间。RTO 决定了业务要中断的时间,其数值越小越好。当 RTO 趋于 0 时,意味着业务连续性好,几乎不中断。

③数据完整可用性——备份数据恢复后的完整可用性。备份数据恢复后完整可用是容灾备份的底线。

建立完善有效的数据级灾备管理系统需考虑多方面的因素,如备份介质、备份软件、备份技术、备份策略、管理和维护等。

1. 备份介质

对于选择什么样的设备作为备份介质,需要考虑组织具体的业务性质与数据性质。现在常用的备份设备主要是磁带、磁盘和虚拟带库三种,这三种设备各有其优劣:磁盘设备的优点是存取数据的速度快、查询定位快,但由于是在线设备,因此备份的数据不能离线保存。磁带设备是一种顺序设备,读写速度也很快,成本低,可以离线保存;缺点是查找定位的速度慢,而且介质保管的条件要求高,损坏的可能性比较大。虚拟磁带库将高速的磁盘系统仿真成磁带格式,以主流磁带库的形式提供给备份软件使用,在发挥磁盘系统优势的同时规避了磁带备份的劣势。

综合其各自的优缺点,如果组织数据量很大,改变较少,对恢复的时间要求不高,且需要离线保存,最好选择磁带设备;如果需要备份的数据变量较大,并且经常需要恢复,那么磁盘设备或虚拟带库是一个好的选择。当然还可以将三者结合起来,用磁盘或虚拟带库进行快速多次备份,再将大容量数据克隆或转移到磁带。这样既有条件缩短备份的时间间隔,也可以提高备份/恢复速度,还提高了数据的安全性,对备份系统的性能会是一个很大的提升。

2. 备份软件

备份管理软件的选择对于整个系统的性能至关重要。备份软件不仅要提供良好的数据备份和恢复能力,还应提供简便易用的管理方法和良好的扩展性与技术先进性。

3. 备份技术

备份技术多种多样,从根本上可以分为两种:LAN 备份和 LanFree 备份。LAN 备份是最为常见的备份技术,成本很低,在备份时会造成网络资源及服务器资源的占用,一般适用于容量 TB 级别以下数据的备份;LanFree 备份通常部署在 SAN 的环境下,备份时不会占用网络资源,一般适用于数据容量 TB 级别以上数据备份。

4. 备份策略

备份策略是备份系统日常工作的准则。备份策略的制定有一定的规律性,但也要根据具体的情况制定不同的备份策略。采用合理的备份策略可以节省备份设备空间并实现有效快速的恢复,实现安全便捷地恢复数据。

完全备份(Full Backup):就是每次对数据进行完整的备份。当发生数据丢失的灾难情况时,完全备份无须依赖其他信息,即可实现 100%数据恢复,其恢复时间最短且操作最方便。

增量备份(Incremental Backup):只有那些在上次完全备份或者增量备份后被修改了的文件才会被备份。优点是备份数据量小,需要的时间短,缺点是恢复的时候需要依赖之前的备份记录,出问题的风险较大。

差异备份(Differential Backup):是备份那些自从上次完全备份之后被修改过的文件。因此从差异备份中恢复数据的时间较短,因为只需要两份数据——最后一次完全备份和最后一次差异备份,缺点是每次备份需要的时间较长。

5. 管理和维护

良好的管理和维护是保证备份系统良好运行和可靠恢复的保障,包括管理员和后备的技术支持,完善的恢复演习计划,系统文档的管理更新等,这一切使得备份管理成为一种制度,而不是依赖于某个人的个人行为。

(四)光纤交换机系统

光纤交换机是一种高速的网络传输中继设备,又叫作光纤通道交换机、SAN 交换机,相较普通交换机,它采用光纤电缆作为传输介质。光纤传输的优点是速度快、抗干扰能力强。光纤交换机主要有两种,一种是用来连接存储的光纤存储交换机,另一种是光纤网络交换机,端口是光纤接口的,和普通的电接口的外观一样,但接口类型不同。

光纤存储交换机是一种存储设备,用于连接存储设备,存储交换机的硬件用于高效处理互联网小型计算机系统接口(iSCSI)存储协议,而光纤网络交换机用于处理 TCP/IP(Transmission Control Protocol/Internet Protocol,传输控制协议/网际协议)协议族中的以太网协议,在硬件及软件层面上两种交换机是不能通用的。

四、基础软件

(一)操作系统

1. 操作系统概述

操作系统是计算机最为重要的基础性系统软件,是控制其他程序运行、管理系统资源并为用户提供操作界面的系统软件的集合,是计算机必不可少的一部分。操作系统是在硬件基础上的第一层软件,是用户及应用软件与计算机硬件系统之间的接口,用户通过操作系统来使用计算机系统。

从用户环境的角度看,操作系统为用户提供了使用计算机的接口,终端用户利用命令接口操作计算机,程序员利用程序接口编写程序;从资源管理的角度看,操作系统的任务是高效地管理整个系统的所有软硬件资源,实现资源的高效利用;从虚拟机的观点看,操作系统的任务是为用户提供一台比物理计算机更方便使用的计算机;从作业组织的观点看,操作系统是作业流程的组织者,控制作业批量进入计算机内存执行。

操作系统的发展经历了单道批处理系统、多道批处理系统、分时系统和实时系统几个时期。随着计算机体系结构的发展,又出现了许多类型的操作系统,包括分布式操作系统、网络操作系统和嵌入式操作系统。

操作系统可以高效、合理地管理资源,计算机系统资源大致分为四类:处理器、存储器、I/O 设备和信息(程序和数据,作业和文件)。操作系统的主要功能也正是针对以上四类资源进行有效的管理,主要包括以下四大功能:处理机管理,用于分配和控制处理机;存储器管理,负责内存的分配与回收;I/O 设备管理,负责 I/O 设备的分配与操纵;文件管理,负责文件的存取、共享和保护。

2. 基本特点

(1)并发性:计算机内存中同时存在多个程序。宏观上这些程序是同时执行的,但微观上这些程序在 CPU 上轮流执行。

（2）共享性：操作系统与多个用户的程序，共同使用计算机系统中的资源（硬件和软件）。多个程序之间采用互斥和同步两种资源共享方式访问计算机系统中的资源。

（3）虚拟性：将一个物理实体"虚拟"为多个逻辑体，如虚拟处理机、虚拟内存、虚拟设备和虚拟信道。

（4）异步性：多个进程并发执行时，各进程都是以不可预知的速度向前推进，运行顺序无法预测，即进程以异步方式运行。

操作系统是铺设在计算机硬件上的多层系统软件，不仅增强了系统的功能，而且还隐藏了对硬件操作的细节。操作系统实现了对计算机硬件操作的多个层次的抽象，作为"协调者"，操作系统使多个"用户"（应用程序）公平、高效地一起工作，保护进程间不互相干扰，是计算机不可或缺的基础性软件。

3. 主要功能

从资源管理和方便用户使用的角度来看，操作系统的功能主要有：

（1）处理机的管理：控制和管理 CPU 的工作，组织管理多个作业同时运行，以提高处理机利用率。处理机调度算法主要有先来先服务（First Input First Output，FCFS）、短作业优先（Short Job First，SJF）、分配实施和资源回收等。处理机管理分为作业管理和进程管理，它们的功能分别是对作业进行调度与控制，按某种原则为进程分配资源。

（2）存储器的管理：存储器管理的作用主要是提高内存利用率、提供足够的存储空间以方便进程并发运行、对内存进行分配、保护和扩充，其中内存分配、保护和扩充的作用如下：

①内存分配：保证系统及各用户程序的存储区互不冲突。

②内存保护：保证各用户进程不会互相破坏，保证用户程序不会破坏系统程序。

③内存扩充：将内存和外存结合起来管理，为用户提供一个容量比实际大得多的虚拟存储器。

（3）设备的管理：对设备的管理就是对计算机输入输出的管理，包括对通道、控制器、I/O 设备的分配和管理。设备管理的作用是方便设备的使用，提高 CPU 与 I/O 设备利用率。

（4）文件系统的管理：负责对计算机文件的组织、存储、操作和保护等。包括对文件命令进行解释和加工，管理文件系统所用到的资源。

（5）用户接口管理：用户接口是系统和用户之间进行交互和信息交换的媒介。操作系统为用户提供了两种方式的接口，程序级的接口、作业级的接口：

①程序级的接口（编程接口/系统调用）：具有系统调用功能，供用户程序和其他系统程序调用。系统调用是操作系统提供给编程人员的唯一接口。

②作业级的接口(命令接口/操作级接口):提供控制操作系统的命令,供用户去组织和控制作业的运行。

(二)中间件

1. 关于中间件

中间件(middleware)是介于应用系统和系统软件之间的一类软件,通过使用系统软件所提供的基础服务,衔接网络上应用系统的各个部分或不同的应用,能够达到资源共享、功能共享的目的。

中间件是基础软件的一大类,属于可复用软件的范畴。中间件处在操作系统、网络和数据库之上,应用软件的下层,作用是为上层的应用软件提供运行与开发的环境,帮助用户灵活、高效地开发和集成复杂的应用软件。

2. 主要功能

(1)通信支持:通信支持是中间件一个最基本的功能。中间件为其所支持的应用软件提供平台化的运行环境,该环境屏蔽底层通信之间的接口差异,实现互操作。早期应用与分布式的中间件交互主要的通信方式为远程调用和消息两种方式。通信模块中,远程调用通过网络进行通信,通过支持数据的转换和通信服务,从而屏蔽不同的操作系统和网络协议。远程调用为上层系统只提供非常简单的编程接口或过程调用模型。

(2)应用支持:中间件的目的就是服务上层应用,提供应用层不同服务之间的互操作机制。它为上层应用开发提供统一的平台和运行环境,并封装好不同操作系统提供的 API 接口,向应用提供统一的标准接口,使应用的开发和运行与操作系统分离,实现其独立性。中间件松耦合的结构、标准的封装服务和接口、有效的互操作机制,为应用结构化开发方法提供了有力的支持。

(3)公共服务:公共服务是对应用软件中共性功能或约束的提取。将这些共性的功能或者约束分类实现并支持复用,作为公共服务提供给应用程序使用。通过提供标准、统一的公共服务,可减少上层应用的开发工作量,缩短应用的开发时间,并有助于提高应用软件的质量。

3. 主要类型

(1)事务式中间件:事务式中间件又称事务处理管理程序,是当前使用最为广泛的中间件之一,其主要功能是提供联机事务处理所需要的通信、并发访问控制、事务控制、资源管理、安全管理、负载平衡、故障恢复和其他必要的服务。事务式中间件支持大量客户进程的并发访问,具有极强的扩展性。由于事务式中间件具有可靠性高、扩展性强等特点,主要应用于电信、金融、飞机订票、证券等拥有大量客户的行业。

（2）过程式中间件：过程式中间件又称远程过程调用中间件。过程中间件一般从逻辑上分为两部分：客户和服务器。客户机和服务器是一个逻辑概念，既可以运行在同一计算机上，也可以运行在不同的计算机上，甚至客户机和服务器底层的操作系统也可以不同。客户机和服务器之间的通信可以使用同步通信，也可以采用线程式异步调用。所以过程式中间件有较好的异构支持能力，简单易用，但由于客户机和服务器之间采用访问连接，所以在易剪裁性和容错方面有一定的局限性。

（3）面向消息的中间件：面向消息的中间件，简称为消息中间件，是一类以消息为载体进行通信的中间件。消息中间件利用高效可靠的消息机制来实现不同应用间大量的数据交换。按其通信模型的不同，消息中间件的通信模型分为两类：消息队列和消息传递。通过这两种消息模型，不同应用之间的通信和网络的复杂性脱离，应用可摆脱对不同通信协议的依赖，可在复杂的网络环境中高可靠、高效率地实现安全的异步通信。消息中间件采用非直接连接，支持多种通信规程，能达到多个系统之间数据的共享和同步。

（4）面向对象中间件：面向对象中间件又称分布对象中间件，是分布式计算技术和面向对象技术的结合，简称对象中间件。分布对象模型是面向对象模型在分布异构环境下的自然拓展。面向对象中间件给应用层提供各种不同形式的通信服务，通过这些服务，上层应用对事务处理、分布式数据的访问、对象管理等处理更简单易行。

（5）Web 应用服务器：Web 应用服务器是 Web 服务器和应用服务器相结合的产物。Web 应用服务器中间件是软件的基础设施，利用构件化技术将应用软件整合到一个确定的协同工作环境中，并提供多种通信机制、事务处理能力和应用的开发管理功能。

（6）其他：新的应用需求、新的技术创新、新的应用领域促成了新的中间件产品的出现。如联合标准化航电系统架构协会 ASAAC 在研究标准航空电子体系结构时，提出的通用系统管理 GSM，属于典型的嵌入式航电系统的中间件。随着互联网云技术的发展，云计算中间件、物流网的中间件等随着应用市场的需求应运而生。

（三）数据库系统

1. 数据库概述

数据库是"按照数据结构来组织、存储和管理数据的仓库"，是一个长期存储在计算机内，有组织的、可共享的、统一管理的大量数据的集合。数据库是一个实体，它是能够合理保管数据的"仓库"，用户在该"仓库"中存放要管理的事务数据，由"数据"和"库"两个概念结合成为数据库。数据库是数据管理的新方法，它能更合适地组织数据、更方便地维护数据、更严密地控制数据和更有效地利用数据。

在数据库的发展历史上，数据库先后经历了层次数据库、网状数据库和关系型数据库三个阶段的发展,特别是关系型数据库已经成为目前数据库产品中最重要的一员。随着云计算的发展和大数据时代的到来,关系型数据库越来越无法满足需要,这主要是由于越来越多的半关系型和非关系型数据需要用数据库进行存储管理。与此同时,分布式技术等新技术的出现也对数据库技术提出了新的要求,于是越来越多的非关系型数据库就开始出现,这类数据库与传统的关系型数据库在设计和数据结构方面有了很大的不同,它们更强调数据库数据的并发读写能力和大数据存储能力,这类数据库一般被称为 NoSQL(Not only SQL)数据库。

2. 数据库的种类

(1) 关系数据库:关系型数据库和常见的表格比较相似,表与表之间有很多复杂的关联。关系型数据库的存储的格式可以直观地反映实体间的关系。常见的关系型数据库有 MySQL、Oracle、DB2 等。在轻量或者小型的应用中,使用不同的关系型数据库对系统的性能影响不大,但是在构建大型应用时,则需要根据应用的业务需求和性能需求选择合适的关系型数据库。

(2) 非关系型数据库(NoSQL):NoSQL 数据库适合追求速度和可扩展性,业务多变的应用场景,更适用于处理非结构化数据,如文章、评论这些数据。因为全文搜索、机器学习通常只用于模糊处理,并不需要像结构化数据一样,进行精确查询,而且这类非结构化数据的数据规模往往是海量的,数据规模的增长往往也是不可预期的,NoSQL数据库由于其无限的扩展能力,正好可以很好地满足这一类数据的存储。

目前 NoSQL 数据库仍然没有一个统一的标准,它有四种大的分类:

①键值对存储(key-value):代表软件 Redis,它的优点是能够进行数据的快速查询,缺点是需要存储数据之间的关系。

②列存储:代表软件 Hbase,它的优点是对数据能快速查询,数据存储的扩展性强,缺点是数据库的功能有局限性。

③文档数据库存储:代表软件 MongoDB,它的优点是对数据结构要求不是特别的严格,缺点是查询的性能不好,同时缺少一种统一的查询语言。

④图形数据库存储:代表软件 InfoGrid,它的优点是可以方便地利用图结构相关算法进行计算,缺点是必须进行整个图的计算才能得到结果,而且遇到不适合的数据模型时,图形数据库很难使用。

3. 常见主流数据库

(1) MySQL 数据管理系统:MySQL 是 Web 上最流行的用于存储数据的数据库,它已广泛用于电子商务等有关行业。MySQL 提供了众多 Web 和电子商务功能,如对XML 和 Internet 标准的支持。MySQL 可通过 Web 对数据进行轻松安全的访问,具有强大的、灵活的、基于 Web 的和安全的应用程序管理等功能。

MySQL 是最受欢迎的开源 SQL 数据库管理系统,它是一个高效的 SQL 数据库服务器。MySQL 服务器支持关键任务、重负载生产系统的使用,MySQL 具有以下优势:

①MySQL 是一个关系型数据库管理系统。

②MySQL 是开源的。

③MySQL 服务器是一个快速的、可靠的和易于使用的数据库服务器。

④MySQL 服务器工作在客户/服务器或嵌入系统中。

(2) Oracle 数据管理系统:即 Oracle Database,又名 Oracle RDBMS,或简称 Oracle。是甲骨文公司的一款关系数据库管理系统。它是在数据库领域一直处于领先地位的产品。可以说 Oracle 数据库系统是世界上流行的关系数据库管理系统,系统可移植性好、使用方便、功能强,适用于各类大、中、小微机环境。它是一种高效率的、可靠性好的、适应高吞吐量的数据库方案。特点如下:

①Oracle 是一个跨平台的数据库管理系统。Oracle 可以运行在 Windows、Linux、UNIX 等操作系统平台。

②多层应用体系结构。Oracle 具有其他数据库软件无法比拟的灵活的、可配置的架构。Oracle 服务器最初由单主机组成,后来 Oracle 提供了客户机/服务器结构,也就是 C/S 结构,Oracle 数据库系统由安装在远端的服务器端和安装在客户机上的客户端组成。

为了适应大型分布式的体系结构,Oracle 提供了多层应用程序结构,客户端不再直接与数据库服务器连接,而是通过应用服务器统一地管理客户端的连接。

③灵活的、可配置的架构。Oracle 数据库系统具有灵活多变的可配置架构。一个 Oracle 数据库服务器包括两个方面:

存储 Oracle 数据的物理数据库,保存了 Oracle 数据库数据的一系列物理文件,包含控制文件、数据文件、日志文件和其他文件。

Oracle 实例:这是物理数据库和用户之间的一个中间层,用来分配内存,运行各种后台进程,这些分配的内存区和后台进程统称为 Oracle 实例。

当用户在客户端连接并使用数据库时,实际上是连接到该数据库的实例,由实例来连接、使用数据库。

注意:实例不是数据库,数据库主要是指用于存储数据的物理结构,总是实际存在的,而实例是由操作系统的内存结构和一系列进程组成的,可以进行启动和关闭。

当然一台计算机上总是可以创建多个 Oracle 数据库,要同时使用这些数据库,就需要创建多个实例,因此 Oracle 系统要求每个实例要使用 SID 进行划分,即在创建数据库时要指定数据库的 SID。

（3）DB2 数据管理系统：IBM DB2 是美国 IBM 公司开发的一套关系型数据库管理系统，它主要的运行环境为 UNIX（包括 IBM 自家的 AIX）、Linux、IBM i（旧称 OS/400）、z/OS 以及 Windows 服务器版本。

DB2 主要应用于大型应用系统，具有较好的可伸缩性，可支持从大型机到单用户环境，应用于所有常见的服务器操作系统平台下。DB2 提供了高层次的数据利用性、完整性、安全性、可恢复性，以及小规模到大规模应用程序的执行能力，具有与平台无关的基本功能和 SQL 命令。DB2 采用了数据分级技术，能够使大型机数据很方便地下载到 LAN 数据库服务器，使得客户机/服务器用户和基于 LAN 的应用程序可以访问大型机数据，并使数据库本地化及远程连接透明化。DB2 以拥有一个非常完备的查询优化器而著称，其外部连接改善了查询性能，并支持多任务并行查询。DB2 具有很好的网络支持能力，每个子系统可以连接十几万个分布式用户，可同时激活上千个活动线程，对大型分布式应用系统尤为适用。

DB2 除了可以提供主流的 OS/390 和 VM 操作系统，以及中等规模的 AS/400 系统之外，IBM 还提供了跨平台（包括基于 UNIX 的 LINUX，HP-UX，SunSolaris，以及 SCOUnixWare；还有用于个人电脑的 OS/2 操作系统，以及微软的 Windows 2000 及其早期系统）的 DB2 产品。DB2 数据库可以通过微软的开放数据库连接（ODBC）接口，Java 数据库连接（JDBC）接口，或者 CORBA 接口代理被任何应用程序访问。

(四)虚拟化软件

虚拟化技术是一种资源调配的方法，它将应用系统的硬件、软件、数据、网络、存储等层面一一隔离开来，从而打破数据中心、服务器、存储、网络、数据以及应用中的物理设备之间的划分，实现架构动态化，并达到集中管理和动态使用物理资源及虚拟资源，以提高系统结构的弹性和灵活性、降低硬件成本和运营成本、提高管理效率、减少管理风险和成本的目的。

虚拟化分为计算虚拟化、存储虚拟化和网络虚拟化，对应云计算的云主机、云存储和云网络。

1. 计算虚拟化

计算虚拟化是通过服务器虚拟化技术和云计算操作系统来实现。首先，在单个物理服务器实体上，利用服务器强大的处理能力，生成多个虚拟服务器，其中每一个虚拟服务器，在功能、性能和操作方式上等同于传统的单台物理服务器。其次，在每个虚拟服务器上，通过迁移或重新安装配置操作系统的方式，迁移或重新安装现有的应用软件。这样，以前的每个物理服务器就变身成为物理服务器上的虚拟机，从而大大地提高资源利用率。

根据统计,对于传统的服务器应用方式,通常服务器的平均利用率在 5%～15% 之间,而采用虚拟架构整合后,服务器的平均利用率可达到 60%～80%。我们完全可以通过在高性能的物理服务器上创建多个虚拟服务器的方式,来替代以前低配置的物理服务器。通过降低成本的方式,大大减少了环境的复杂性,降低了对机房环境的需求,同时具有更灵活稳定的管理特性。

采用计算虚拟架构,相比于传统单台服务器部署单一应用的另外一个好处是,可以充分满足不同应用对系统资源的不同要求。例如有的应用只需要一个 3.0 GHz CPU,512MB 的内存就可以很好地运行,而有的高访问率、高吞吐量的应用则需要 2 个甚至是 4 个双核的 CPU,8GB 的内存才能保证稳定的运行。在传统模式下,需要统一采购一种或者几种标准配置的服务器,这势必会造成资源分配的不均;采用虚拟架构后,系统资源由虚拟架构统一调配,最大限度地提高了整体系统的资源利用率。

当前主要的虚拟化技术主要有:VMware 的 ESX、微软的 Hyper-V、开源的 XEN 和 KVM。

(1) ESX 的虚拟化架构:ESX 是 VMware 的企业级虚拟化产品,首个版本于 2001 年发布,ESX 服务器启动时,首先启动 Linux Kernel。通过这个操作系统加载虚拟化组件,其中最重要的是 ESX 的 Hypervisor 组件,称为 VMkernel。VMkernel 会从 Linux Kernel 完全接管对硬件的控制权,而 Linux Kernel 作为 VMkernel 的首个虚拟机,用于承载 ESX 的 service console,实现本地的一些管理功能。

(2) Hyper-V 的虚拟化架构:Hyper-V 是微软新一代的服务器虚拟化技术,首个版本于 2008 年 7 月发布。对于一台没有开启 Hyper-V 角色的 Windows Server 来说,这个操作系统将直接操作硬件设备,一旦在其中开启了 Hyper-V 角色,系统会要求重新启动服务器。Hyper-V 要求 CPU 必须具备硬件辅助虚拟化,但 MMU 硬件辅助虚拟化则是一个增强选项。

Hyper-V 的 Hypervisor 是一个非常精简的软件层,不包含任何物理驱动,物理服务器的设备驱动均驻留在父分区的 Windows Server 中,驱动程序的安装和加载方式与传统 Windows 系统没有任何区别。因此只要是 Windows 支持的硬件,也都能被 Hyper-V 所兼容。

(3) XEN 的虚拟化架构:XEN 最初是剑桥大学 Xensource 的一个开源研究项目,2003 年 9 月发布了首个版本。2007 年 Xensource 被 Citrix 公司收购,开源 XEN 转由 www. xen. org 继续推进,该组织成员包括一些公司,如 Citrix、Oracle 等。

XEN 支持两种类型的虚拟机,一类是半虚拟化(PV,Para Virtualization)虚拟机,另一类是全虚拟化(XEN 称其为 HVM,Hardware Virtual Machine)虚拟机。半虚拟化虚拟机需要特定内核的操作系统,如基于 Linuxparavirt_ops(Linux 内核的一套编译选项)框架的 Linux 内核,而 Windows 操作系统由于其封闭性则不能被 XEN 的半虚拟化所支持。全虚拟化支持原生的操作系统,特别是 Windows 这类操作系统。

(4) KVM 的虚拟化架构:KVM 的全称是 Kernel-based Virtual Machine,字面意思是基于内核虚拟机。KVM 作为 Linux 内核中的一个模块与 Linux 内核一起发布。KVM 与 XEN 类似,支持广泛的 CPU 架构。

KVM 本身是非常精简的,这是由于 KVM 充分利用了 CPU 的硬件辅助虚拟化能力,并重用了 Linux 内核的诸多功能。

KVM 利用修改的 QEMU 提供 BIOS、显卡、网络、磁盘控制器等的仿真,但对于 I/O 设备(主要指网卡和磁盘控制器)来说,必然带来性能低下的问题,因此 KVM 也引入了半虚拟化的设备驱动,通过虚拟机操作系统中的虚拟驱动与主机 Linux 内核中的物理驱动相配合,提供近似原生设备的性能。

2. 存储虚拟化

存储虚拟技术将底层存储设备进行统一抽象化管理。服务器层屏蔽存储设备硬件的特殊性,而只保留其统一的逻辑特性,从而实现了存储系统集中、统一而又方便的管理。

现在主流的存储虚拟化软件将服务器本地硬盘资源进行整合,构建统一资源池,向上层应用提供块存储、文件存储、对象统一存储服务,从而满足结构化、非结构化和半结构化等多类型数据存储需求。

3. 网络虚拟化

网络功能虚拟化(Network Functions Virtualization,简称 NFV)源于 ETSI 行业规范工作组,通过虚拟网络功能取代专用硬件来简化操作的倡议。将多种类型的网络设备(如交换机、路由器、防火墙等),通过服务器虚拟化技术虚拟化成 VM(虚拟机,Virtual Machine),然后将传统的网络业务部署到虚拟机上。

在 NFV 出现之前,设备的专业性很强,具体设备都有其专门的功能实现。NFV 出现后,设备的控制平面与具体设备分离,不同设备的控制平面基于虚拟机,虚拟机基于云操作系统,这样当企业需要部署新业务时,只需要在开放的虚拟机平台上创建相应的虚拟机,然后在虚拟机上安装相应功能的软件包即可。这种方式我们称为网络功能虚拟化。

(五)可视化软件

一体化运维平台的 3D 仿真机房是一个完整的、网络化、可视化的三维虚拟环境设计及展示平台,充分利用最新的计算机图形技术,以 3D 虚拟仿真的最佳形式实现对数据中心的真实展现,能够实现对数据中心运行情况进行基于 3D 环境的实时监控,同时可以充分支持针对数据中心机房所在建筑、机房布局、设备及网络链路,实现 3D 场景中设备及网络链路的可视化管理,实现以机柜为单位的数据中心机房容量管理,对于机柜的空间、电力和承重等容量信息进行统计和展现,并与各类监控系统集成,实现对设备性能、告警的实时监控。数据中心运行可视化平台见图 7-1-8。

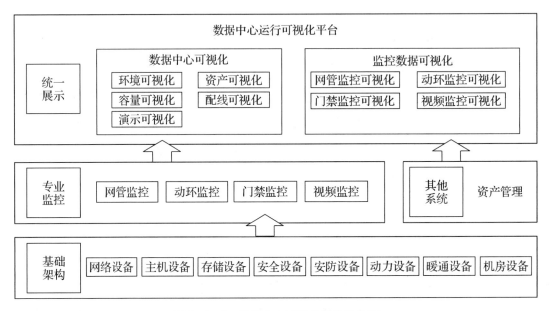

图 7-1-8　数据中心可视化平台架构图

1. 基础设施可视化管理

(1) 机房可视化:将数据中心机房的物理环境,从机房到机柜、机柜内 IT 设备及数据中心机房的各类基础设施做虚拟仿真。根据建筑图纸和机房实际部署情况,建立完整楼层外观和内部、机房、设备部署情况及动力环境等附属设施的直观 3D 展示场景,可模拟真实标识展示各机房的信息和设备摆放情况,可进入每一个机房查看,浏览里面的设备信息,为数据中心机房基础设备管理提供与实际情况相一致的 3D 可视化管理环境和统一的用户访问界面。

(2) 资产配置可视化:将各个机柜及机柜内设备的基本配置信息纳入可视化平台,通过任何物理可见的设备就可查找到相关的配置信息,通过任何一条配置信息也可以查找到相关设备,通过搜索可以定位机柜、设备的物理空间位置,查询资产信息与管理设备信息,完成资产配置的可视化。

(3) 设备配线可视化:可采用自管理或集成其他 CMDB 或资源管理系统的方式,将各个机柜内设备的连接信息纳入可视化平台,通过任何物理可见的设备就可以查找到相关的链路信息,通过任何一条链路信息也可以查找到相关设备端口信息,完成设备端口管理、链路管理和配置的可视化,为系统设备的维护维修管理提供基础逻辑关系条件分析支持。

(4) 机房容量可视化:将数据中心机房的机柜剩余空间、机房的各个区域的承重情况、电力负荷等以图景形式展现,以便数据中心机房应用运维人员快速掌握机房情况。支持对机房容量的可视化管理,包括机位、U位、承重与功耗等,对相关的容量数据需要按图形进行可视化展现,并能进行容量统计,包括总容量与已用容量,为机房的维护管理、故障排除以及后期的改扩建工作,提供最大便利。

2. 监控可视化管理

采用统一的监控平台对众多监控子系统进行良好整合,可将数据中心原有的、相互独立的监控子系统集成,包括综合网管监控、电力监控、动环监控、楼宇监控、安防监控、消防监控等。

所有监控系统协同运行,相互补充,共同监控着数据机房的各项指标,及时发布告警信息,必要时启动应急处理程序,为数据中心全天候的安全运行保驾护航。同时还可协助技术人员做出故障快速分析处理,提升故障排除效率。

(1) 网管监控可视化:能将网络设备、主机设备、安全设备、存储设备的工作参数信息和告警信息,通过展示设备实时显示,在需要时查看系统任何设备的CPU、内存等使用状态信息。

(2)动力环境监控可视化:与动环监控系统集成,能展示温湿度监测点位置、漏水监测点位置,实时查看机房环境数据,并支持以云图形式呈现机房温湿度分布状况。

实时查看精密空调设备运行数据,察看供电设备的电压、电流、耗电量等情况,配电柜、UPS、电池组监控运行状态等监控信息和告警信息。

(3)视频监控可视化:可以将视频监控系统呈现在三维可视化平台中,以更直观的方式展示安防系统的摄像头设备布局并读取设备工作状态、调取视频监控实时画面和提取回放视频记录。

(4)门禁监控可视化:可直观显示安防系统的设备布局、门禁的位置分布,还可直接读取设备工作参数信息,以及在可视化环境中展示各个门禁的人员进出情况和历史记录。

第二节 安全防护

一、医院网络安全概述

(一)网络安全的概念

随着我国经济的快速发展,网络安全的风险也不断增加。医院网络安全关系到医院的正常运作和持续发展,各种各样的网络安全事件将妨碍到患者的人身安全、医疗和医院的管理,甚至超出医院信息管理系统的可控范畴,危害社会安定与国家利益。为了信息资产免遭威胁,行之有效的技术手段和管理必不可少。建设和完善医院网络安全防护体系,能够有效地保障医院信息系统安全、稳定、高效地运行,对医院各业务的正常开展、服务效能、医疗质量、医疗安全起到至关重要的作用。

《中华人民共和国网络安全法》第七十六条对网络安全用语作了定义。网络,是指由计算机或者其他信息终端及相关设备组成的,按照一定的规则和程序对信息进行收集、存储、传输、交换、处理的系统。网络安全,是指通过采取必要措施,防范对网络的攻击、侵入、干扰、破坏和非法使用以及意外事故,使网络处于稳定可靠运行的状态,以及保障网络数据的完整性、保密性、可用性的能力。网络运营者,是指网络的所有者、管理者和网络服务提供者。网络数据,是指通过网络收集、存储、传输、处理和产生的各种电子数据。

医院信息系统是网络的一个子集。网络安全包含了网络与信息系统安全。医院拥有信息系统,是信息系统的所有者、管理者和网络服务提供者,即网络运营者。

(二)医院网络安全的相关属性

医院信息是医院医疗、管理等业务活动的记录,不仅是医院的资产,也是医院运营、管理不可或缺的资源,更是医院处理医疗事故的法律依据。医院网络安全具有:机密性、完整性、可用性、可控制性、不可抵赖性、真实性、可审查性等属性。

1. 保密性:保障信息仅仅被授权使用的人所获取,防止信息被非授权访问。即使非授权用户得到信息,也无法知晓信息内容或明白信息的含义。

2. 完整性:保护信息及其处理方法的准确性和完整性,保证数据的一致性,防止数据被非法用户篡改。一方面是指在信息使用、传输存储的过程中不发生篡改、丢失错误;另一方面是指信息处理方法的正确性。

3. 可控制性:对信息的传播及内容具有控制能力。授权机构对信息的内容及传播的控制能力,可控制授权范围内的信息流向。

4. 可用性:保障授权使用人在需要时获取和使用信息。防止合法用户对信息和资源的使用被不正当地拒绝。

5. 不可抵赖性:不可抵赖性也称作不可否认性,在网络信息系统的信息交互过程中,确信参与者的真实同一性。即,所有参与者都不可能否认或抵赖曾经完成的操作和承诺。利用信息源证据可以防止发信方不真实地否认已发送信息,利用递交接收证据可以防止收信方事后否认已经接收的信息。

6. 真实性:对信息的来源进行判断,网络安全相关数据能对伪造来源的信息予以鉴别。

7. 可审查性:应用系统中软、硬件设施及相关数据出现安全问题时须提供响应的依据和手段。

(三)医院网络安全体系架构

医院网络安全体系架构可以形象地比喻成一座城堡,城堡是安全、有防护的一个整体。它具有管理、值守、监视、报警、驱敌于外、除害于内,同时又有保障整体正常的活动与通行等功能。医院网络安全防护体系架构如图 7-2-1 所示,主要分为安全管理体系、技术支撑体系和安全运营体系三个层面。

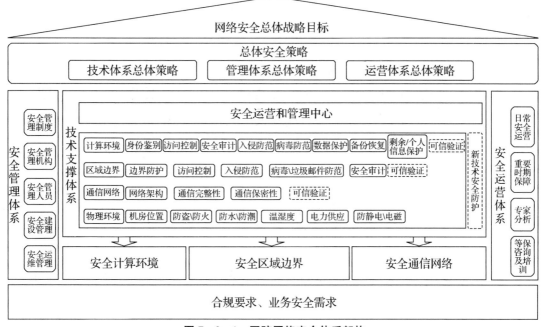

图 7-2-1 医院网络安全体系架构

在安全管理方面,应对安全管理制度、安全管理机构、安全管理人员、安全建设管理、安全运维管理五个方面进行管理;在技术支撑方面,分别为计算环境、区域边界、通信网络、物理环境四个层面提供综合防护;在安全运营方面,分为日常安全运营、重要时期保障、专家分析和等保测评等四个方面提供保障。

(四)医院涉及的重要隐私内容及安全要求

1. 重要隐私内容

在医疗卫生健康领域,个人医疗健康信息是最重要的隐私内容。随着医院信息化的发展,个人医疗健康信息逐渐形成了以电子病历、电子处方、电子健康档案为主的信息承载样式。

2. 基本安全要求

在加快电子病历、健康档案等涉及个人隐私的重要信息系统建设时,建立以身份认证、授权管理、责任认定为基础的安全保障机制就显得尤为重要,只有切实做好患者隐私的合法使用和管理,使患者隐私在为医务人员提供科学、合理就诊基础信息的同时,又能够切实保护患者隐私不被非法泄露和侵犯,才能体现出我国医疗卫生事业为民服务、尊重患者隐私的宗旨,从而推进我国数字化医疗服务的顺利实施。

(五)国家相关法律法规对医疗数据和患者个人信息的约束

国家高度重视医疗卫生行业中数据和患者个人信息保护问题并在一系列法律法规中进行了十分明确的要求。《中华人民共和国数据安全法》第二十七条规定:开展数据处理活动应当依照法律、法规的规定,建立健全全流程数据安全管理制度,组织开展数据安全教育培训,采取相应的技术措施和其他必要措施,保障数据安全。

利用互联网等信息网络开展数据处理活动,应当在网络安全等级保护制度的基础上,履行上述数据安全保护义务。《中华人民共和国个人信息保护法》第十条规定:任何组织、个人不得非法收集、利用、加工、传输他人个人信息,不得非法买卖、提供或者公开他人个人信息;不得从事危害国家安全、公共利益的个人信息处理活动。《中华人民共和国执业医师法》第二十二条第三项,对医师在执业活动中履行义务做了规定:医师应当关心、爱护、尊重患者,保护患者的隐私。

《中华人民共和国护士管理办法》第二十四条规定:护士在执业中得悉就医者的隐私,不得泄露,但法律另有规定的除外。

《医务人员医德规范及实施办法》中明确规定:为患者保守医密,实行保护性医疗,不泄露患者隐私与秘密。

由此可见,一系列法律法规进一步规范了信息系统的建设要求,约定了医务人员的保密义务与责任,我国在医疗卫生服务中对患者隐私及隐私权的尊重与维护不断加强。

二、网络信息系统安全等级保护

网络信息系统安全等级保护指:对信息系统分等级进行安全保护和监管;对网络安全产品的使用实行分等级管理;对网络安全事件实行分等级响应、处置。网络信息系统安全等级保护的核心是对信息系统分等级、按标准进行建设、管理和监督。

1. 信息系统的安全保护等级

信息系统的安全保护等级由两个定级要素决定:等级保护对象受到破坏时所侵害的客体和对客体造成的侵害程度。等级保护对象受到破坏时所侵害的客体包括以下三个方面:①公民、法人和其他组织的合法权益;②社会秩序和公共利益;③国家安全。等级保护对象受到破坏后对客体造成侵害的程度归结为以下三种:①造成一般伤害;②造成严重伤害;③造成特别严重伤害。根据《信息安全技术网络安全等级保护定级指南》(GR/T 22240-2020),等级保护对象的安全保护等级分为以下五级:

第一级,等级保护对象受到破坏后,会对相关公民、法人和其他组织的合法权益造成一般损害,但不危害国家安全、社会秩序和公共利益。

第二级,等级保护对象受到破坏后,会对相关公民、法人和其他组织的合法权益造成严重损害或特别严重损害,或会对社会秩序和公共利益造成损害,但不危害国家安全。

第三级,等级保护对象受到破坏后,会对社会秩序和公共利益造成严重危害,或者对国家安全造成危害。

第四级,等级保护对象受到破坏后,会对社会秩序和公共利益造成特别严重危害,或者对国家安全造成严重危害。

第五级,等级保护对象受到破坏后,对国家安全造成特别严重危害。

2. 医疗卫生行业信息系统安全保护定级

依据国家卫生健康委(原卫生部)《卫生部关于印发卫生行业信息安全等级保护工作的指导意见的通知》,以下重要信息系统安全保护等级原则上不低于第三级:①卫生统计网络直报系统、传染性疾病报告系统、卫生监督信息报告系统、突发公共卫生事件应急信息系统等跨省全国联网运行的信息系统;②国家、省、地市三级卫生信息平台,新农合、卫生监督、妇幼保健等国家级数据中心;③三级甲等医院的核心业务信息系统;④国家卫生健康委(原卫生部)网站系统;⑤其他经过信息安全技术专家委员会评定为第三级以上(含第三级)的信息系统。

拟定为三级以上(含第三级)的医疗卫生信息系统,应当由信息安全技术专家委员会论证、评审。

3. 流程

相关流程见图 7-2-2。

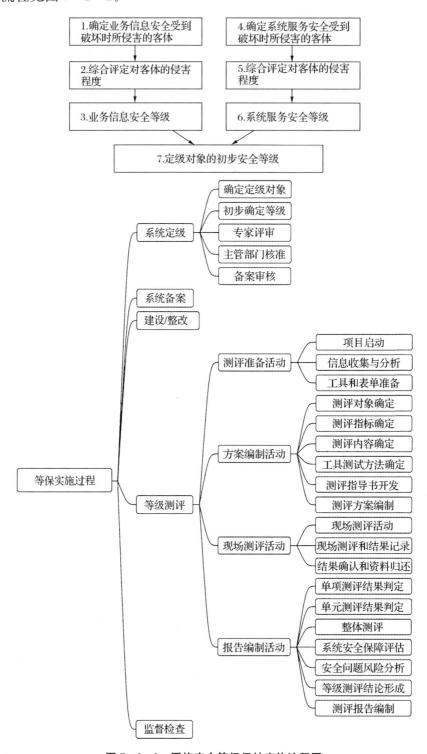

图 7-2-2 网络安全等级保护实施流程图

三、安全防护技术

（一）物理安全

物理安全又称为实体安全，是整个医院信息系统安全的基石。物理安全所保护的对象主要是计算机、网络设备所在的机房以及信息系统设备和存储数据的介质。从机房建设的角度划分，物理安全建设可分为物理环境安全建设、基本物理设备安全建设和智能设备物理安全建设三个部分。

1. 物理环境安全

物理环境安全是整个信息系统安全建设不可忽视的重要组成部分，旨在加强对地震、水灾和雷电等自然灾害的预防。

2. 基本物理设备安全

基本物理设备安全建设指配电柜、UPS 电源、机房专用空调和网络设备等机房必需设备的安全建设，是信息系统建设的第一道防线。

3. 智能设备物理安全

智能设备物理安全建设包括门禁系统、防盗报警系统、机房监控系统、消防报警系统等。

（二）通信网络安全

通信网络安全是指防止网络系统中的软件、硬件及其中相应数据受到侵害、恶意破坏、攻击、更改、泄露等，使得系统能够持续稳定地运行。具体包括网络设备安全防护及网络业务信息流安全防护。

通信网络安全主要涉及防火墙及边界防护、网络安全审计技术、VPN、恶意代码防护、网络异常流量防护和堡垒机。

1. 网络架构

根据不同业务功能区域的隔离需求，将医院网络按照功能分成多个业务区域，各业务区域之间实现网络不同程度的隔离。医院网络逻辑拓扑一般可划分为内网、外网和设备网。

2. 网络安全技术

（1）防火墙及边界防护

防火墙技术是一种隔离过滤技术。防火墙位于两个（或多个）内外网之间。管理员预先定义好访问屏蔽策略并阻拦有威胁的数据包，只允许授权数据包通过，隔离外部不安全因素，从而实现对网络的保护。

安全域需要隔离，并需要采取访问控制措施对安全域内外的通信进行有效管控。

通常可采用的措施有设置 VLAN、ACL、防火墙、IPS 设备等。

访问控制系统的目标是将计算中心与不可信任域进行有效的隔离。访问控制系统由防火墙系统组成，防火墙在网络入口点或者安全域的边界，根据设定的安全规则，检查经过的通信流量，在保护内部网络安全的前提下，对两个或多个网络之间传输的数据包和连接方式，按照一定的安全策略进行检查，依此来决定网络之间的通信是否被允许。

（2）抗 DoS 攻击技术

DoS 是"Denial of Service"的简称，即拒绝服务。造成 DoS 的攻击行为被称为 DoS 攻击，其目的是使计算机或网络无法提供正常的服务。DoS 攻击一般是利用网络协议的缺陷或者直接采用野蛮手段耗尽被攻击对象的带宽或应用资源，让目标网络或系统无法提供正常服务。DoS 攻击还经常使用分布式攻击方式，即分布式拒绝服务（distributed denial of service，DDoS）攻击，具有更大的破坏性。

针对 DoS 的攻击，需要从多个方面加强安全防护。需要及时修复系统漏洞，关闭多余服务端口和部署的网络安全设备。

（3）网络安全审计技术

网络安全审计是在一个特定的网络环境中，为保障网络和数据不受外网和内网用户的入侵和破坏，通过特定的安全策略，运用各种技术手段，实时收集和监控网络环境中每一个组成部分的系统状态、安全事件，以便集中报警、分析、处理的技术手段。通常网络安全审计技术有三种类型：系统级审计、应用级审计和用户级审计。

（4）入侵检测与防护

入侵检测防护的主要技术有两种：入侵检测系统（Intrusion Detection System，简称 IDS）和入侵防护系统（Intrusion Protection System，简称 IPS）。IDS 着重于对网络安全状况的监管，寻找违反安全策略的行为或攻击迹象，并发出警报，大多 IDS 系统都是被动的，而 IPS 倾向于提供主动防护，注重对入侵行为的控制。

（5）恶意代码防护

恶意代码防范是指用户主动性地防范终端、服务器、专用设备等不受恶意代码入侵，避免用户资料泄露、程序设备被破坏等情况的出现。从部署方式看，恶意代码防范的主要技术有网络恶意代码防范和主机恶意代码防范。网络恶意代码防范通常部署在网络出口、数据中心出口等网络数据流汇聚的关键节点。主机恶意代码防范通常部署在计算机终端、服务器终端或虚拟机终端，通过在终端部署主机恶意代码来实现恶意代码的检测和查杀。

（三）主机安全

主机安全的目标是采用信息保障技术确保业务数据在进入、离开或驻留服务器时保证可用性、完整性和保密性；采用相应的身份认证、访问控制等手段阻止未授权访问；采用系统审计、资源控制、灾备、剩余信息保护、数据库加固和安全补丁等技术确保主机系统的安全。

1. 身份鉴别

身份鉴别为主机系统提供了第一层访问控制，用户通过获取授权登录主机获取资源，控制授权用户进入主机的时间和方式。用户的身份鉴别方式分为三类：身份识别与验证、口令识别与验证、账号的缺省限制检查。

2. 系统安全审计

系统安全审计可以使用系统自带的审计功能，也可以使用第三方安全审计产品。通常第三方的审计产品功能更强大，机制更为全面。

系统安全审计主要针对系统资源的异常使用、系统用户行为、重要系统命令的使用等重大相关安全事件进行审计。系统安全审计记录主要包括时间、类型、主客体标识、时间信息和事件结果等多个元素的集合。

3. 资源控制

资源控制是主机安全的另一个重点安全设置，其目的是将系统资源合理地分配给用户，为不同用户配置不同权限的资源分配。

4. 灾备

采用主机灾备技术，让主机在遭遇各类灾害时持续稳定地向各类用户继续提供服务。常见的服务器灾备可用备份、镜像、快照等多种方式。

5. 剩余信息保护

剩余信息保护是指：避免在特定条件下，通过执行特定软件等方式检索内存，以获取到重要的信息资源。剩余信息保护有两大要求：

①应确保用于存储操作系统和数据库管理系统的用户鉴别信息的存储空间（包括硬盘和内存）在释放或再分配给其他用户前得到完全清理。

②应保证有敏感数据的存储空间被释放或重新分配前得到完全清除。

6. 数据库加固和安全补丁

数据库系统安全问题主要包括内部安全和外部安全。

内部安全：数据库系统在发生宕机、崩溃，或是用户错误操作时，数据库中的数据不会丢失。

外部安全：数据库系统不会遭受非法用户的入侵。通过修补漏洞、安全升级补丁，来避免恶意用户利用漏洞入侵数据库系统。

7. 访问控制

在主机层启用访问控制功能，依据安全策略控制用户对资源的访问。对重要信息资源设置敏感标记,严格控制用户对有敏感标记的重要信息进行操作。

8. 入侵及恶意代码防范

应能够检测到对重要节点进行入侵的行为,并在发生严重入侵事件时提供报警,应采用免受恶意代码攻击的技术措施或主动免疫可信验证机制及时识别入侵和病毒行为,并将其有效阻断。

(四)应用安全

应用安全防护包括对于应用系统本身的防护、用户接口安全防护和系统间数据接口的安全防护。应用安全防护的目标是通过采取身份认证、访问控制等安全措施,保证应用系统自身的安全性,以及与其他系统进行数据交互时所传输数据的安全性,采取审计措施在安全事件发生前发现入侵企图或在安全事件发生后进行审计追踪。

1. 身份鉴别

系统采用身份鉴别技术对用户的身份进行鉴别,身份鉴别技术是系统实现访问控制的第一步。

随着科技的不断进步,身份鉴别技术也得到了发展。由最早的"用户 ID + 口令"身份鉴别方式,到条码技术、IC 卡、智能卡等射频卡技术,再到生物特征识别。现在身份鉴别主要分为两种类型:非生物特征身份鉴别和生物特征身份鉴别。

2. 访问控制

访问控制的目的是为了通过对用户访问资源的活动实行有效的监控,使合法的用户在合法的时间内获得有效的系统访问权限,防止非授权用户访问系统资源。

面对医院网络环境的复杂性,访问控制技术向精细化方向发展,授权方向开始渐渐地从面向主、客体的安全属性,到出现了基于信任、属性和行为等一系列安全属性的新型访问控制模型及管理模式。

3. 系统审计

系统审计是指依据一定的安全机制,通过记录和分析历史操作事件及数据,发现能够改进系统性能和系统安全的地方。

系统审计对系统安全的审核、稽查和计算,在记录一切(或部分)与系统安全有关活动的基础上,对其进行分析处理、评价审查,发现系统中的安全隐患,或追查造成安全事故的原因,并作出进一步的处理。如果审计系统能够对实时行为进行审计,就能够在最短的时间内控制并阻止已发生的不良行为。

4. Web 应用防护

Web 应用防护的主要目的是保证网络资源不被非法访问者访问。通过深入分析和解析 HTTP 的有效性,提供安全模型,只允许已知流量进行系统交互。通过应用层规则、基于会话的保护,可检测应用程序异常情况和敏感数据是否正在被窃取,并阻断攻击或隐蔽敏感数据,保证各类数据在合法范围内使用。

(五)数据安全

医院数据是医院的核心资产,它不仅记载了患者各种隐私信息,还记载了医生的诊断报告、医嘱、处方等信息,另外还包括医院的运营数据等重要信息。为确保医院数据的完整性、保密性和有效性,需要在数据采集、存储、传输、删除、备份与恢复的每个环节做好相应的安全防护措施,如身份鉴别、控制访问、系统审计、权限控制、日志记录、传输加密等。

1. 数据

在医疗卫生行业,数据的安全性十分重要。譬如在医院的终端,会涉及较多的人工操作,难免会出现人工失误造成数据输入的差错。常用居民的二代身份证、市民卡、医疗保健卡等可识别的证件,让系统直接读取其中的信息,避免人工输入出现差错;利用自动化设备,如自助缴费机等,减少人工输入环节;还可以在实验室系统中加入一维码或二维码作为标识,避免人工识别出错。

在医院数据环节中,患者身份识别问题关系到是否能够真正实现患者在不同医疗机构就诊信息的共享,可以考虑在区域医疗平台上做患者主索引平台,将区域内的患者身份信息统一整理,这样能够在最大程度上确保身份信息的准确性,为数据统计分析提供支撑。

2. 数据存储

针对医疗卫生行业数据存在着增长快、数量大、读取速度要求高的特点,不同的应用有着不同的要求。比如 HIS 对存储要求高并发、高可用,可以利用固态硬盘的读写速度带来高性能体验;而针对 PACS 数据增长量大、文件数量大的特点,在选择存储时,在考虑性能的同时,更要考虑高容量的要求,兼顾备份方便性,可以考虑扩展式存储或分级存储方案。

3. 数据传输

为实现数据安全传输,医疗卫生行业除铺设专网之外,一般通过以下措施对数据传输进行安全防护:部署 VPN 网络和采用 SSL 加密技术、数字证书等方式。

4. 数据脱敏

数据脱敏是指对某些信息按脱敏规则进行数据变形,实现对隐私数据的可靠保护,这样就可以在开发测试和其他非生产环境以及外包环境中,安全地使用脱敏后的真实数据集。随着大数据时代的到来,医疗卫生行业会逐渐涉足医疗数据的交易,而这时候就需要通过专业的数据脱敏软件对数据进行脱敏处理。

5. 数据备份与恢复

数据备份是容灾的基础,是为了防止系统出现失误或系统故障导致数据丢失,而将全部或部分数据集合从主机应用的硬盘或磁盘阵列复制到其他存储介质的过程。

数据容灾是指建立一个异地数据容灾备份系统,该系统是本地关键应用数据的一个可用复制。在本地数据及整个应用系统出现灾难时,系统至少在异地保存有一份可用的关键业务数据。从对系统的保护程度来分,可以将容灾系统分为:数据级容灾、应用级容灾和业务级容灾。

6. 数据删除

数据具有一定的生命周期,需要在完成它的使命后删除。目前医疗卫生行业内主流的数据销毁技术主要有数据删除、物理销毁等。其中具体的数据销毁方式有覆写法、消磁法、剪碎法和焚毁法。

(六)安全管理中心

1. 系统管理

实现对系统管理员的身份鉴别,只允许其通过特定的命令或操作界面进行系统管理操作,并对这些操作进行审计。也可通过系统管理员对系统的资源和运行进行配置、控制和管理。

2. 审计管理

实现对审计管理员的身份鉴别,只允许其通过特定的命令或操作界面进行安全审计操作,并对这些操作进行审计。可通过审计管理员对审计记录进行分析,并根据分析结果进行处理。

3. 安全管理

实现对安全管理员的身份鉴别,只允许其通过特定的命令或操作界面进行安全管理操作,并对这些操作进行审计。可通过安全管理员对系统中的安全策略进行配置。

4. 集中管控

划分特定的管理区域,对分布在网络中的安全设备或安全组件进行管控。能够建立一条安全的信息传输路径,对网络中的安全设备或安全组件进行管控。对网络链路、安全设备、网络设备和服务器等的运行状况进行集中监测。对分散在各个设备上的审计数据进行收集汇总和集中分析,并保证审计记录的留存时间符合法律法规要求。对安全策略、恶意代码、补丁升级等安全相关事项进行集中管理。对网络中发生的各类安全事件进行识别、报警和分析。

四、安全管理

(一)网络安全管理的体系化要求

网络安全管理工作种类繁多,如网络安全风险评估、网络安全策略的制定与实施、网络安全工程项目等。这些工作在一个组织内,往往由不同部门或不同人员负责,涉及组织的多个方面,不同部门、不同人员之间需要协调,而且必须尽心尽力才能共同实现组织的安全目标。

网络安全管理的首页任务是制定总体方针和安全策略。阐明医院安全工作总体目标、范围、原则和框架等;并配套建立全套管理制度提醒。要做好网络安全工作,提升组织的网络安全防护能力,达到预期目标,必须理顺各项安全工作之间的关系,将各种资源的利用率最大化,确保网络安全管理工作有序开展,持续提升网络安全水平,满足各方网络安全要求,实现网络安全管理。

网络安全工作必须与其他领域的管理活动一样,采用体系化的方法来实施,采用体系化方法可以给网络安全工作带来以下益处:

一是使整体的网络安全工作能够以有序的方式实施,遵循计划、执行、检查、处理的PDCA循环,实现工作的持续改进。

二是通过过程方法加强不同活动之间的关联,使之不再是一个个独立的部分,而是相互作用、相关管理的整体。

三是规范组织的网络安全管理机构,过去组织往往由信息化部门管理网络安全事宜,没有单独规定相应的职责,因此要约定网络安全管理职责,建立网络安全管理机构,确定安全角色和职责。

四是有效提供和使用管理资源,利用最少的资源实施最有效的工作,提高网络安全工作的效率。

(二)医院网络安全管理实施

1. 安全管理机构

建立符合医院机构设置和人员分工特点的网络安全管理组织体系,一般分为决策机构、管理机构和执行机构。成立安全领导小组等安全决策机构,明确安全管理机构的组织形式和运作方式,建立高效安全的管理机构和执行机构,设立系统管理员、网络管理员、安全管理员等岗位,并规定各个工作岗位的职责,并从岗位设置、人员配置、授权和审批、沟通和合作、审查和检查等各方面落地实施。

2. 安全管理制度

医院网络安全管理制度应从风险规避和应急处理两个角度来建设。网络安全风险规避管理制度主要有:中心机房管理制度、信息系统操作安全管理制度、网络安全管理制度、病毒防范安全管理制度、安全管理等级应答制度和安全管理考核制度。网络安全应急管理制度主要有:常规故障处理制度、服务器故障应急处理制度、硬件故障应急处理制度、软件故障应急处理制度、网络故障应急处理制度和数据故障应急处理制度。

3. 安全管理人员

医院信息中心是以现代信息技术为基础的信息管理部门。在实际工作中,根据不同的需要,医院信息中心在安全管理方面设为以下几个岗位:

(1) 网络安全管理员

负责网络安全管理,建立网络安全管理体系,定期对服务器进行病毒检查和杀毒,修补系统漏洞,采取有效的措施防止网络损坏和攻击;通过对网络运行的监控,调整网络参数,维护整个网络的安全稳定运行。

(2) 数据库安全管理员

负责全院所有数据库的日常监控和维护,参与相关项目的数据库架构设计,收集和保存相应的数据库数据,记录数据库的运行日志,定期备份数据库;负责各数据库数据的保密和安全。

(3) 中心机房及硬件设备安全管理员

负责中心机房的管理,安全检查,机房内的卫生;负责每日监控网络交换机、物理服务器、UPS 不间断电源等设备的运行,发现问题及时解决、记录。

(4) 应用系统实施和维护安全管理员

负责医院应用系统设备上线、实施和维护的安全管理。包括应用系统的技术参数配置调整和系统性能优化。

4. 安全建设管理

信息系统建设与管理的最终目标是使信息系统的全生命周期在管理人员的有效控制下,按照预定目标完成。在保证质量和数量的情况下顺利交付给用户,确保信息系统的安全。

5. 安全运维管理

系统运维管理在一个信息系统生命周期中占据着最长的时间,因此做好医院信息系统运维、保障系统持续稳定运行,是医院业务正常运营的基本要求。系统运维管理主要是围绕着应用、网络、主机和数据库这几个方面展开。而医院信息系统运维与传统IT 系统运维有较大区别,主要体现在:医院信息系统的运维是建立在整个系统平台上,范围大,涉及的层面多,运维的对象不仅仅局限于一个软件项目,也不像传统的软件项目一样有着明确的维护周期,可以通过建设安全管理统一平台提高医院信息系统运维效率。

安全运维工作中应具备有效的安全事件处置和应急响应能力,并通过定期实战演练的方式保持战时状态。加强医院医疗设备安全管控,针对需要远程维护的医疗设备,医院要确保其网络及数据传说安全可控,对于远程过程中异常的数据传输行为具备发现和阻断能力,确保医院医疗设备网络信息安全。

6. 安全培训和教育

医院信息化管理部门有责任和义务对全院职工进行信息系统岗位技能培训和网络安全意识教育。规定违反网络安全的处罚措施和安全责任,并书面告知全院员工;对不同程度违反网络安全法规和策略的员工要进行处罚;定期开展网络安全培训,并及时以书面形式通知员工,医院不同岗位进行不同的网络安全培训和指导,并记录和保存相应的培训情况和结果。

参考文献

[1]Marie D, Tille F, Abboud L A, et al. How can we monitor the impact of national health information systems? Results from a scoping review[J]. European Journal of Public Health, 2019, 4: 648-659.

[2]Walsham G. Health information systems in developing countries: some reflections on information for action[J]. Information Technology for Development, 2020, 26:194-200.

[3]Bygstad B, Vrelid E. Architectural alignment of process innovation and digital infrastructure in a high-tech hospital[J]. European Journal of Information Systems, 2020, 29(3):220-237.

[4]Farzandipour M, Meidani Z, Nabovati E, et al. Technical requirements framework of hospital information systems: design and evaluation[J]. BMC Medical Informatics and Decision Making, 2020, 20(1): 61.

[5]Oniani S, Marques G, Barnovi S, et al. Artificial Intelligence for Internet of Things and Enhanced Medical Systems[M]. Bio-inspired Neurocomputing, 2021: 43-59.

[6]Lin W, Xu M, He J, et al. Privacy, security and resilience in mobile healthcare applications[J]. Enterprise Information Systems, 2021, 1-15.

[7]Dhanalakshmi G, George V. Security threats and approaches in E-Health cloud architecture system with big data strategy using cryptographic algorithms[J]. Materials Today: Proceedings, 2022.

[8]Yao Y, Wang Z. Privacy information antistealing control method of medical system based on cloud computing[J]. International Journal of Communication Systems, 2020,35(5):4596.

[9]Chen H, Wu Z, Chen T, et al. Security Privacy and Policy for Cryptographic Based Electronic Medical Information System[J]. Sensors, 2021, 21(3):713.

[10]Zhao S, Shen J, Weng Z. Research on the Construction Method of the Hospital Information System Hourglass Model[C]. International Conference on Applied Human Factors and Ergonomics. Springer, Cham, 2019: 120-133.

[11]Tao J. Application of the big data processing technology in the hospital informatization construction[C]. International Conference on Frontier Computing. Springer, Singapore, 2019: 1589-1595.

[12]Tong Y. Factors for optimizing time performance of Modular Construction: a review and evidence from Huoshenshan Hospital construction[C]. 2021 IEEE 12th International Conference on Mechanical and Intelligent Manufacturing Technologies (ICMIMT). IEEE, 2021: 45-48.

[13]Sdino L, Brambilla A, Dell'Ovo M, et al. Hospital Construction Cost Affecting Their Lifecycle: An Italian Overview[C]. Healthcare. Multidisciplinary Digital Publishing Institute, 2021, 9(7): 888.

[14]Yun D, Zhou Z, She W. The Research on the Development and Utilization of Hospital Archive Information in the Big Data Era[C]. International Conference on Machine Learning and Big Data Analytics for IoT Security and Privacy. Springer, Cham, 2020:257-263.

[15]徐王权,姚乐融,李锐,等. 健康信息化背景下医护人员医疗信息安全风险识别与应对策略[J]. 医学信息,2021,34(06):25-28.

[16]龙智勇,陈姣,阳赣萍,等. 医院信息化建设网络安全与防护问题研究[J]. 医学教育管理,2021,7(06):675-679.

[17]黄超,许杰,林江莉."零信任"医院数据库运维体系建设与实践[J]. 中国卫生信息管理杂志,2021,18(05):669-674.

[18]沈志伟. 医院信息化建设中网络安全管理与防护的探讨[J]. 无线互联科技,2021,18(22):33-34.

[19]路强,杨孝光,晏亚,等. 高稳定可扩展的医院信息系统基础架构设计[J]. 西南军医,2021(Z1 vo 23):475-476.

[20]史成霞,王译,丁腊春,等.医院移动应用安全发布与管理系统设计与实现[J].中国数字医学,2021,16(09):101-105.

[21]袁骏毅,潘常青,宓林晖. 基于等级保护2.0标准体系的医院信息化安全建设与研究[J]. 中国医院,2021,25(1):2.

[22]王能才,王玉珍,冯宝义,等. 基于等级保护要求的三级医院信息安全平台设计[J]. 中国医学装备,2020,17(10):4.

[23]殷伟东,陈平.医疗卫生行业信息安全等级保护[M].南京:东南大学出版社,2012.

[24]刘云.医院信息安全实用技术与案例应用[M].南京:东南大学出版社,2016.

[25]钟泽.JCI标准与实践信息化助力医院精细化管理[M].浙江:宁波出版社,2018:269.

[26]拉尔夫斯泰尔,乔治雷诺兹.信息系统基础[M].北京:中国人民大学出版社,2022.

 思 考 题

1. 数据中心机房在建设过程中有哪些要求?

2. 医院网络系统逻辑构架的建设原则与系统构架的主要特性有哪些?

3. 医院服务器、存储、备份的主要指标有哪些?

4. 医院基础软件的主要功能是什么?

5. 医疗卫生行业信息安全等级保护要求是什么?可以采取哪些安全防护技术?

第八章　医疗信息化运维服务

医疗信息化自 20 世纪 90 年代起,经历了探索期、发展期、优化期三个阶段。时至今日,医疗信息化迎来了高速发展期。医疗信息化面临信息系统技术架构日趋复杂、规模快速增长、系统告警信息海量涌现、业务需求快速迭代等现状,这对医疗信息化运维服务提出了更高的要求。

医疗信息化运维服务不仅要有人员、流程、资源和技术等多要素打造,运维服务体系整体还需关注知识、数据、算法、算力的应用,应具备能感知、会描述、自学习、会诊断、可决策、自执行、自适应等综合服务能力。

第一节　医疗信息化运维服务概述

医疗信息化运维服务包含规划设计、部署实施、服务运营、持续改进和监督管理等过程,整体流程涉及咨询设计、集成实施、运行维护、服务管控、服务运营和服务外包等服务范畴。

一、医疗信息化运维服务的发展历程

(一)第一阶段——探索期

业务类型为三大类:网络运维服务、主机运维服务和基础软件运维服务。

国内医院信息中心较早成立于 20 世纪 90 年代,服务内容主要以医院 HIS 系统建设服务、信息系统基础运维服务和网络监控运维服务为主。此后医院逐步形成了一套行之有效的运维流程,并在实践过程中不断总结经验,优化工作流程。

2000 年后,医院 LIS、PACS、OA、ERP 等多个临床管理业务支持系统先后上线,医疗信息化多方面发展,全面推进医疗信息化建设工作。

2010年后，以电子病历为核心的临床系统开始上线，多个环节质控点的设置，为医疗全流程的质量控制提供了可行性。

这一阶段以经验积累、管理试行为主，逐步探索运维服务的关键节点及服务内容确定，从而使信息中心有了明确的发展方向和发展路径，奠定了信息中心以信息化运维服务为核心业务的基石。

(二) 第二阶段——发展期

业务类型为七大类：网络运维服务、主机运维服务、存储运维服务、桌面类运维服务、基础软件运维服务，临床数据中心运维服务，网络安全服务。

在第二阶段，医院预约挂号、ERP、药事服务、感控、条码、银医通等多个项目优化上线，使临床应用提高了效率。

这一阶段成立了从真正意义上独立的、以医疗信息化运维服务、医院智能系统开发为核心业务的高级管理业务部门，业务范围基本覆盖医院所有科室，制定了符合实际应用的运维管理流程和制度、医院信息设备的开发管理流程和制度。

信息部门建立了内部统一的服务接报运维管理平台，大大提高了运维服务的规范化和标准化水平。

(三)第三阶段——优化期

业务类型为十大类：基础环境运维服务、网络运维服务、主机运维服务、存储运维服务、桌面类运维服务、会议视频系统运维服务、基础软件运维服务、临床数据中心运维服务、网络安全服务、互联网医院服务。

为了进一步提高运维服务的规范化，信息部门开始建立人员、资源、技术和流程四要素的运维体系。根据运维体系的要求，从人员岗位职责、任职要求、招聘、培训、绩效管理等多方面重新梳理和建立符合运维要求的人力资源体系；通过搭建服务台、知识库、运维服务管理软件和备件库保障资源的合理利用，提高运维工作效率；制定了服务级别管理、事件管理、问题管理、服务级别管理、服务报告管理、配置管理、变更管理、发布管理等一系列的制度流程，规范运维权限及相关人员工作职责；统一了信息部门用户服务接口，强化服务流程的闭环管控及执行改进，通过应用于信息部门的相关运维管理工具提升运维服务能力和运维效率。

二、医疗信息化运维服务的组成要素

医疗信息化运维服务由人员、过程、技术和资源组成，其中：

人员：指提供医疗信息化运维服务所需的及具备相关知识、经验和技能要求的人员；

过程:指提供医疗信息化运维服务时,合理利用必要的资源,将输入转化为输出的一组相互关联和结构化的活动;

技术:指交付满足质量要求的医疗信息化运维服务应使用的技术或应具备的技术能力;

资源:指提供医疗信息化运维服务所依存和产生的有形及无形资产。

三、医疗信息化运维服务的生命周期

医疗信息化运维服务生命周期由规划设计、部署实施、服务运营、持续改进和监督管理五个阶段组成,其中:

规划设计:从医院业务需求出发,以需求为中心,对医疗信息化运维服务进行全面系统规划和设计,为医疗信息化运维服务的部署实施做好准备,以确保提供满足医院需求的医疗信息化运维服务。

部署实施:在规划设计基础上,建立管理体系、部署专用工具及制定服务解决方案。

服务运营:根据服务部署情况,采用过程方法,全面管理基础设施、服务流程、人员和业务连续性,实现业务运行与医疗信息化运维服务运营融合。

持续改进:根据服务运营的实际情况,定期评审医疗信息化运维服务满足业务运营的情况,以及医疗信息化运维服务本身存在的缺陷,提出改进策略和方案,并对医疗信息化运维服务进行重新规划设计和部署实施,以提高医疗信息化运维服务质量。

监督管理:本阶段主要依据医疗信息化运维服务质量进行评价,并对服务供方的服务过程、交付结果实施监督和绩效评估。

实施运维服务,对医院来说,以保障服务水平以及获得更高的服务质量为目标;对服务供方来说,以满足需方服务需求以及指导自身业务发展信息技术服务标准和服务质量为目标。

第二节 医疗信息化运维服务设计与实现

医疗信息化运维具备许多独有的特点,为运维团队的建设与运营、网络安全的设计和实现带来了更高的难度和更多的复杂性,大致可以归纳为:

(1)信息系统关系到患者的生命健康安全以及国家社会稳定;

(2)患者医疗记录是一种拥有法律效力的文件,它不仅在医疗纠纷案件中,在许多其他法律程序中均会发挥重要作用,有关人事、财务乃至患者的医疗信息也均有严格的保密性要求；

（3）高开放性：医院各个系统要求能开发并相互兼容，以便数据能够在相关系统之间畅通无阻地传递。

（4）高访问控制：医疗信息数据不允许非授权人员阅览、窃取、篡改。

要保障信息传输和存储的完整、正确、可用、安全、保密，系统安全要做到能保护、能检测、能恢复，因此对医院信息系统的高安全性、高保密性、高精确性等都有特别高的要求。

结合医疗信息化运维服务的特点，借鉴 PDCA 方法论（计划－执行－检查－改进）实现过程控制和改进。在实施过程中，对人员、过程、技术和资源四个关键要素进行全面整合，并与医疗信息化运维服务生命周期的规范化管理相结合，从需求分析、规划设计、部署实施和优化改进四个阶段循环推进，进而实现医疗信息化运维服务组成要素实现和生命周期实现。

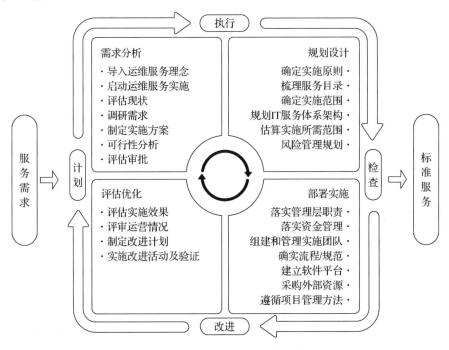

图 8－2－1　医疗信息化运维服务实施原理图

一、医疗信息化运维服务设计

1. 需求分析设计阶段

本阶段主要结合实际业务需求，综合分析需求和现状，明确实施的具体目标。本阶段应包括理念导入、实施启动、现状评估、需求挖掘及筛选、制定实施方案、可行性分析、评估审批等关键活动。

2. 规划设计阶段

本阶段在明确实施需求后,对所需的人员、过程、技术及资源进行全面系统的规划,明确实施的方案和预期效果,应包括确定实施原则、梳理服务目录、确定实施范围、规划医疗信息化运维服务体系架构、估算实施所需资源、风险管理规划等关键活动。

3. 部署实施设计阶段

本阶段主要根据规划设计阶段所确定的策略、方针和规划设计方案,遵照所选择标准的要求和建议,使用项目管理的方法,部署新的医疗信息化运维服务或对变更后的医疗信息化运维服务进行落实和执行,初步建立满足需求的标准化服务体系。在此过程中应包括落实管理层职责、资金资源、组建和管理实施团队、确定过程/规范、建立软件平台、采购外部资源、遵循项目管理方法等关键活动。

4. 优化改进设计阶段

本阶段主要从医疗信息化运维与业务之间的绩效评估结果出发,综合评估和审计实施后对服务需求的满足程度,或实施后对业务支撑的效果以及在提升服务质量方面的作用。在此基础上,确定改进目标并制订改进计划,跟踪改进效果,进一步完善和提升实施效果,最终使供需双方达到预期目标。本阶段应包括评估实施效果、评审运营情况、制定改进计划、实施改进活动及跟踪验证等关键活动。

5. 实施过程管控设计阶段

依据 PDCA 方法论,从策划、实施、检查、改进的维度分别对实施过程的需求分析、规划设计、部署实施、优化改进四个阶段进行总体管控,对实施的分析、规划、过程、结果,以及相关管理文档、体系、措施进行监督、测量、分析和评审并实施改进,从整体上保证实施成果、满足实施目标的总体要求。

二、医疗信息化运维服务组成要素实现

1. 人员

人员是指医疗信息化运维服务生命周期中各类满足要求的人才的总称,提供医疗信息化运维服务的各类人员应具备的知识、技能和经验要求,目的是指导医疗信息化运维服务部门根据岗位职责和管理要求"正确选人"。

一般而言,针对运行维护和运营等典型的医疗信息化运维服务,所需要的人员包括项目总负责人、驻场项目组长、医疗信息化运维服务项目负责人、硬件维护工程师、业务应用软件维护工程师、基础支撑软件工程师、机房维护工程师、终端设备维护工程师、系统集成工程师、网络安全工程师、系统评测工程师、后台调度负责人、日常 IT 服务人员等。

2. 过程

过程是通过合理利用必要的资源,将输入转化为输出的一组相互关联和结构化的活动,是提高管理水平和确保服务质量的关键要素。依照咨询设计、集成实施、运行维护等各种类型的医疗信息化运维服务,建立各个流程应实现的关键绩效指标(KPI),确保医疗信息化运维服务部门能"正确做事"。建立简洁、高效和协调的流程,能有效地将人员、技术和资源要素连接起来,指导服务人员按规定方法正确执行。

过程作为医疗信息化运维服务的核心要素之一,主要由输入、输出、活动以及活动间的相互关系组成,有明确的目标,可重复和可度量。各类医疗信息化运维服务的典型过程如图8-2-2所示。

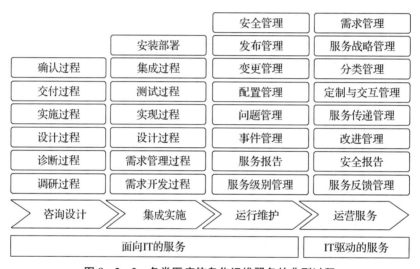

图 8-2-2　各类医疗信息化运维服务的典型过程

3. 技术

技术是指交付满足质量要求的医疗信息化运维服务应使用的技术或应具备的技术能力,以及提供医疗信息化运维服务所必需的分析方法、架构和步骤。

技术要素确保医疗信息化运维服务部门能"高效做事",是提高医疗信息化运维服务质量重点考虑的要素,主要通过自有核心技术的研发和非自有核心技术的学习借鉴,持续提升医疗信息化运维服务过程中发现问题和解决问题的能力。

在医疗信息化运维服务过程中,可能面临各种问题、风险以及新技术和前沿技术应用所提出的新要求,服务供方应根据需方要求或技术发展趋势,具备发现和解决问题、风险控制、技术储备以及研发、应用新技术和前沿技术的能力。医疗信息化运维服务常见技术如图8-2-3所示。

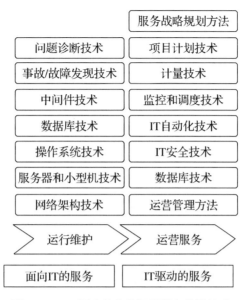

图 8 - 2 - 3　医疗信息化运维服务常见技术

4. 资源

资源是指提供医疗信息化运维服务所依存和产生的有形及无形资产,如咨询服务供方为满足需方的需求,提供咨询服务所必须具备的知识、经验和工具等。资源要素确保医疗信息化运维服务部门能"保障做事",主要由人员、过程和技术要素中被固化的成果和能力转化而成,同时为人员、过程和技术要素提供有力的支撑和保障。

根据所提供的医疗信息化运维服务类型的不同,所需要的资源也不尽相同,但可以对其进行汇总。例如,咨询设计服务和运行维护服务所使用的资源包括知识库、工具库、专家库、备件库和服务台。常见的资源类型如图 8 - 2 - 4 所示。

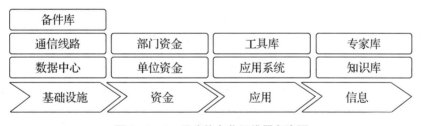

图 8 - 2 - 4　医疗信息化运维服务资源

三、医疗信息化运维服务生命周期

医疗信息化运维服务生命周期由规划设计、部署实施、服务运营、持续改进和监督管理五个阶段组成,并规定了医疗信息化运维服务生命周期各阶段应遵循的标准,涉及咨询设计、集成实施、运行维护及运营服务等领域(如图 8 - 2 - 5 所示)。

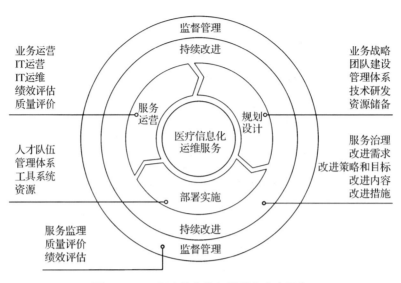

图 8-2-5 医疗信息化运维服务生命周期

医疗信息化运维服务生命周期的引入,改变了医疗信息化运维服务在不同阶段相互割裂、独立实施的局面。同时,基于连贯的逻辑体系,以规划设计为指导,通过部署实施、服务运营,直至持续改进,并伴随着监督管理的不断完善,将医疗信息化运维服务中不同阶段的不同过程有机整合为一个井然有序、良性循环的整体,使医疗信息化运维服务质量得以不断提升。

医疗信息化运维服务的供需双方,在医疗信息化运维服务生命周期的各个阶段,设定面向医院的服务目标,在服务质量、运营效率和业务连续性方面不断改进和提升,并能够有效识别、选择和优化医疗信息化运维服务的有效性,提高绩效,为组织做出更优的决策提供指导。

(一)规划设计

规划设计是从医院业务发展战略出发,以需求为中心,对医疗信息化运维服务进行全面系统的战略规划和设计,为医疗信息化运维服务的部署实施做好准备,以确保提供满足医院需求的医疗信息化运维服务。规划设计阶段需要根据业务发展战略、运营模式及业务流程的特点,确定所需要的服务组件和关键要素,对组织结构及团队建设、管理流程、技术需求及开发、资源等进行全面系统的规划。

在整个医疗信息化运维服务过程中,规划设计阶段处于医疗信息化运维服务生命周期的最前端。在这一阶段,医疗信息化运维服务供方应确定业务发展战略,明确服务需求和目标,并根据业务需求制定符合组织战略的服务目录、策略、流程及文档,明确达成既定目标所需的资源和预算,同时还应明确风险的识别、评估和管理的方法以及对服务质量的管理、评价和改进方法。

规划设计阶段的关键因素:

(1)确保全面考虑服务范围、团队建设、管理流程、技术研发、资源储备的规划设计;

(2)确保规划设计的内容和结果得到管理层的承诺和支持;

(3)确保规划设计的内容和结果得到相关干系人的理解和支持;

(4)对规划设计的内容和结果进行测量、分析、评审和改进。

(二)部署实施

部署实施是在规划设计的基础上,基于健全的医疗信息化运维服务项目组织结构和规范化的项目管理,执行规划设计阶段所确定的方针、策略和方案,部署新的医疗信息化运维服务或变更的医疗信息化运维服务,包括落实新的组织结构、运行新的或变更后的管理体系、建设支撑服务运营的工具系统、提供有效的资源保障。

部署实施阶段是衔接规划设计与服务运营的中间阶段。根据规划设计和可用于实施的服务设计方案,主要落实规划设计和提供开发服务,建立服务管理流程和制度规范,并完成服务交付等。部署实施阶段不仅可以对某一项目具体所描述的服务需求进行部署,也可以对整体服务要求做相应的部署实施,将规划设计中的所有要素完整地导入生产环境,为服务运营打下基础。

部署实施的目标是协调组织组成服务的所有组件,以及与之有关的其他个人、部门或组织,在满足规划设计环节的要求和限制的前提下,在可接受的时间、成本和质量标准内,确保服务目标和服务需求在生产环境里得到满足。在部署实施期间,确保医院、终端用户及服务团队等各方面的满意度,服务目标和服务需求与医院的业务组织、业务流程顺利衔接,服务目标和服务需求实现以后是可以正常运转且可以有效管理的,同时使医院对其有更明确的、合理的期望。通常情况下,部署实施分为计划、启动、执行和交付四个阶段。

部署实施阶段的关键因素:

(1)确定可度量的里程碑和交付物,以及交付物的验收标准;

(2)对服务资源的准确预测,并确保资源的可用性和连续性;

(3)管理和统一医疗信息化运维服务相关干系人的期望;

(4)服务目标清晰。

(三)服务运营

服务运营是根据服务部署情况,采用过程方法,全面管理基础设施、服务流程、人员和业务连续性,实现业务运营与医疗信息化运维服务运营融合。服务运营阶段的内容包括业务运营和医疗信息化运维运营,对服务支持系统进行监控、识别、分类并报告服务支持系统的异常、缺陷和故障,以及对系统的运行使用提供支持。

从整个医疗信息化运维服务生命周期来看,医疗信息化运维服务运营阶段通常占医疗信息化运维服务整体生命周期 80% 左右的比重,不仅影响组织的运行效率和效益,也影响医院对服务的感知及供需双方未来合作的连续性。服务运营阶段的目的是通过高效的业务关系管理、人员管理、流程管理、技术管理、质量管理以及信息安全管理等,提供优质、可靠、安全性高、医院满意度高的医疗信息化运维服务,实现需方与网络供方的双赢。

服务运营阶段的关键因素:

(1)服务交付结果满足业务运营需求;

(2)服务促进需方业务价值的提升;

(3)服务质量的一致性及标准化能力;

(4)全面跟踪和理解需方的需求变更;

(5)具备有效运行的知识管理体系;

(6)具备有效的网络信息安全管理方法、手段和工具。

(四)持续改进

持续改进是根据服务运营的实际情况,定期评审医疗信息化运维服务满足业务运营的情况,以及医疗信息化运维服务本身存在的缺陷,提出改进策略和方案,并对医疗信息化运维服务进行重新规划设计和部署实施,以提高医疗信息化运维服务质量。持续改进不仅包括规划设计、部署实施和服务运营等阶段发现的或潜在的问题,还应包括随着外部需求的变化而提出的改进需求,以适应不断变化的业务和市场环境。

服务改进的主要目标是使医疗信息化运维服务可以适应不断变化的业务需求,通过识别机会并实施改进活动,使得医疗信息化运维服务支持相关的业务活动。服务改进活动贯穿于规划设计、部署实施和服务运营等阶段。

持续改进阶段的关键因素:

(1)准确采集和分析数据,形成典型样本;

(2)实施持续改进的人员具备匹配的知识、技能和经验;

(3)改进的有效性得到有效度量和评估;

(4)现有人员技能能够支撑持续改进;

(5)现有的技术和资源足够支撑持续改进。

(五)监督管理

监督管理是对医疗信息化运维服务服务质量进行评价,并对服务供方的服务过程、交付结果,实施监督和绩效评估。在监督管理阶段,需要采取适当的方法对医疗信息化运维服务全生命周期其他阶段的过程和质量,进行度量和评价,并对服务供方的服务过程、交付结果实施监理,对服务的结果进行绩效评估,从而确保实现预期的医疗信息化运维服务质量。

监督管理依据规划设计阶段设定的服务级别协议和服务质量指标,监督服务的交付范围是否合规,服务质量是否达标,服务过程是否符合规定,服务成本是否可控等。在医疗信息化运维服务生命周期的各个阶段,不断获取过程的测量数据,生成服务质量报告,量化服务绩效,持续改进阶段评估和评审服务效果。

监督管理阶段的关键因素:

(1) 建立完善的监督管理体系;

(2) 制定合理的服务测量指标 KPI;

(3) 使用适合的服务绩效指标获取工具;

(4) 定期实施服务监督和跟踪;

(5) 定期评价医疗信息化运维服务质量和评审服务效果;

(6) 定期实施医院满意度调查,并对结果进行分析。

第三节　医疗信息化运维服务常见问题与对策

一、医疗信息化运维服务人员分工定责问题

随着医院业务的整体发展,医院对信息化建设的需求呈现几何级爆发,对医疗信息化运维服务也提出了更高的要求。由于系统的结构及功能更加复杂,系统的数量大大增加,信息化运维服务人员的数量已不能满足需求,医院除了增加院属信息化运维服务人员,还需要通过第三方公司的合作作为服务力量的补充。在合作初期的磨合中,由于分工不明确,岗位及职责未能明确到人,出现运维混乱现象。

为了有效解决这种混乱现象,医疗信息化运维服务部门根据业务要求,建立了运维人员的分工体系,并明确了相应的岗位职责以及管理层级,编写了详细的岗位说明,对所有的运维服务人员进行了清晰的业务分工,实现对人员的定岗定责,明确服务要求。在确定所有人员相应业务分工之后,建立完善的绩效评估细则,评估到具体人员、具体业务事件,以达到长期监督管理的目的。

范例　　　　　医疗信息化运维服务部门工作职责

在主管院长领导下,负责全院信息化建设、信息系统维护及信息资源管理等工作。

1. 根据医院建设和发展的需要,协助院领导制定具体医疗信息化建设的规划和年度工作计划,并牵头具体实施。

2. 负责全院计算机网络建设及维护工作,制定和落实医院计算机网络与信息管理的有关规定和制度,规范网络终端的操作录入工作流程,保证医院信息系统的正常运行。

3. 协助、监督、指导相关科室对重要数据库的管理,保证医院信息资源的完整、准确和安全。根据医务处对院内各类执业人员的资格审定,做好网络用户使用权限的设定和管理,落实信息保密制度。

4. 编制全院信息设备计划,提出预算建议。负责全院信息设施与设备、各种台式和便携式计算机及计算机相关低值易耗品的采购、使用管理和维护,协助做好信息设备的资产管理。

5. 负责全院各相关科室信息资料的收集、整理和分析,按时向上级主管部门提供各种数据和报表。定期向全院发布经授权的网络信息通告。

6. 定期向院领导提供临床医疗和经济运行情况及其他相关信息的分析报告,并运用相关统计分析法处理信息资料,为科学管理提供依据。

7. 协助宣传部门建设医院网站,做好技术支持和维护。

8. 做好全院计算机基本理论和操作技能的培训工作。进行医学信息技术教学和研究,协助其他科室开发相关软件,做好技术服务。

9. 完成院领导交办的其他工作。

二、构建医疗信息化运维服务目录问题

(一) 服务目录定义

服务目录是一个数据库或结构化的文件,包含所有生产环境中 IT 服务的信息,还包括那些就绪可部署的服务。服务目录是服务组合中的部分,包括 IT 服务的两种类型的信息:在业务中可见的面向客户的服务和服务提供方交付面向客户服务所需要的支持服务。

1. 与其他流程的关系

(1) 服务级别管理流程:服务目录为服务级别管理流程识别服务水平协议(SLA)提供支撑,而服务级别负责人无法识别的服务需求也为服务目录提供了一定的输入条件。

(2) 配置管理流程:服务目录管理过程中,可以通过配置管理查询相关的服务项及服务项的历史变更。

表 8-3-1 角色与职责

人员	职责
运维服务目录负责人 (信息部门主管领导)	1. 构建、维护运维服务目录 2. 制定运维服务目录管理的策略及原则 3. 制定运维服务目录相关的标准化模板
运维服务目录管理员 (运维技术支持)	1. 配合负责人构建运维服务目录 2. 维护运维服务目录的更新操作 3. 负责制作,并分发给相关人员

2. 编写策略

服务目录负责人批准召开服务目录管理会议,讨论并决定服务目录的编写内容。会议主要确定以下要点:

①与所有相关方约定并记录服务定义;

②建立或维护服务目录内容,确保服务目录信息的正确性与完整性;

③在业务服务目录的范围内,讨论业务和 IT 服务连续性管理对业务单元和业务流程的依赖关系;

④讨论业务关系管理和服务级别管理之间的交互,保证信息支持业务的开展和业务流程规范性。

3. 管理策略

每年召开一次服务目录管理会议(当有重大业务变更时,经信息部门主管领导批准可立即召开),讨论并决定服务目录的更新内容。会议主要确定以下要点:

①将新增业务纳入《运维服务目录》中;

②将过期的业务从《运维服务目录》中删除;

③是否需要优化《运维服务目录》各服务项目(服务项的拆分、合并等);

④新版《运维服务目录》的发布时间和发布范围;

⑤新版《运维服务目录》的发布方式(将替换文件所造成的影响降至最低)。

会议结束后由信息部门运维组负责记录并修订新版《运维服务目录》,修订完成后交由信息部门主管领导审批,经确认后按会议计划执行新版本发布工作。

4. 内容定义

服务目录包含:服务类别、服务名称、服务对象、服务代码、服务简介、服务内容、服务时间、服务频度、服务目标、交付方式和交付成果。

(二)服务目录构建

服务目录构建流程:

①服务目录负责人与服务目录维护组成员会议讨论服务目录架构以及内容板块的确定;

②由服务目录负责人制定相应的服务目录;

③对已完成的服务目录进行评审:

④未通过:进行重新修改,转到上一步骤;

⑤已通过:直接转到下一步;

⑥对已评审通过的服务目录,提交信息部门主管领导做最后的审核之后进行发布,做好版本管理。

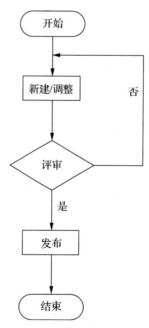

图 8-3-1　服务目录构建流程图

(三)服务目录调整

服务目录调整主要包括服务变更、增加服务和服务作废。

服务目录负责人应该识别并规划新的或变更的服务,以满足服务需求。规划新的或变更的服务应该获得相关部门的同意。同时,服务目录负责人应该考量交付新的或变更的服务,对人员、资源、技术与过程的潜在问题,同时应该考量新的或变更的服务对运维服务管理体系的潜在问题。

规划新的或变更的服务,应该至少考虑下列内容:

①设计、开发和转移的授权与职责;

②信息部门和需求科室、相关部门执行的活动,包含信息部门与相关团体沟通的活动;

③人员、资源、技术和过程;

④规划活动的日程;

⑤风险评估、识别和管理;

⑥与其他服务的依存性;

⑦新的或变更的服务的测试要求;

⑧服务验收标准;

⑨以测量的方式表示新的或变更的服务的预期结果。

对于服务作废,服务目录负责人应该计划服务的作废。计划应该包含作废的日期,移除、归档、处理和转移资料、文件和服务内容。服务内容可能包含基础架构、应用程序和相关授权。

对调整后的运维服务目录提交审核后进行发布。

(四)服务目录审查

服务目录负责人应该使用适当的办法,监视和测量服务管理体系和服务。这些办法包含管理内审和管理评审。

应该有文件化内审和评审的目标。内审和评审应该证明服务管理体系和达成服务管理目标和履行服务需求的能力。应该识别违反信息技术服务标准(ITSS)的要求、服务管理体系要求和服务需求的任何不符合项。

应该记录内审和管理评审的结果,包含所识别的不符合项、建议和纠正措施。结果和纠正措施应该与相关部门进行沟通。

范例

某三甲医院运维服务

1. 基础环境运维服务(0401)

服务类别	服务子类	服务代码	服务名称
机房运维服务 (040101)	例行服务 (040101 - A)	040101 - A - 001	机房环境设施巡检服务
		040101 - A - 002	机房环境设施监控服务
	响应服务 (040101 - B)	040101 - A - 003	机房环境设施保养维护服务
		040101 - B - 001	机房环境设施服务请求处理服务
		040101 - B - 002	机房环境设施突发事件处理服务
	评估服务 (040101 - C)	040101 - C - 001	机房环境设施运行情况定期评审服务
	优化服务 (040101 - D)	040101 - D - 001	机房环境设施容量管理服务
		040101 - D - 002	机房环境设施可靠性管理服务

2. 硬件运维服务(0402)

服务类别	服务子类	服务代码	服务名称
网络运维服务 (040201)	例行服务 (040201 - A)	040201 - A - 001	网络设备电话技术支持服务
		040201 - A - 002	网络设备健康巡检服务
		040201 - A - 003	网络设备清洁服务
		040201 - A - 004	网络设备配置管理服务
		040201 - A - 005	网络设备微码升级服务
		040201 - A - 006	网络设备资产管理服务
	响应服务 (040201 - B)	040201 - B - 001	网络设备故障远程服务
		040201 - B - 002	网络设备故障现场服务
		040201 - B - 003	网络设备疑难杂症升级服务
		040201 - B - 004	网络设备备件更换服务
		040201 - B - 005	网络设备重新安装服务
		040201 - B - 006	网络设备现场值守服务
	评估服务 (040201 - C)	040201 - C - 001	网络设备性能评估服务
		040201 - C - 002	网络设备配置评估服务
	优化服务 (040201 - D)	040201 - D - 001	网络设备配置优化服务
		040201 - D - 002	网络设备性能优化服务

服务类别	服务子类	服务代码	服务名称
主机运维 服务 （040202）	例行服务 （040202 - A）	040202 - A - 001	主机设备电话技术支持服务
		040202 - A - 002	主机设备健康巡检服务
		040202 - A - 003	主机设备清洁服务
		040202 - A - 004	主机设备配置管理服务
		040202 - A - 005	主机设备微码升级服务
		040202 - A - 006	主机设备资产管理服务
	响应服务 （040202 - B）	040202 - B - 001	主机设备故障远程服务
		040202 - B - 002	主机设备故障现场服务
		040202 - B - 003	主机设备疑难杂症升级服务
		040202 - B - 004	主机设备备件更换服务
		040202 - B - 005	主机设备重新安装服务
		040202 - B - 006	主机设备现场值守服务
	评估服务 （040202 - C）	040202 - C - 001	主机设备性能评估服务
		040202 - C - 002	主机设备可靠性评估服务
	优化服务 （040202 - D）	040202 - D - 001	主机设备性能优化服务
		040202 - D - 002	主机设备可靠性优化服务
存储运维服务 （040203）	例行服务 （040203 - A）	040203 - A - 001	存储设备电话技术支持服务
		040203 - A - 002	存储设备健康巡检服务
		040203 - A - 003	存储设备清洁服务
		040203 - A - 004	存储设备配置管理服务
		040203 - A - 005	存储设备微码升级服务
		040203 - A - 006	存储设备资产管理服务
	响应服务 （040203 - B）	040203 - B - 001	存储设备故障远程服务
		040203 - B - 002	存储设备故障现场服务
		040203 - B - 003	存储设备疑难杂症升级服务
		040203 - B - 004	存储设备备件更换服务
		040203 - B - 005	存储设备重新安装服务
		040203 - B - 006	存储设备现场值守服务
		040203 - B - 007	存储设备数据备份及恢复验证服务
	评估服务 （040203 - C）	040203 - C - 001	存储设备性能评估服务
		040203 - C - 002	存储设备可靠性评估服务
		040203 - C - 003	存储设备数据备份评估服务
	优化服务 （040203 - D）	040203 - D - 001	存储设备性能优化服务
		040203 - D - 002	存储设备可靠性优化服务
		040203 - D - 003	存储设备数据备份优化服务

服务类别	服务子类	服务代码	服务名称
桌面运维服务 （040204）	例行服务 （040204 - A）	040204 - A - 001	桌面运维电话技术支持服务
		040204 - A - 002	台式机/便携式计算机/打印/复印外设巡检服务
		040204 - A - 004	台式机/便携式计算机补丁升级服务
	响应服务 （040204 - B）	040204 - B - 001	桌面设备故障远程服务
		040204 - B - 002	桌面设备故障现场服务
		040204 - B - 003	桌面设备疑难杂症升级服务
		040204 - B - 004	台式机/便携式计算机/打印/复印外设备件更换服务
		040204 - B - 005	台式机/便携式计算机/打印/复印外设重新安装服务
其他硬件 运维服务 （040299）	例行服务 （040299 - A）	040299 - A - 001	会议/视频系统设备/自助挂号机等/自助挂号机等电话技术支持服务
		040299 - A - 002	会议/视频系统设备/自助挂号机等/自助挂号机等健康巡检服务
		040299 - A - 003	会议/视频系统设备/自助挂号机等清洁服务
		040299 - A - 004	会议/视频系统设备/自助挂号机等配置管理服务
		040299 - A - 005	会议/视频系统设备/自助挂号机等资产管理服务
	响应服务 （040299 - B）	040299 - B - 001	会议/视频系统设备/自助挂号机等故障现场服务
		040299 - B - 002	会议/视频系统现场值守保障服务
		040299 - B - 003	会议/视频系统设备/自助挂号机等疑难杂症升级服务

3. 软件运维服务（0403）

服务类别	服务子类	服务代码	服务名称
基础软件 运维服务 （040301）	例行服务 （040301 - A）	040301 - A - 001	操作系统电话技术支持服务
		040301 - A - 002	操作系统健康巡检服务
		040301 - A - 003	操作系统配置管理服务
		040301 - A - 004	办公软件电话技术支持服务
		040301 - A - 005	办公软件健康巡检服务
		040301 - A - 006	办公软件配置管理服务
		040301 - A - 007	备份软件电话技术支持服务
		040301 - A - 008	备份软件健康巡检服务
		040301 - A - 009	备份软件配置管理服务
		040301 - A - 010	虚拟化软件电话技术支持服务
		040301 - A - 011	虚拟化软件健康巡检服务
		040301 - A - 012	虚拟化软件配置管理服务

服务类别	服务子类	服务代码	服务名称
基础软件 运维服务 (040301)	响应服务 (040301-B)	040301-B-001	操作系统故障远程服务
		040301-B-002	操作系统故障现场服务
		040301-B-003	操作系统疑难杂症升级服务
		040301-B-004	操作系统补丁升级服务
		040301-B-005	操作系统重新安装服务
		040301-B-006	操作系统现场值守服务
		040301-B-007	办公软件故障远程服务
		040301-B-008	办公软件故障现场服务
		040301-B-009	办公软件疑难杂症升级服务
		040301-B-010	办公软件补丁升级服务
		040301-B-011	办公软件重新安装服务
		040301-B-012	备份软件故障远程服务
		040301-B-013	备份软件故障现场服务
		040301-B-014	备份软件疑难杂症升级服务
		040301-B-015	备份软件补丁升级服务
		040301-B-016	备份软件重新安装服务
		040301-B-017	虚拟化软件故障远程服务
		040301-B-018	虚拟化软件故障现场服务
		040301-B-019	虚拟化软件疑难杂症升级服务
		040301-B-020	虚拟化软件补丁升级服务
		040301-B-021	虚拟化软件重新安装服务
	评估服务 (040301-C)	040301-C-001	操作系统性能评估服务
		040301-C-002	操作系统配置评估服务
		040301-C-003	办公软件性能评估服务
		040301-C-004	办公软件配置评估服务
		040301-C-005	备份软件性能评估服务
		040301-C-006	备份软件配置评估服务
		040301-C-007	虚拟化软件性能评估服务
		040301-C-008	虚拟化软件配置评估服务

续表

服务类别	服务子类	服务代码	服务名称
基础软件运维服务（040301）	优化服务（040301 - D）	040301 - D - 001	操作系统性能优化服务
		040301 - D - 002	操作系统配置优化服务
		040301 - D - 003	办公软件性能优化服务
		040301 - D - 004	办公软件配置优化服务
		040301 - D - 005	办公软件可靠性优化服务
		040301 - D - 006	备份软件性能优化服务
		040301 - D - 007	备份软件配置优化服务
		040301 - D - 008	虚拟化软件性能优化服务
		040301 - D - 009	虚拟化软件配置优化服务
应用软件运维服务（040303）	例行服务（040303 - A）	040303 - A - 001	OA/HIS/LIS/EMR/PACS/HRP/门诊电子病历/移动护理等软件电话支持服务
		040303 - A - 002	OA/HIS/LIS/EMR/PACS/HRP/门诊电子病历/移动护理等软件巡检服务
		040303 - A - 003	OA/HIS/LIS/EMR/PACS/HRP/门诊电子病历/移动护理等软件配置管理服务
	响应服务（040303 - B）	040303 - B - 001	OA/HIS/LIS/EMR/PACS/HRP/门诊电子病历/移动护理等软件故障远程服务
		040303 - B - 002	OA/HIS/LIS/EMR/PACS/HRP/门诊电子病历/移动护理等软件故障现场服务
		040303 - B - 003	OA/HIS/LIS/EMR/PACS/HRP/门诊电子病历/移动护理等软件补丁升级服务
		040303 - B - 004	OA/HIS/LIS/EMR/PACS/HRP/门诊电子病历/移动护理等软件重新安装服务
	评估服务（040303 - C）	040303 - C - 001	OA/HIS/LIS/EMR/PACS/HRP/门诊电子病历/移动护理等软件性能评估服务
	优化服务（040303 - D）	040303 - D - 001	OA/HIS/LIS/EMR/PACS/HRP/门诊电子病历/移动护理等软件性能优化服务

三、医疗信息化运维服务技术迭代更新及人员专业技术问题

医疗信息化运维服务技术要有广度、有深度，既要求对传统技术的熟练掌握，也要求对新技术的学习、开发及灵活运用。随着医院的发展，为满足医疗信息化的目标和业务需求，对医疗信息化运维技术的依赖程度越来越高，而在过去相当长的一段时间里，医疗信息化运维服务人员只顾埋头苦干，疲于应付大量的业务需求和事件处理，导致医疗信息化运维服务人员个人专业技术水平难以提升，医疗信息化运维服务整体新技术应用水平也落后于通用行业。

医疗信息化运维服务部门针对问题所在,提出既要"走出去",也要"请进来"。一方面,为技术人员尤其是年轻的技术人员提供大量的学习、交流的机会,根据业务需求有针对性地到类似单位专项考察,向同行汲取先进经验;另一方面,定期组织业务培训学习,通过线上线下多种途径,邀请知名专家学者,同行精英以及厂家技术代表对医疗信息化运维服务人员进行指导,以此达到了解新技术和提升个人技术水平的目的。

范例 **医疗信息化运维服务部门培训制度**

1. 目的

为了有计划地提升员工所必须具备的知识与技能水平、有效激发潜能,使员工具备与实现医院目标相适应的自身素质和业务能力,加强培训教育管理,特制定本制度。

2. 适用范围

医院所有信息化运维服务人员及各部门开展的各类培训及相关活动均适用于本制度。

人事处作为本制度实施的协调、监督及管理部门。

3. 培训计划的制定

①人事处根据信息部门各职能部门整体战略,结合各部门的年度工作计划,拟定信息部门《年度培训计划》,计划中应包括全年拟计划实施的培训项目、培训方式、预计开展时间、培训经费等相关细则。

②人事处拟定的《年度培训计划》,须报医院分管院长确认后执行。期间如实际情况发生变化,需要对计划内容进行调整,应填写《培训项目审批表》,经由院长批准后方可执行。

4. 培训的方式

①院内内训

由人事处负责组织安排的信息部门内部培训。由信息部门的内部兼职讲师主持或授课,培训对象也均为信息部门内部各位员工。在有相关培训需求时,此类培训为第一选择,如因各方面因素限制,信息部门不具备开展的条件时,则可选择其他方式的培训。

②外聘培训师或培训机构开展的内训

对于需要外聘培训师或管理咨询机构到公司实施培训项目或活动的,一般情况由人事处负责联系和组织。对于专业性较强的培训,则相关业务部门可向人事处推荐培训师或培训机构。人事处根据信息部门培训需求及时与对方联系相关事宜,填写《培训项目审批表》,经由医院领导批准后执行。

③外派人员参加相关培训

对于因公需外派人员参加相关专业培训的,则派出人员持相关培训通知到人事处领取《培训项目审批表》,经由医院领导批准后方可执行。

5. 培训的内容

①新员工入职培训

信息部门新入职的员工须接受入职培训,培训内容主要包括医院简介、医院文化、规章制度、行为规范等相关内容,以帮助新入职员工增进对医院及工作环境的了解,迅速进入工作状态。

新员工培训一般采用内训方式,人事处根据当期新员工的数量,不定期开展。

②员工在职培训

信息部门员工在职期间,每年须接受一定时间的培训和学习。

中级管理人员培训内容:基本的组织、领导、协调、沟通等工作技能和勤奋、奉献合作、向上的工作作风;与本职工作相关的组织营运的专业技术知识和技能,如编写各种书面规程(或制度)、组织领导、训练、监督下属的能力;项目架构设计的基本概念与本岗位工作有关的基本知识。

各级技术/操作人员培训内容:与本岗位工作有关的专业技能和良好的工作作风;系统集成设计、运维的基本概念与本岗位工作有关的基本知识;本岗位职责;本岗位各项标准操作程序、规程(或制度)。

其他人员培训内容:与本岗位工作有关的专业技能和良好的工作作风;本岗位工作有关的基本知识;本岗位职责等。

以上培训采用外训和内训相结合的方式开展进行。

6. 内训讲师的选聘与培养

①内训讲师选聘流程

内训讲师由部门推荐,经人事处审核后,报分管院长确认。

内训讲师的工作性质为兼职,即在信息部门内部开展培训活动,以不影响其自身的正常工作为原则,或尽量将影响降低到最低程度。

人事处根据当年培训工作实施计划,确定当年内部讲师、专业方向,并在《年度培训计划》中予以体现,报请医院核准后实施。

②内训讲师的选聘标准

内训讲师须在相关岗位上具备两年以上的工作经验,工作技能位于中等以上,无重大违规违纪历史,具有较强的语言及文字表达能力,善于沟通。

7. 培训的实施

①对纳入年度培训计划的,以人事处为主的各类培训,由人事处按照计划逐步实施,并由人事处负责培训记录。

②对于信息部门各部门自行组织的业务学习或相关培训活动,由各部门自行安

排。如涉及其他部门人员(含兼职讲师),须报人事处备案,由部门主管指定人员负责培训记录。

③对于各部门因工作需要,指派本部门人员外出参加相关培训,或邀请外部专家到信息部门开展相关培训的,须填写《培训项目审批表》,经医院领导批准后方可执行。

④对于因公需外派人员参加相关专业培训的,根据员工参加的培训项目确定是否与其签订《员工在职培训合同》。《员工在职培训合同》作为劳动合同的附件,员工在《员工在职培训合同》规定的服务期内要求解除劳动关系的,对于医院为其支付的培训费用,须向医院缴纳未满服务期所应分摊的培训费。具体标准按照所签订的《员工在职培训合同》进行。

⑤由信息部门组织安排的各类专业技能培训,在时间安排上,尽可能安排在正常工作时间内,并尽量使培训对日常工作的影响降低到最低程度;对于有信息部门驻外人员参加的集中式培训,尽可能与信息部门有关会议相结合,以节省时间和费用。如因特殊原因,需利用非工作时间开展的培训,对于参训人员,则不计为加班。

8. 培训效果评价

①人事处在发布培训通知时应确定培训的评估模式,参训人员应根据要求参加培训并接受评估。

②培训评估的主要模式为:培训教师或负责人填写《员工培训学习考核表》,对培训人员进行评分。

③员工经批准参加信息部门安排的培训,在培训结束后应进行培训评估,培训评估结果作为员工岗位胜任能力评价的依据之一。

④对员工内部培训未合格人员进行再培训考核一次,如未达到合格标准进行调岗或者辞退安排。外训人员未达到合格标准或者未如期获得资格证书者,扣除当年绩效奖金的5%,同时补考费用由个人承担。

四、医疗信息化运维服务监督管理问题

由于医疗信息化运维服务部门和业务部门都隶属于同一个单位,部门之间未形成严格的甲乙方服务评价需求,所以在以往的工作中没有明确的运维目标,比如服务的响应速度、问题解决时间、KPI指标、服务满意度、运维工作范围等等。

为更好地规范医疗信息化运维服务部门工作目标及任务,考核部门工作成果,部门成立了质量小组,并在工作考核中增加了响应时间、解决问题时间、服务满意度等各项指标,并对各考核指标出具书面的报告。运维部门每月提交运维报告,对本月工作内容、故障类型等进行数据分析,力求从被动解决问题变为主动解决问题。

范例

医疗信息化运维服务监督管理

序号	度量领域	度量项	质量项算法	年度目标要求	基础度量源	数据采集周期及负责人	数据分析周期	数据分析负责人	数据报告类别	备注
1	服务级别管理	服务级别达成率	达成的服务项数/服务项总数×100%	≥96%	事件记录单	每月/质量部专员	每季度	项目负责人	半年度服务报告	
2	服务报告管理	服务报告及时完成率	及时完成服务报告数量/应完成服务报告总数	≥90%	服务报告	每季度/项目负责人	每季度	项目负责人	半年度服务报告	
3	问题管理	问题解决率	已解决的问题数量(问题成功关闭数量)/问题总数	≥90%	问题记录单	每月/客服专员	每季度	项目负责人	半年度服务报告	
4		问题平均解决时间	各级问题解决时间总和/问题数	≤48小时	问题记录单	每月/客服专员	每季度	项目负责人	半年度服务报告	
5		事件平均解决时间	各级事件解决时间总和/事件数	≤12小时	事件记录单	每月/客服专员	每季度	项目负责人	半年度服务报告	按照事件等级进行统计
6	事件管理	事件平均响应时间	各级事件响应时间总和/事件数	≤20分钟	事件记录单	每月/客服专员	每季度	项目负责人	半年度服务报告	
7		事件解决率	在规定时间内解决的事件/事件总数	≥96%	事件记录单	每月/客服专员	每季度	项目负责人	半年度服务报告	按照事件等级进行统计
8	配置管理	配置项匹配率	匹配数量/配置项总数	≥90%	配置项清单	每月/客服专员	每季度	项目负责人	半年度服务报告	
9	变更管理	变更成功率	成功的变更数量/已确定需变更总数	≥90%	变更申请单	每月/客服专员	每季度	项目负责人	半年度服务报告	
10		变更回退率	变更回退数量/变更提出总数	≤10%	变更申请单	每月/客服专员	每季度	项目负责人	半年度服务报告	

续表

序号	度量领域	度量项	质量项算法	年度目标要求	基础度量源	数据采集周期及负责人	数据分析周期	数据分析负责人	数据报告类别	备注
11	发布管理	发布成功率	成功完成发布的数量/统计周期内的发布总数	≥90%	发布报告	每月/客服专员	每季度	项目负责人	半年度服务报告	
12	信息安全管理	安全事件数量	安全事件发生的数量	0	事件单	每月/客服专员	每半年	项目负责人	组织级服务报告	信息数据泄密、数据丢失等
13	质量管理	顾客满意率	很满意及满意客户个数/满意度调查的客户总数	≥90%	满意度调查表	每半年/质量专员	每半年	质量部负责人	客户满意度报告	
14		客户投诉数量	客户投诉数量	≤1次	客诉记录	每季度/质量专员	每半年	质量部负责人	客户满意度报告	
15	人员管理	人员储备率	关键岗位人员储备数量/满足业务需要的人员数量	≥25%	储备记录	每季度/人事专员	每季度	行政人事负责人	半年度服务报告	
16		人均培训课时数	∑(课程受训人员数量×课时)/运维相关人员数量	≥10课时	培训记录	每季度/人事专员	每季度	行政人事负责人	半年度服务报告	
17	服务台管理	派单成功率	服务台一次派单成功数/派单总数	≥95%	事件记录单	每季度/服务台	每季度	运维负责人	半年度服务报告	
18	知识库	知识库条目全年新增数量	平台知识库录入数量	≥40条	知识库维护记录	每月/技术支持	每季度	运维技术支持	半年度服务报告	
19	备品备件管理	备件可用率	备件检查可用数量/本次盘点备件总数量	≥99%	备品备件检查单	每季度/仓储员	每季度	项目负责人	半年度服务报告	
20	技术	技术研发的完成率	实际完成功能数/计划产出功能数	≥90%	研发计划	每季度/项目负责人	每季度	技术支持专员	半年度服务报告	

五、医疗信息化服务评价及考核方案问题

医院在项目服务期内,根据下表所列考核方法,对投标人服务质量进行实时考核评分,每半年为一个考核期。

每个考核期内服务质量考核得分满分为 100 分。以运维服务开始时,得分为 100 分,按照下表的考核标准进行扣分。医院依据每年度两个考核期内的运维服务质量考核的两次得分平均值确定不同的考核方案。

范例

医疗信息化服务考核

序号	考核因素	考核标准	考核得分
1	故障修复服务	发生一次违反服务要求,故障未妥善处理的扣 5 分	
2	设备巡检服务	发生一次未按照医院要求提供周度巡检服务的扣 2 分	
3	重要时刻保障服务	发生一次未按照医院要求提供重要业务上线及其他重要事项人员保障服务的扣 2 分	
4	驻点服务	发现驻点人员未及时到岗脱岗的扣 2 分	
5	信息安全服务	发生一次未按医院要求将软件、固件及特征库升级到最新版本扣 1 分,未提供安全漏洞扫描的扣 2 分,未提供应急响应服务的扣 2 分	
6	应急预案	发生一次在遇到紧急事件时,未按医院要求采取临时措施解决的扣 4 分	
7	服务团队要求	服务方派出的技术服务团队未按照承诺及按照医院对服务团队要求的扣 9 分	
8	投诉管理	接到部门投诉并确认该投诉属实的扣 5 分	
9	其他要求	发生一次事件问题处理报告等未提交或提交不及时的扣 1 分;发生一次月度巡检报告、季度巡检总结报告等未提交或提交不及时的扣 2 分	

六、展望

全球新一轮科技革命和产业革命加速发展,新一代的信息基础设施、分布式计算、丰富多样的应用场景等共同驱动信息技术服务持续保持高速创新演进态势。以 5G、人工智能、物联网、大数据为代表的新一代信息技术逐步普及并成熟,驱动了云服务、数据服务、智能化服务等新兴信息技术服务的快速发展,带来了信息技术服务新的业务增长点和发展新机遇。信息技术服务创新能力显著提升,产业基础得到夯实巩固、产业链现代化水平明显提高,更高水平的产业生态重构基本形成。传统的信息技术服务,如信息

技术咨询规划、软硬件设计与开发、系统集成、运行维护服务,在新技术的加持下,为满足市场需求,加快转型升级。

开发服务方面,由传统瀑布开发模式向微服务开发模式转变。随着业务迭代加速、协同需求增大以及云应用开发部署普及,基于微服务开发框架进行业务组件开发的服务模式逐渐成为主流。微服务围绕业务组件创建应用,可灵活地进行开发、管理和加速。业务组件提供服务接口和管理界面,实现不同应用集成,为应用提供服务,有效改善现有系统之间调用效率,满足业务系统的快速开发和迭代升级。

信息系统集成实施服务方面,从基础软硬件集成服务,向基础设施搭建、数据整合与共享、应用重构和云部署等全栈式集成服务转变。近年来,信息系统建设的集约整合和共享共用要求不断提高,信息系统上云以及大系统、大平台、大数据的建设模式,可以集约化利用资源并系统性打破"信息孤岛"。与此同时,产业数字化带来的应用与数据集成不断向细分领域、高端技术延展,用户群体的集成需求更加丰富、多层次,信息系统集成实施服务逐步从基础软硬件集成发展服务,向为用户提供一体化解决方案为主的集成服务,即全面实现数据共享、业务系统整合的全栈式信息系统集成服务转变。

在运行维护服务方面,由基于人员、流程、资源和技术的传统运维模式,向基于知识、数据、算法、算力的智能运维模式转变。随着人工智能、大数据、云计算等技术的飞速发展,智能运维应运而生。智能运维是人工智能在运行维护领域的应用,更关注知识、数据、算法、算力的应用,是"数据驱动的运维",也是医疗信息化运维下一阶段关注的重点。

参考文献

[1] Arab-Zozani M, Imani A, Doshmangir L, et al. Assessment of medical equipment maintenance management: proposed checklist using Iranian experience[J]. BioMedical Engineering OnLine. 2021, 20(1): 49.

[2] He Q, Xiao H, Li H, et al. Practice in Information Technology Support for Fangcang Shelter Hospital during COVID-19 Epidemic in Wuhan, China[J]. Journal of Medical Systems. 2021, 45(4): 42.

[3] Kamal Z, Taghaddos H, Karimi H. BIM-Based Maintenance Management System for Healthcare Facilities[J]. Journal of Performance of Constructed Facilities, 2021, 35(4): 4021036.

[4] Gómez-Chaparro M, García-Sanz-Calcedo J, Aunión-Villa J. Maintenance in hospitals with less than 200 beds: efficiency indicators[J]. Building Research & Information, 2020, 48(5): 526 - 537.

[5] Yousefli Z, Nasiri F, Moselhi O. Maintenance workflow management in hospitals: An automated multi-agent facility management system[J]. Journal of Building Engineering, 2020, 32: 101431.

[6] Zhou B, Wu Q, Zhao X, et al. Construction of 5G all-wireless network and information system for cabin hospitals[J]. Journal of the American Medical Informatics Association, 2020, 27(6): 934 - 938.

[7]Gao X, Pishdad—Bozorgi P. BIM-enabled facilities operation and maintenance：A review[J]. Advanced engineering informatics, 2019, 39：227 – 247.

[8]Shamayleh A, Awad M, Farhat J. IoT based predictive maintenance management of medical equipment [J]. Journal of Medical Systems, 2020, 44(4)：1 – 12.

[9]Ahmed R, Nasiri F, Zaved T. Integrating Learning Algorithms for Efficient Hospital Maintenance[C] 2021 International Conference on Decision Aid Sciences and Application (DASA). IEEE, 2021：91 – 94.

[10]国家信息技术服务标准工作组. IT服务核心要素综述[J]. 信息技术与标准化, 2011(9)：5.

[11]王聪. 基于ITIL的医院信息系统运维管理研究[J]. 现代电子技术, 2018, 41(22)：14 – 16, 20.

[12]翟运开, 路薇, 崔芳芳, 等. 基于ITIL的精准医疗大数据分析平台运维模式构建[J]. 中国卫生事业管理, 2020, 37(7)：487 – 488, 536.

[13]李万宏, 朱春杰. 医院设施运维数据分析与决策发展趋势研究[J]. 中国医院管理, 2018, 38(5)：78 – 80.

[14]徐川. 基于信息技术基础架构库的IT运维服务体系构建[J]. 医学信息学杂志, 2018, 39(01)：37 – 40.

[15]马玉春, 秦航, 殷小进. 基于机器学习算法的医疗设备运维状态自主感知及主动预警模型研究[J]. 中国医疗器械杂志, 2021, 45(05)：580 – 584.

[16]庄绍燕, 杨保卫, 林晓龙. 医院信息化运维整体解决方案探讨[J]. 中国医疗设备, 2021.

[17]任浩, 刘燕燕, 许鹏, 等. 智慧医院信息化运维管理的研究与应用[J]. 现代医院管理, 2022, 20(01)：78 – 80.

[18]郭长春, 石之骥, 彭俊. 医院后勤迎来标准化智慧运维系统[J]. 中国医院院长, 2021, 17(15)：87 – 89.

[19]庄绍燕, 杨保卫, 林晓龙. 医院信息化运维整体解决方案探讨[J]. 中国医疗设备, 2021, 36(01)：110 – 114.

[20]何小勇, 仵聪, 高翔, 等. 医院运维管理信息平台的研究利用[J]. 中国数字医学, 2018, 13(09)：94 – 95.

[21]宋爱玲, 杨莉敏. 基层卫生机构信息化运维现状分析[J]. 中国卫生信息管理杂志, 2020, 17(01)：48 – 52.

[22]沈崇德, 刘海一主编；刘继兰, 李初民, 杨秀峰副主编. 医院信息与评价[M]. 北京：电子工业出版社, 2017.

[23]周典, 徐红兵, 颜雨春. 现代医院信息化运维服务管理[M]. 北京：人民卫生出版社, 2018：179.

思 考 题

1. 医疗信息化运维的组成要素是什么，如何实现？

2. 医疗信息化运维服务生命周期有哪五个阶段？

3. 医疗信息化运维服务目录如何进行定义、构建、调整与审查？

第九章　思考与展望

医疗信息化作为我国信息化战略的重要组成部分,伴随着"健康中国"战略的提出,其在医疗卫生领域发挥着越来越重要的作用。正如《"十四五"国家信息化规划》中所提出的要"积极探索运用信息化手段,优化医疗服务流程,创造舒心就医新体验",医疗信息化正呈现出理念新、需求新、业态新、技术新的特点。

医院信息系统是医疗信息化建设的基础,其智慧化建设也是未来医院发展的必由之路,是医院的核心竞争力。在发展理念方面,在国家"大卫生""大健康"的背景下,医院信息系统需支撑建立优质高效的医疗卫生服务体系,健全现代医院管理制度,适应深化医疗、医保、医药联动改革,推进医养结合。在需求方面,人民群众对高品质医疗的要求进一步提高,对医院信息系统提供的服务有更多样、多层次、多元化的需求。在技术层面,"云""大""物""移""智"等技术在医院的广泛应用,提高了医院基础设施的使用效率,促进了业务应用系统的数据融合,改变了传统信息技术架构与应用模式,提升了医院信息化应用与运维能力。在模式层面,人工智能、"互联网+"等新模式、新业态为医院建设注入了新动力,特别是在深化医改措施落实、提高人民群众获得感等方面发挥着越来越重要的保障作用。

因此,我们要抓住信息化引领全面创新、助力健康中国建设的重要战略机遇,牢记初心,让便民、惠民、利民成为医院信息系统建设的出发点和落脚点,推动系统建设与健康事业发展深度融合,充分释放新旧动能,协同迸发,为深化医药卫生体制改革和健康中国建设发挥更加重要的支撑和保障作用。

第一节　医院信息系统建设的挑战与机遇

一、医院信息系统的新特点和新挑战

互联网、人工智能和 5G 技术的飞速发展,使得以患者为中心的医疗数据网络快速形成,推动医疗行业真正进入智慧医疗时代。在国家政策指导和智能技术支撑下,基于全民健康信息化和健康医疗大数据的智慧医疗体系正在逐步形成。

(一)新的特点

新时代的智慧医疗除了具备传统医疗的专业性强、复杂度高、异构性突出等特点外,还具有理念新、需求新、业态新、技术新的新特点。

理念新:国家实施"健康中国"行动,其目的在于提升全民健康素质,鼓励全民积极参与健康行动,促进"以治病为中心"向以"人民健康为中心"转变。从自主的个人健康管理着手,注重未病预防。尤其是借助新技术,建立高效、稳定的医疗卫生服务体系,推进医防结合、医养结合。

需求新:随着生活的改善,人民群众需要更加自主的个人健康管理、更加便捷舒适的就医条件及更加安全的个人医疗数据保护;医护人员也需要更具智能化的管理来减少工作压力,更加方便统一的医院管理以及全面的分级诊疗制度;就管理层面而言,公平分配医疗资源、完善法律法规、深化医疗卫生改革,推进健康中国建设,是需要满足的核心需求。

业态新:"互联网+"已经进入医疗健康领域的方方面面,为百姓健康医疗提供了新型的、多样化的高品质服务。国家卫健委《关于深入推进"互联网+健康医疗""五个一"服务行动通知》《国家卫生健康委办公厅关于进一步推进"互联网+护理服务"试点工作通知》等文件进一步拓展了"互联网+"的新型医疗服务范围,网上就医、网上问药等新型医疗服务模式也已成为新的业态并落地,以后也会有更多相关业态改变人们的就医理念。

技术新:云、大、物、移、智等技术日益成熟,在医院中得到了应用,这些技术改善了医疗环境,提高了医院的运行效率。5G 通信技术与医疗的融合使医疗更加高效化、精细化和自主化,实现更加安全的个人健康信息的传输和储存,减少医疗信息泄露的风险。同时,也可以通过新型的技术实现远程医疗,改善落后地区的医疗水平。人工智能技术应用于临床可以有效辅助医生,为其提供相应的决策建议,应用于图像识别则拥有远超于普通人的辨识能力。这些高新技术的出现可以改变传统信息技术的架构及应用模式,有效推动大数据医疗及智能医疗的应用和发展。

(二)新的挑战

在传统医疗向智慧医疗转化的过程中,医院信息系统建设还面临着新的挑战。

1. 系统互联互通互操作问题

随着医院信息系统数量的不断增加,医院内系统间的点对点互联只能完成有限信息的互通与共享,"信息烟囱"与"信息孤岛"现象越加严重。为实现不同系统间数据的共享和传输,提高其互联互通互操作的能力是非常必要的。医院信息系统包含门诊、住院、检验、药事、科研、财务、人事、管理等诸多业务系统。这些系统尚无法完全实现互联互通互操作,容易形成"信息孤岛",尤其是部分系统间的数据格式不统一,使不同系统间的数据调用趋于复杂,往往需要修改程序,增加额外的数据接口才能实现功能,增加了维护工作量和系统风险。而存储大量相同或相似的信息也大大增加服务器的负荷,极大影响了系统的运行效率。对于患者而言,这些"信息孤岛"也使得去不同医院看病时,很多检查需要重新检测,既浪费时间和金钱,还占用了额外的医疗资源。提高不同系统的互联互通互操作性,将这些"信息孤岛"连接起来,不仅可以使得医院管理效率提高,也可以让医疗服务更加主动便捷,让患者更加舒心。因此,亟需解决系统互联互通互操作问题。

2. 医疗信息安全问题

由于医疗行业的特殊性,需时时警惕信息安全的潜在风险。2020 年的新冠肺炎疫情防控期间,许多医院和医疗机构通过互联网开通了互联网在线问诊、智能问药等服务,降低病毒感染的风险、提高就医的便捷性。医生通过互联网使用移动端软件的需求不断增加,这也增加了信息共享的要求。但长期以来,信息共享与信息安全一直是不易解决的矛盾,这也增加了新时代下信息安全的难度。医院应灵活运用新技术、新设备、新理念,采取多层次安全防护措施,在保障医院内部数据安全的情况下,满足外网对在线诊疗的需求。同时,医院信息系统中的数据涉及用户个人信息,具有极高的隐私性及敏感性,这些信息的泄露会对患者造成极大的伤害。信息安全不同于硬件设备,无法应用人力进行实时监控,许多医疗单位及医务人员也缺乏相关的安全意识,并未做出详细应有的规划,这使得用户隐私泄露的风险大大增加。

近年来,针对医院的"勒索""病毒""挖矿程序"、医疗信息泄露等医疗行业的信息安全事件不断增加,医院信息系统已经成为黑客的重点攻击对象之一。2016 年 7 月,白桦林全国联盟接到至少 275 例艾滋病患者个人信息泄露的报告。2019 年,德国的一家漏洞公司发现有超过 3.995 亿张放射图像可以下载和查看,涉及 2000 多万人,关联并影响到 52 个国家的患者。由于攻击者利用这些数据进行交易可以获得大量利润,使得针对医院信息系统的攻击事件频发,数据泄露事件层出不穷,医疗行业用户隐私保护的形势也十分严峻。2020 年新冠肺炎疫情暴发初期,印度 APT 黑客组织对我国政府部门及医疗机构进行攻击,以 COVID－19 相关话题为诱饵,引诱受害者执行钓鱼指令。目前医院信息系统在建设过程中安全意识、安全策略、技术水平仍存在局限性,医院信息网络的安全性仍需进一步提升,如部分医院操作系统存在漏洞、缺少必要的系统防护及数据保护等措施。

挑战与机遇并存,立足新时代,勇敢地迎接上述挑战就可以将挑战转化为医院信息系统建设的新机遇。

二、面临的新机遇

2020 年,国家先后出台多项政策从多个角度描述了医疗信息化存在的问题并指出了相应的改革方向。这些政策与以互联互通评级为标准的信息基础升级、具体应用场景的医疗信息化基础建设、医疗支付体系的改革、健康管理系统的升级等多项举措有关。如国家卫健委《关于进一步完善预约诊疗制度加强智慧医院建设的通知》指导各地各医院在疫情防控期间,加快建立完善预约诊疗制度、创新建设完善智慧医院系统,并大力推动互联网诊疗与互联网医院发展,加快建立线上线下一体化医疗新模式,提高群众医疗体验。国家卫健委印发了《医院信息互联互通标准化成熟度测评方案(2020 年版)》,描述了下一阶段医院信息建设新的方向与目标。国家卫健委等 9 个部门出台了《关于印发进一步完善院前医疗急救服务指导意见的通知》,加强院前医疗急救信息化建设,建立并健全全国医疗急救信息管理系统。国家卫健委出台了《关于印发全国公共卫生信息化建设标准与规范(试行)的通知》,全面推进公共卫生信息化建设,并依靠全民健康信息系统开展公共卫生信息化建设,促进医防结合,鼓励各级各类医疗卫生机构结合大数据、人工智能、云计算等新兴技术与公共卫生领域进行融合,寻找新的发展趋势。

医院信息系统的发展和改进方向与新兴技术密不可分。人工智能、大数据、云计算和物联网是引领医院信息系统改革发展的四大引擎,解决了传统医院信息化架构复杂、临床数据分散等诸多问题。同时区块链、元宇宙、量子计算这些新技术的突破,也会驱动医院信息系统的快速升级,最终将对医院信息系统的建设产生重要的积极推动作用。

1. 人工智能

人工智能技术与医疗领域呈现出不断融合的趋势，人工智能已经非常广泛地应用于医疗领域。医疗行业长期存在优质医疗资源分配不均、医疗费用成本过高、放射科和病理科等科室医生培养周期长、医生资源供需缺口大等问题。随着近些年深度学习技术的不断进步，人工智能逐步从前沿技术转变为现实应用。在医疗健康行业，人工智能的应用场景越发丰富，人工智能技术也逐渐成为影响医疗行业发展、提升医疗服务水平的重要因素。通过人工智能在医疗领域的应用，可以提高医疗诊断准确率与效率；提高患者自诊比例，辅助医生进行疾病检测，实现疾病早期筛查；大幅提高新药研发效率，降低制药成本与时间。

典型的医学人工智能平台技术架构如图 9-1-1 所示，分为三个层次：

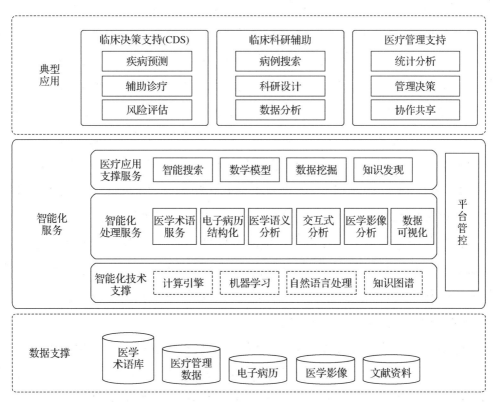

图 9-1-1　典型的医学人工智能平台技术架构图

数据支撑层是医学人工智能处理的依据、来源与目标。数据资源主要包括用于提供自然语言处理应用的医学术语库、医院日常管理与临床医疗所产生的医疗管理库、电子病历、检查检验记录、医学影像、以及来自互联网医院的轻问诊、随访记录等。在医疗科研领域，可能还包括医学文献资料库等。

智能化服务是医学智能化平台提供的核心组件，分为智能化技术支持、智能化处理服务和医疗应用支撑服务三个层面。智能化技术支撑部分主要提供医疗智能化所需的关键技术，包括计算引擎、机器学习、自然语言处理技术、知识图谱等。

计算引擎包括对计算能力支撑的引用，以提供一个算力强大的计算平台来保证机器学习（包括深度学习）过程中的计算资源消耗。目前，人工智能计算平台主要使用GPU芯片，医学影像人工智能系统更是依赖于GPU来进行训练和学习。也有一些AI系统使用CPU、FPGA、高性能处理器（TPU）等芯片。机器学习，包括深度学习、增强学习、迁移学习等，是人工智能的核心技术基础。电子病历的结构化一直是医疗信息领域重点关注的课题，基于医疗术语体系的自然语言处理，可以更好地解决电子病历的结构化问题。

知识图谱是一种图结构的知识表示形式，图中的节点表示物理世界或认知世界中的对象，图中的边表示这些对象之间的语义关系。它以一种统一的方式表示概念知识和事实知识，具有丰富的语义表达能力和灵活的结构，且对人机均友好，支持高效的推理，是在计算机世界中表示认知世界和物理世界中信息和知识的有效载体，是人工智能应用的重要基础设施。知识图谱在语义搜索、智能问答、推荐系统和辅助语言语义等领域均有着广泛的应用价值。但是由于医学大数据和知识的复杂性，针对医学知识图谱的研究和应用还处于探索阶段，主要面临高质量医学本体构建成本高、知识抽取质量低和知识图谱融合困难等挑战。知识图谱具有对整个医疗知识体系提供建模支持的能力，包括术语体系、本体和规则库，所以未来在临床决策支持、医学大数据集成和搜索、医疗智能问答和慢性病管理等信息系统中将发挥越来越重要的作用。

数据智能化服务提供了医疗人工智能的基础性服务，包括医学术语服务、电子病历结构化服务、医学语义分析、交互式分析支持、医学影像分析以及数据的可视化支持。基于数据智能化服务，医疗数据分析引擎可为医学数据分析提供智能病例搜索、医疗数学模型、数据挖掘分析、医疗知识发现等功能。

典型应用首先在临床决策支持方面，如提供疾病预测、辅助诊疗、风险评估等；其在临床科研辅助方面可以提供对研究病例的搜索、辅助科研设计、进行病例分析等；在管理方面提供统计分析，包括可视化的数据视图、辅助医疗管理决策、提供跨机构数据共享协作等。其中，疾病风险预测包括个人健康风险预测以及公共卫生事件预测等。辅助诊疗包括医学影像辅助诊断、临床辅助诊疗、面向诊前、诊中、诊后康复的虚拟医疗助理等。通过医疗设备数据、人员健康档案、可穿戴数据设备等医疗大数据的信息来源，进行综合的智能化分析，如采用深度学习、强化学习、知识图谱等，可以精确地了解疾病的机制，并将每个人的问题与个性化治疗方案相匹配，获取精准、个性化的医疗方法，从而达到更好的治疗效果。

2. 大数据

随着高新诊疗手段和智能化设备的大量使用,医疗领域的数据也呈几何式增长,这使医院信息系统可以在大数据的助力下进行数据挖掘和分析,并在此基础上找出内在规律,为辅助医院管理及决策提供技术支撑。大数据分析在医教研、临床决策、患者碎片化信息挖掘以及医疗大数据方面的分析和应用发挥重要作用。同时,大数据分析还为医疗服务行业催生新的商业模式,例如患者个性化治疗、疾病预防预警、临床决策支持等。

(1)大数据搜索:大数据搜索技术即为大数据检索技术,对数据进行检索,方便用户快速有效地找到所需的数据。随着信息化程度的不断提高以及移动互联网的不断普及,所有人都充分体会到数据应用带来的巨大变化。数据已由原始的文本形式逐渐丰富为图像、声音、视频等各类多媒体数据形式。

随着 IT 技术的发展与云计算、云存储商业化发展,数据的存储成本不断下降。相比之下,大数据的搜索已经成为制约信息化前进的瓶颈,数据搜索的"时间成本"问题日益突出。当数据量达到一定级别,查询条件达到一定数量,同时有多人查询时,要从一个数据库中找到自己需要的数据通常要花费较长的时间。如果大量的时间花在数据库搜索上,将造成高额的时间成本;而如果要提高数据库的查询速度,就必须对数据库进行大量的索引配置并对硬件进行大幅度升级,这样又会造成设备成本的增加。因此,从大数据应用的角度来看,迫切需要一些新技术来解决大数据搜索的时间成本问题。

(2)大数据可视化:在大数据分析的应用过程中,可视化通过交互式视觉表现的方式来帮助人们探索和理解复杂的数据。可视化与可视分析能够迅速有效地简化与提炼数据流,帮助用户交互筛选大量的数据,有助于使用者更快更好地从复杂数据中得到新的发现,成为用户了解复杂数据和开展深入分析不可或缺的手段。大规模数据的可视化主要是基于并行算法设计的技术,合理利用有限的计算资源,高效地处理和分析特定数据集的特性。通常情况下,大规模数据可视化的技术会结合多分辨率表示等方法,以获得足够的互动性能。

(3)大数据挖掘:数据挖掘(Data Mining,DM)是指从大量的数据中提取知识的过程,这些知识往往是隐含的、未知的、有潜在价值的。机器学习(Machine Learning,ML)是人工智能的核心,是一种让计算机在没有事先明确编程的情况下做出正确反应的科学。总体来说,数据库领域的研究为数据挖掘提供了数据管理技术,而机器学习的研究为数据挖掘提供数据分析技术。

机器学习主要分为监督式学习和无监督式学习。监督式学习是指输入的训练数据有明确的标识或结果,在建立预测模型时,通过将预测结果与训练数据的实际结果进行比较,不断调整预测模型,直到模型的预测结果达到预期的准确率。分类是监督式学习的一个常见应用场景,常见算法有朴素贝叶斯算法、决策树算法、SVM算法、KNN算法、人工神经网络算法等。无监督式学习中数据并不被特别标识,学习模型是为了推断出数据的一些内在结构。聚类是无监督式学习的一个典型应用场景,常见算法包括K-Means算法、层次聚类算法、DBSCAN算法、高斯混合模型等。

(4)大数据利用:随着区域医疗信息化的持续推进,以及各种可穿戴设备的开发与应用,慢病患者的健康数据采集和共享成为可能。常规诊疗中的医疗数据、可穿戴设备和健康App中上传的个人健康数据等,涵盖了患者整个健康数据链。通过将这些海量数据融合、挖掘与分析,可以得到准确的预测、推论和高效的决策支持,为慢病防治流程中的各方面提供服务。

利用大数据,提前预测疫情暴发,为政府决策提供参考,对防控进行提前部署,以弥补传统防控模式实时性方面的不足。利用大数据实时监控疾病的症状和源头,与病原数据库里的病毒进行特征比对分析,寻找与疾病症状吻合的病原,可确定疾病类型,提前预测疫情暴发,为疫情控制争取时间,同时也可对民众发出疾病预警,提醒注意疾病防范。大数据对疾病实时监控可在第一时间对出现的病状进行判断,并与病原库里的样本比对,及时发现匹配不到的未知或新型病原,针对新病原尽早开始疫苗研发。同时,在数据信息充分共享的全网大数据支持下,病患在治疗过程的用药情况和药品疗效等信息,可通过联网进行查询和获取,这些药品和疗效信息将被迅速纳入研发的决策范围,为研发部门研制新药和疫苗提供参考。通过多种渠道获取人员动向,如交通购票数据、手机用户服务区的变化等网络通信工具的登录地点变化等,利用这些数据对人员的流动方向进行监控,预测随人员流动可能造成的疫情扩散方向和区域,对这些地区提前部署防疫措施,从而大幅度提升疫情防控效率。疫情的传播动力学模型,是根据种群生长特性、疾病发生及在种群内的传播、发展规律以及有关的社会因素等,建立的能反映传染病动力学特性的数学模型,可以模拟分析疾病的发展过程,揭示流行规律,预测其变化趋势,分析疾病流行原因和关键因素,寻求预防和控制的最优策略,为防治决策提供理论依据。以大数据为基础,以先进的数据分析团队和技术作为支持,采用合适的数据分析方法,必将促进疫情传播动力学模型从理论研究到实践应用的发展与提高。

3. 云计算

"云"是互联网服务底层软硬件基础设施的抽象集合。将诸多计算资源整合在一起,通过软件实现自动化管理,成为可配置的计算资源共享池(资源包括网络、服务器、存储、应用软件、服务等)。云计算在此基础上,采用按使用量付费的模式,在分布式环境下为用户提供可靠的、便捷的、按需的计算资源服务。也就是将计算资源作为商品,在互联网上流通,像水、电一样取用方便。用户根据实际需要购买和使用资源,并根据使用量为其使用的服务付费。

（1）云计算服务领域:云计算分为三大服务领域,分别为:基础设施即服务（IaaS, Infrastructure as a Service）、平台即服务（PaaS, Platform as a Service）和软件即服务（SaaS, Software as a Service）三大领域（如图 9-1-2 所示）。

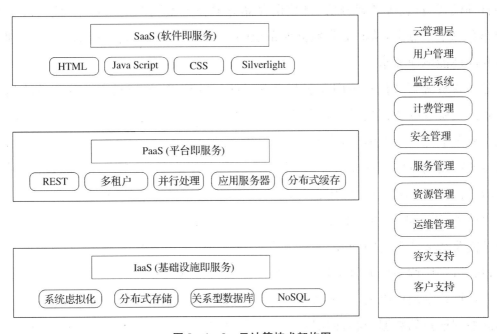

图 9-1-2　云计算技术架构图

基础架构即服务（IaaS, Infrastructure as a Service）为用户提供完善的计算机基础架构,包括服务器、网络、存储等相关基础计算资源。IaaS 提供商运行并管理此基础架构,用户选择所需操作系统和应用程序软件,无须额外购买服务器,存储和网络硬件等基础设施,节省了维护成本和办公场地。

平台即服务（PaaS, Platform as a Service）为用户提供开发、测试、运行和管理 SaaS 应用程序所需的开发应用平台资源。任何人都可以通过互联网参与并开发基于云的解决方案,既节省了硬件费用,也更利于团队之间合作。

软件即服务（SaaS, Software as a Service）为用户直接提供应用软件服务,这些应用服务一般是针对某一特定功能的。服务商将应用软件统一部署在自己的服务器上,用户根据实际使用需要向服务提供商订购软件服务,并通过互联网访问软件应用程序。在这种模式下,用户无须支付硬件成本和人工成本,只需支付少量的租用成本,由 SaaS 服务提供商在云中为用户管理软件、提供处理能力和存储,极大地减轻了企业基础设施建设与维护的压力。PaaS 实际上是将开发应用平台作为软件服务提供给用户,因此

PaaS 是 SaaS 模式的一种应用。

（2）云计算管理：云计算系统存储的数据量非常大，确保海量数据的有效管理是需重点关注的问题。数据管理系统必须具有高效、高容错性的特点并且能够在异构网络环境中运行。这里主要介绍云计算管理涉及的数据管理、分布式资源管理及平台管理。

云计算中的数据管理是一种读优化的数据管理，目前多数采用数据库领域中列存储的管理模式，将表按列划分后，将数据存储分散在大量同构的节点中，使处理负荷均匀分布在每个节点上，从而提升数据库系统的性能，满足海量数据存储、分析、管理的高并发和高性能响应要求。

分布式资源管理技术应用在多节点并发执行的环境，分布式资源管理系统是保证系统状态正确性的关键技术。在多节点的并发执行环境中，各个节点的状态需要同步，并且在单个节点出现故障时，系统需要有效的机制保证其他节点不受影响。另外，云计算系统所需要的资源往往非常庞大，少则几百台服务器，多则上万台，同时可能跨越多个地域，且云平台中运行的应用也是数以千计，如何有效地管理这批资源，保证它们正常提供服务，需要强大的技术支撑。因此，分布式资源管理技术的重要性可想而知。系统状态需要在多节点之间同步，关键节点出现故障时需要迁移服务，分布式资源管理技术通过锁机制协调多任务对于资源的使用，从而保证数据操作的一致性。

云计算资源规模庞大，一个系统的服务器数量可能会高达十万台并跨越几个坐落于不同物理地点的数据中心，同时还运行成百上千种应用。如何有效地管理这些服务器，保证这些服务器组成的系统能提供 7×24 小时不间断服务是一个巨大的挑战。云计算系统管理平台是云计算的"神经网络"，需要管理包括服务器、存储、网络等众多的硬件设备，其规模庞大且分布在不同区域，维持着数百种应用的同时运行，并且需要高效调配大量服务器资源，通过这些技术能够使大量的服务器协同工作，方便地进行业务部署和开通，快速发现和恢复系统故障，利用自动化、智能化的手段实现大规模系统的可运营、可管理。

4. 物联网

物联网（Internet of Things，IoT）技术可将医院的人与人、物与人、物与物进行连接，并通过物联网平台进行计算和应用。尤其是 5G 技术的成熟，5G＋物联网使得万物互联成为可能。对多个对象不同维度的数据进行汇集，获取大量数据，并进行进一步的数据挖掘。如运用物联网技术将医院各类固定资产或可穿戴设备接入物联网中，可以对各设备进行全生命周期的监测，同时可以将采集到的指标或影像进行共享，在提升设备可靠性、安全性的同时，也大大简化诊疗工作的复杂度，提升患者的用户体验。

医疗物联网（Medical Internet of Things，MIoT）是指在标准和交互通信协议的基础上,通过射频识别技术、传感器技术以及定位技术等,进一步结合先进的通信网络设备、移动终端设备等对医疗对象(包括医疗信息、医疗设备、医护人员等)进行处理和交互。医疗物联网可以将原始数据转化为不同对象间简单、易共享、可交互的信息,从而提高操作效率,为人们提供更便捷的医护服务和更畅快的患者体验。医疗物联网的过程也已经贯彻到全人、全方位以及全过程管理,其核心理念可以总结为:

"物":即医疗对象,包括患者、医生、护士、医疗器械、医疗成本及医疗信息等。

"联":即流程交互引擎,包括医疗信息集成平台、信息采集传感器、自动化工作流引擎、管理和监控平台以及信息处理平台等。

"网":即标准化医疗流程,包括护理流程、检验流程、诊断流程、追溯流程以及质控和管理流程等。

简而言之,医疗物联网就是利用复杂的物联网技术,简化医疗流程,实现全过程标准化医疗流程,实现医疗对象自动化、可视化、数字化管理,全面提高医疗安全性和质量(如图9-1-3所示)。应用先进的计算机技术和信息技术,能够实现射频识别技术、传感和定位技术等,对各种医疗对象进行全方位的处理。

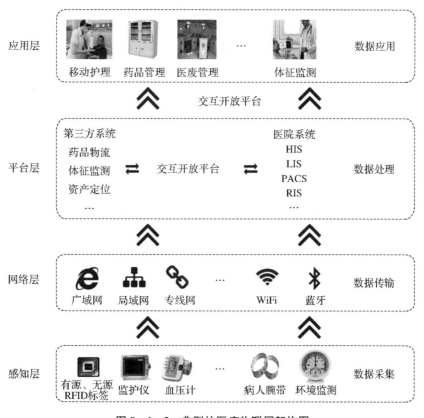

图 9-1-3 典型的医疗物联网架构图

医疗卫生行业是关系人民群众生命安全以及国家长治久安的重要行业，一直备受国家和相关部门的重视。而医疗信息化建设及其应用绝非一朝一夕之功，它是一个技术含量高、庞大复杂的系统工程，医院必须要精心组织、部署、实施，在先进信息技术的支持下改进医疗工作模式，建立虚拟化信息平台，围绕患者服务打通系统间壁垒，整合医疗信息，消除"信息孤岛"，不断提升医疗信息化建设水平，促进各系统广泛深入应用，为医院优化医疗服务提供更可靠保障，真正做到以患者为中心，打造良好就医环境。

5. 区块链

2019年国家互联网信息办公室发布《区块链信息服务管理规定》。习近平总书记在中央政治局第十八次集体学习时强调，"把区块链作为核心技术自主创新的重要突破口""加快推动区块链技术和产业创新发展"。"区块链"已走进大众视野，成为社会的关注焦点。

区块链（Blockchain），是在不完全可信的环境中，实现了一种去中心化、无需信任的分布式数据账本。区块链作为分布式数据库，通过集体维护和密码学方法来防止数据被篡改，具有保证数据的真实性及公开可验证等特性，真正实现了网络中任意陌生节点间建立信任。区块链技术使用块链式数据结构来验证和存储数据，在分布式节点间使用一致性算法来生成和更新数据并使用加密算法来确保数据的安全传输和操作。

从本质上理解，它是一个共享数据库，存储于其中的数据或信息，具有"不可伪造""全程留痕""可以追溯""公开透明""集体维护"等特征。基于这些特征，区块链技术奠定了坚实的"信任"基础，创造了可靠的"合作"机制，具有广阔的运用前景。

区块链技术具有以下属性：①区块链具有去中心化、开放性、独立性、安全性、匿名性等特征；②区块链分为公有区块链、私有区块链和联盟区块链三个类型，在行业应用中一般采用联盟区块链；③区块链的核心技术包含有分布式账本、密码学技术、共识机制、智能合约。

在医疗健康领域中，需要在通用联盟区块链的基础上构建医疗健康区块链平台，帮助用户快速建设自己的可信医疗联盟链以及基于联盟区块链的医疗健康应用。

（1）区块链技术平台

①提供区块链支撑平台，需要封装 API 和开发工具，屏蔽底层联盟链的差异。

②其次，提供基础服务支撑，对存证、留痕、认证、授权、加密等区块链服务进行封装。

③提供区块链即服务平台（BaaS 平台），方便用户快速实现区块链的运营与监管。

（2）区块链数据中台：在链上存储数据索引与存证数据，并实现链下数据存储及链下数据安全,可实现快速及标准化的医院数据对接。提供可视化医疗数据上链工具,基于医疗数据标准,面向医疗机构,快速对接各类医疗数据,实现数据上链。

(3)区块链业务中台:提供各类业务支撑服务,方便快速开发基于区块链的应用。业务中台提供基础支撑服务和面向业务领域的支撑服务。基础支撑服务包括:医疗机构注册服务、医疗人员注册服务、患者支撑服务、智能合约模板与开发工具、私钥管理、业务监管内容可视化定制工具等。领域支撑服务包括:电子处方支撑服务、分布式电子病历支撑服务、电子病历安全浏览器、分布式大数据＋AI支撑服务等。此外还提供区块链运维工具。

通过构建医疗区块链中台,使上层医疗健康应用专注于应用,可快速实现应用链改及医疗数据上链。

6. 元宇宙

元宇宙(Metaverse)是利用科技手段进行链接与创造的、与现实世界映射与交互的虚拟世界,其具备新型社会体系的数字生活空间,本质上是对现实世界的虚拟化、数字化的过程。在连接虚实方面,目前主要有两个场景:一个是数字孪生,即通过三维、3D和AI的合成、促进、生成等,在虚拟世界实现基于物理规律的仿真以及精确的模拟;第二是数字人,比如虚拟医生等,可以通过虚拟人对患者进行在线问诊。

爱思唯尔在2022年3月30日发布的《未来医生白皮书》中表明:未来十年,数字信息技术将与医疗深度融合,数字医疗技术将为医护人员的诊疗决策提供重要支撑。爱思唯尔大中华区首席医学官姚怡心博士称:"当今科技发展已经使得增强现实(AR)和虚拟实现(VR)整合,并进入临床前研究、手术和医学教育场景。现代医疗体系电子化对基础建设提出了全方位的要求,而元宇宙为打造现代医疗乃至未来医疗提供了可行的基建平台。"随着AR、VR、MR等设备的应用在医疗培训场景的落地,建立医生与患者共用的元宇宙平台是未来的发展趋势。通过元宇宙平台搭建一个虚拟的问诊室,医生和患者可戴上AR设备,通过3D全息术进行面对面交流。这种方式可以提供更强的算力,提升医生面向不同区域患者为他们提供医疗服务的能力,有效解决当前医疗资源尚不能满足患者需求背景下的分布不均的问题,也使得年轻医生有了向不同区域的有经验的医生学习的机会。

7. 量子计算

量子技术的发展是当前技术竞争的主要战场。随着物联网和5G技术的快速普及,信息传输通道的安全性是极为必要的。相形之下,携带信息的量子信道存在安全协议,并内置于加密的数据中。每个通道之间彼此各不相同,从而降低了在传输过程中被拦截的风险。采用量子通讯算法以及量子密钥分配,能提供比现有标准更高的安全性。

从量子密码学的情况来看,密钥被编码为一系列光子,在必须共享讯息的双方之间传递。根据海森堡不确定性原理,任何对获得密钥感兴趣的人都无法在不干扰这些光子的情况下达到目的。即,任何干扰通讯的行为都会改变其特征,留下痕迹。

将其应用于医院信息系统,可以既有效保障用户的隐私,又保证医院信息系统难以被入侵,实现安全化管理;另一方面,也可以成为解决一些高度复杂医疗问题的安全基础,辅助人工智能系统更快、更深地处理数据,为医生提供更具个性化和更有效的诊疗建议。此外,量子信息系统具有更加丰富的信息量、更快速的信息处理能力以及增强的信息安全,量子计算工具用于新药开发、信息安全、人工智能等诸多方面,有广阔的应用前景,这些技术也终将对医院信息系统的建设产生积极作用。

第二节　医院信息系统发展的未来趋势

在政府部门的引领下,智慧医院建设面临着新时代的新命题。智慧医院的理念,并不应该只是简单的技术堆积,更应该是让智慧的理念贯穿整个医疗过程,通过共创和整合医疗资源的方式,让中国的医疗卫生系统进行智慧化转型。智慧不是简单的技术和概念的推进,应对需求和矛盾有充足响应。这使得智慧医院在发展过程中,在满足智慧服务需求的基础上,逐步向一体化、智能化、无人化、区域化方向前进。

一、一体化趋势

为了平衡区域医疗水平发展不均衡,解决医疗效率低下等问题,通过健康信息跨区域、跨机构的安全互通,实现区域医疗一体化是极有必要的。从医院角度来看,以三甲医院为中心,通过三级医院托管二级医院、二级医院托管一级医院,建立一体化医疗联动机制,从医疗资源、学科建设到财务管理、人事管理等多个方面实现分级诊疗的各项目标。从患者角度来看,区域医疗一体化可以有效减少患者就医难的问题。患者在基层医院进行检验、检查,然后将采集的指标、影像等信息上传至上级医院,被授权的医生通过一体化的信息浏览患者的就诊病史及相应的诊疗记录情况,并完成诊断报告,实现医学检查报告在医联体内的共同认证。患者无论在何处就诊,都可以获取相同的医疗服务。

二、智能化趋势

建设智慧医院及智慧医疗系统是国家战略构想,其基础就是医院信息化建设。结合物联网、大数据、5G 技术、人工智能、移动互联、虚拟现实等各类新型信息技术,通过信息化手段将医疗、管理、健康等信息进行融合,主要体现为以下三点:第一是以电子病历为核心的信息化建设,医生录入的电子病历和影像、检验与其他系统实现互联互通,实现面向医务人员的"智能医疗";第二是实现面向患者的自助挂号、自助缴费、预约诊疗等功能,以人为本实现"智慧服务";第三是整合 HIS 系统、财务系统、结算系统和物资管理系统等多部门信息化,面向管理人员的"智能管理"。

三、无人化趋势

目前人工智能和机器人给予了医护人员很大程度的帮助,外科手术机器人、远程问诊机器人的部署也在逐渐增多。新冠肺炎疫情以来,医疗无人化也逐步渗透到医护工作中。2020 年 2 月,机器人快递员定点向武汉第九医院配送医疗物资。这也进一步引发我们思考:在危险的隔离病区,是否也可以通过护理机器人进行简单的医疗处置、送餐机器人解决患者饮食等? 这样可将医护人员感染的风险降到最低,也能让医护人员将更多的时间和精力投入到重病患者身上。相信以后会有更多如无人药房、无人床铺管理、智能化无人诊所等无人化医疗方式的出现。

四、 区域化趋势

未来,医院信息系统会逐渐统一标准化,使区域内医疗机构之间进行有效的信息对接,统一建设区域医院信息系统,实现医疗资源信息共享。不同医疗机构将通过统一的信息平台,访问诊疗信息并在当次诊疗后及时更新同步。这样,不同机构的医疗工作者可以为同一个病人提供连续的、系统的诊疗服务,既能有效地降低医院基础运营成本,同时也能更好地服务辖区居民。

医院信息系统的区域化趋势是我国卫生信息化探索的一个重要方向。区域医疗信息化的建设是以需求为牵引、以信息技术为手段,来带动某一区域医疗服务模式的改变,以达到医疗资源的共享和有效利用。将医院信息系统建设推至区域平台,也是符合大数据利用需求,顺应时代发展,这种模式也将使区域化的大样本量数据所分析出的结论更具有说服力。另一方面,医院信息系统的区域化也能为居民提供更有效、精准的诊疗服务。在技术革新的浪潮下,医院信息系统的建设也进入到新的发展阶段,这是医院信息化建设的重要一环。有序、合理、智能的信息化系统,能提供便捷、舒适的医疗服务,公平、合理的医疗资源分配及稳定、高效的医疗保障。

在智慧医院的建设过程中,如何让高新科技落地并与医院信息系统相结合、如何提高医疗服务水平和医疗资源利用率等,需要政府、医疗机构、医护人员和科技工作者的共同思考和努力。技术重塑管理,创新引领未来,信息时代将变革社会的方方面面,也必将变革未来的医疗。"万物互联"是开始,"自动服务"是终局。知识、脑力以及数据高度密集的医疗行业与人工智能的融合,必将推动未来医疗向个性化、移动化、信息化、智慧化方向发展。

参考文献

[1]Tjoa E, Guan C. A Survey on Explainable Artificial Intelligence (XAI): Toward Medical XAI[J]. IEEE Transactions on Neural Networks and Learning Systems, 2020, 32(11): 4793 - 4813.

[2]Piccialli F, Somma VD, Giampaolo F, et al. A survey on deep learning in medicine: Why, how and when? [J]. Information Fusion, 2020, 66(1): 111 - 137.

[3]Nathalie L, Samy, Emilie C, et al. Integrating deep learning CT-scan model, biological and clinical variables to predict severity of COVID-19 patients[J]. Nature Communications, 2021, Vol. 12(1): 634

[4]Prosanta G, Youcef G, Sohag K, et al. A Secure IoT—Based Modern Healthcare System With Fault-Tolerant Decision Making Process[J]. IEEE Journal of Biomedical and Health Informatics, 2021, Vol. 25(3): 862 - 873

[5]Hadi H, Karthik D, Omid R S, et al. A Survey of Healthcare Internet of Things (HIoT): A Clinical Perspective[J]. IEEE Internet of Things Journal, 2020, Vol. 7(1): 53 - 71

[6]Pratik S, Francis K, Sean K, et al. Artificial intelligence and machine learning in clinical development: a translational perspective[J]. npj Digital Medicine, 2019, Vol. 2(1): 69

[7]Asi Y M, Williams C. The role of digital health in making progress toward Sustainable Development Goal (SDG) 3 in conflict-affected populations[J]. International journal of medical informatics, 2018, 114: 114 - 120.

[8]Tagde P, Tagde S, Bhattacharya T, Tagde P, Chopra H, Akter R, Kaushik D, Rahman M. Blockchain and artificial intelligence technology in e-Health[J]. Environmental Science and Pollution Research, 2021, 28(38): 52810 - 52831.

[9]Hasselgren A, Kralevska K, Gligoroski D, APedersen S, Faxvaag A. Blockchain in healthcare and health sciences—A scoping review[J]. International Journal of Medical Informatics, 2020, 134: 104040.

[10]Hylock R H, Zeng X. A blockchain framework for patient-centered health records and exchange (HealthChain): evaluation and proof-of-concept study[J]. J Med Internet Res, 2019, 21(8): e13592.

[11]Jensen C T, Liu X, Tamm E P, Chandler A G, Sun J, Morani A, Javadi S, Wagner-Bartak N. Image quality assessment of abdominal CT by use of new deep learning image reconstruction: initial experience[J]. American Journal of Roentgenology, 2020, 215(1): 50 - 57.

[12]Rasmy L，Xiang Y，Xie Z，Zhi D. Med－BERT：pretrained contextualized embeddings on large-scale structured electronic health records for disease prediction[J]. NPJ digital medicine，2021，4(1)：1-13.

[13]Behera R K，Bala P K，Dhir A. The emerging role of cognitive computing in healthcare：a systematic literature review[J]. International journal of medical informatics，2019，129：154-166.

[14]胡建平,吴士勇,周光华,徐向东,沈丽宁.卫生健康信息化发展指数设计研究[J].中国卫生信息管理杂志,2021,18(02):184-188.

[15]沈亮，周敏. 基于云架构的"未来医院"信息平台构建及云迁移实践[J]. 中华医院管理杂志，2021，37(4):7.

[16]梁艺琼,徐向东.医疗健康人工智能应用标准体系框架研究[J].中国卫生信息管理杂志,2021,18(06):713-717.

[17]卢昕玥，王鸿蕴，郑秋莹，等. 政策工具视角下我国医疗人工智能的政策文本分析[J]. 中国卫生信息管理杂志，2021,18(6):7.

[18]李庆印，石丽，陈硕，等. 医院药品和耗材物联网智能管理实践[J]. 中华医院管理杂志，2020，36(9):4.

[19]金明超，刘婧，熊伟. 人工智能在医疗领域的应用与思考[J]. 中国医院管理，2021，41(6):4.

[20]麦肯锡白皮书,《未来已来:智慧医院发展之路》[EB/OL]. 2019.

[21]张学高. 人工智能＋医疗健康:应用现状及未来发展概论[M]. 北京:机械工业出版社,2019

[22]李劲松,刘奇,张岩,等. 生物医学信息学[M].北京:人民卫生出版社,2019.

[23]华为区块链技术开发团队.区块链技术及应用[M].北京:清华大学出版社,2019.

[24]刘云，王忠民，王捷等译. 健康数据分析[M]. 南京:东南大学出版社,2021.

[25]何明，何红悦，罗玲，等. 大数据导论——大数据思维、技术与应用(第2版)[M]. 北京:电子工业出版社,2022.

思 考 题

1. 请简述系统互联互通互操作的重要性。

2. 请简述医院信息系统的未来趋势。

附录

医疗信息化专用名词中英文及常用缩略语

中文	英文	缩略语
医院信息系统	Hospital Information System	HIS
临床信息系统	Clinical Information System	CIS
管理信息系统	Hospital Management Information System	HMIS
卫生信息技术	Healthcare Information Technology	HIT
智能管理决策支持系统	Intelligent Decision Support Systems	IDSS
临床决策支持系统	Clinical Decision Support System	CDSS
人工智能	Artificial Intelligence	AI
图和数据字典	Entity Relationship	E-R
业务流程图	Transaction Flow Diagram	TFD
数据流图	Data Flow Diagram	DFD
面向对象分析	Object Oriented Analysis	OOA
统一建模语言	Unified Modeling Language	UML
有客户端－服务器	Client/Server	C/S
浏览器－服务器	Browser/Server	B/S
公共对象请求代理体系结构	Common Object Request Broker Architecture	CORBA
分布式组件对象模型	Distributed Component Object Model	DCOM
对象管理组织	Object Management Group	OMG
实验室信息系统	Laboratory Information Management System	LIS
通过射频识别	Radio Frequency Identification	RFID
检测周转时间	Turn Around Time	TAT
医学影像计算机存档与传输系统	Picture Archiving and Communication System	PACS

中文	英文	缩略语
放射科信息管理系统	Radiology Information System	RIS
独立磁盘冗余阵列	Redundant Array of Independent Disk	RAID
直连式存储	Direct Attached Storage	DAS
网络连接式存储	Network Attached Storage	NAS
存储网络	Storage Area Network	SAN
医用信息系统集成	Integrating the Healthcare Enterprise	IHE
面向服务架构	Service-Oriented Architecture	SOA
重症加强护理病房	Intensive Care Unit	ICU
面向服务的架构	service-oriented architecture	SOA
院内感染管理系统	nosocomial infection management system	NIMS
临床检查员	Clinical Research Associate	CRA
不良事件	Serious Adverse Event	SAE
服务总线	Enterprise Service Bus	ESB
面向服务架构	Service-oriented Architecture	SOA
操作数据存储	Operational Data Store	ODS
患者身份标识交叉索引	Patient Identifier Cross-referencing	PIX
跨机构文档共享	Cross Enterprise Document Sharing	XDS
医用信息系统集成	Integrating the Healthcare Enterprise	IHE
文档元数据订阅	Document Metadata Subscription	DSUB
企业服务总线	Enterprise Service Bus	ESB
企业应用集成	Enterprise Application Intergration	EAI
面向消息的中间件	Message Oriented Middleware	MOM
可扩展标记语言	Extensible Markup Language	XML
简单对象访问协议	Simple Object Access Protocol	SOAP
临床数据中心	Clinical Data Repository	CDR

中文	英文	缩略语
数据仓库技术	Extract-Transform-Load	ETL
自然语言处理	Natural Language Processing	NLP
运营管理数据中心	Operation Data Repository	ODR
临床科研数据中心	Clinic Research Data Repository	RDR
专病库	Disease Data Repository	DDR
课题库	Subject Data Repository	SDR
电子病历报告表单	Electronic Case Report Form	eCRF
通用数据模型	Common Data Model	CDM
随机对照试验	Randomized Controlled Trial	RCT
影像数据中心	Image Data Repository	IDR
装载	Extract-Transform-Load	ETL
电子病历共享文档	Clinical Document Architecture	CDA
网络直报系统	National Disease Report System	NDRS
多学科联合会诊	Multi disciplinary team	MDT
总设施功率	Total Facility Power	TFP
虚拟路由器冗余协议	Virtual Router Redundancy Protocol	VRRP
传输控制协议/网际协议	Transmission Control Protocol/Internet Protocol	TCP/IP
先来先服务	First Input First Output	FCFS
短作业优先	Short Job First	SJF
半虚拟化	Para Virtualization	PV
全虚拟化	Hardware Virtual Machine	HVM
基于内核虚拟机	Kernel-based Virtual Machine	KVM
网络功能虚拟化	Network Functions Virtualization	NFV
虚拟机	Virtual Machine	VM
拒绝服务	Denial of Service	DoS

中文	英文	缩略语
分布式拒绝服务	distributed denial of service	DDoS
入侵检测系统	Intrusion Detection System	IDS
入侵防护系统	Intrusion Protection System	IPS
数据挖掘	Data Mining	DM
机器学习	Machine Learning	ML
基础设施即服务	Infrastructure as a Service	IaaS
基础架构即服务	Infrastructure as a Service	IaaS
平台即服务	Platform as a Service	PaaS
软件即服务	Software as a Service	SaaS
物联网	Internet of Things	IoT
医疗物联网	Medical Internet of Things	MIoT

致　谢

鸣谢一　感谢下列专家对书稿进行审阅：

胡建平　国家卫生健康委统计信息中心副主任

池　宇　江苏省工业和信息化厅副厅长

董建成　南通大学数字医学研究所所长、教授

钱　庆　中国医学科学院医学信息研究所副所长

李韩军　中国信通院上海工创中心数字工业研究中心主任

殷伟东　南京市卫生信息中心主任

黄云辉　北京中医药大学厦门医院信息总监

谢　军　厦门市第五医院信息总监

姚毅虹　厦门大学附属中山医院信息中心高级工程师

冯东雷　上海信医科技有限公司总经理

陈向东　江苏省计算机技术服务有限公司总经理

吴振东　江苏君立华域信息安全技术股份有限公司董事长

朱　扬　南京凯唱软件有限公司总经理

陈　艳　广州赛宝认证中心服务有限公司IT服务高级管理专家

鸣谢二　感谢下列同仁为书稿进行校验：

宝　磊　苏北人民医院互联网医院办公室任

陈　露　苏北人民医院信息中心副主任

陈广花　苏北人民医院信息中心副主任

陈铭霞　江苏省人民医院门诊部大科护士长

陈旭峰　江苏省人民医院急诊医学科主任

段　磊　南京医科大学生物医学工程与信息学院副院长

刘　宾　南京医科大学生物医学工程系副教授

刘强辉　江苏省人民医院急诊医学科副主任

罗　玲　陆军工程大学讲师

倪培耘　苏北人民医院信息中心工程师

潘　晨　江苏省人民医院组织人事处工资福利科副科长

潘寅兵　江苏省人民医院医务处副处长

万　程　南京医科大学医学信息学系讲师

汪丹梅　江苏省人民医院副总会计师

王　芳　江苏省人民医院检验学部副主任

王　荣　江苏省人民医院护理部主任

王　伟　南京医科大学生物医学工程系高级实验师

王俊杰　南京医科大学医学信息学系讲师

王永庆　江苏省人民医院药学部主任

吴飞云　江苏省人民医院影像科主任

吴红星　苏北人民医院信息中心高级工程师

徐　进　苏北人民医院信息中心主任

徐　薇　苏北人民医院质控中心护理质控科主任

严　娟　江苏省人民医院医务处医务科科长

姚晶晶　江苏省人民医院计财处副处长

俞飞虹　江苏省人民医院超声医学科副主任医师

郁　芸　南京医科大学医学信息学系副主任

张雪静　江苏省人民医院科技处副处长

张永祥　江苏省人民医院感染管理处处长

张智弘　江苏省人民医院病理科主任

周小玉　江苏省人民医院输血科主任

朱松盛　南京医科大学生物医学工程系副主任

左祥荣　江苏省人民医院 ICU 副主任

瞿怀荣　连云港市第一人民医院信息部主任

鸣谢三　感谢下列公司参与书稿编写：

北大医疗信息技术有限公司

北京天助盈通技术有限公司

北京万丰铭悦医疗科技有限公司

北京高灵智腾信息科技有限公司

北京高博医院管理有限公司

北京数字认证股份有限公司

边缘智能研究院南京有限公司

新华三技术有限公司

杭州健海科技有限公司

华为技术有限公司

北京惠每云科技有限公司

江苏健康无忧网络科技有限公司

江苏君立华域信息安全技术股份有限公司

江苏省计算机技术服务有限公司

江苏乾元通信息科技有限公司

南京海泰医疗信息系统有限公司

南京凯唱软件有限公司

南京医药股份有限公司

北京启明星辰信息安全技术有限公司

上海森亿医疗科技有限公司

医惠科技有限公司

苏州麦迪斯顿医疗科技股份有限公司